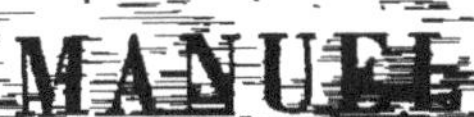

# MANUEL

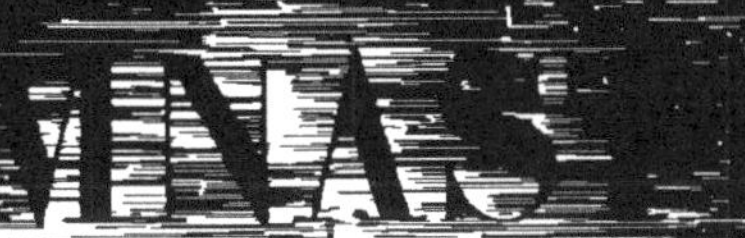

# [illegible]MNAS[illegible]

## HYGIÉNIQUE ET MÉDICALE

Comprenant

[illegible] DU CORPS

[illegible]

[illegible] DES FORCES [illegible] DE LA SANTÉ

ET AU [illegible]

PAR

LE DOCTEUR N.-A. LE BLOND

AVEC UNE INTRODUCTION

Par H. BOUVIER

[illegible] de l'Académie de médecine et de la Commission de gymnastique du Ministère de l'Instruction publique.

[illegible]ustré de 80 figures intercalées dans le texte.

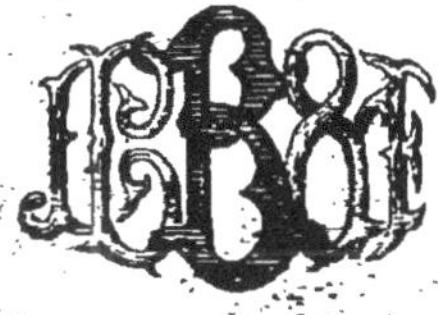

PARIS

LIBRAIRIE J.-B. BAILLIÈRE ET FILS

[illegible] Hautefeuille, 19, près du boulevard Saint-Germain

1877

# MANUEL

# DE GYMNASTIQUE

## HYGIÉNIQUE ET MÉDICALE

PARIS. — IMPRIMERIE DE E. MARTINET, RUE MIGNON, 2.

# MANUEL

DE

# GYMNASTIQUE

## HYGIÉNIQUE ET MÉDICALE

Comprenant
LA DESCRIPTION DES EXERCICES DU CORPS
ET LEURS APPLICATIONS
AU DÉVELOPPEMENT DES FORCES, A LA CONSERVATION DE LA SANTÉ
ET AU TRAITEMENT DES MALADIES

PAR

**LE DOCTEUR N.-A. LE BLOND**

AVEC UNE INTRODUCTION

Par H. BOUVIER
Membre de l'Académie de médecine et de la Commission de gymnastique
du Ministère de l'Instruction publique.

**Illustré de 80 figures intercalées dans le texte.**

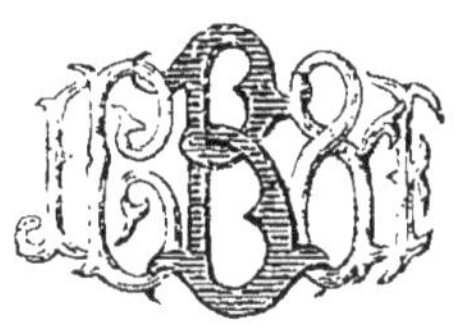

PARIS
LIBRAIRIE J.-B. BAILLIÈRE ET FILS
Rue Hautefeuille, 19, près du boulevard Saint-Germain
1877

# INTRODUCTION

L'accroissement chaque jour plus considérable des populations, leur accumulation dans de grands centres, l'extension donnée aux carrières libérales, les progrès introduits dans l'industrie et dans les arts, toutes ces causes et bien d'autres encore, ont, depuis le commencement de ce siècle, retenti d'une façon fâcheuse sur la santé publique. Quelques esprits philanthropes, aussi bien en France qu'à l'étranger, en Allemagne, en Suisse, en Danemark, en Suède, se sont justement émus de ce regrettable état de choses, et ont cherché par de louables efforts à y porter remède. Le moyen qu'ils ont proposé est simple, à la portée de tous : il consiste dans les exercices du corps. Longtemps restée en défaveur, la gymnastique a vu peu à peu grossir le nombre de ses partisans; grâce à leur ardente propagande, grâce surtout aux sanctions que lui ont données la plupart des gouvernements, elle a reconquis la place qu'elle occupait déjà dans l'antiquité, place qu'elle n'aurait jamais dû perdre. On commence à comprendre que la gymnastique n'appartient pas seulement aux clowns et aux acrobates ; on commence à sentir qu'elle peut rendre d'importants services, lorsqu'il s'agit de conserver ou de développer nos forces, d'entretenir ou de réparer notre santé. C'est qu'en effet seuls les exercices du corps, convenablement pratiqués, peuvent faire de nous un tout harmonique et complet, et réaliser cet idéal de l'antiquité, l'accord de la force intellectuelle avec la force physique. Malheureusement, il y a loin d'une idée générale et théorique à sa mise en exécution, et bien souvent les meilleures intentions sont paralysées par des difficultés que la pratique seule révèle. Il en a été ainsi pour les exercices du corps : lorsqu'on a voulu les appliquer, les individualiser en quelque sorte, on s'est aperçu qu'ils ne convenaient pas également à tous, et qu'ils convenaient encore moins à toutes les maladies.

Frappé, dès mes débuts dans la carrière médicale, de l'utilité de la gymnastique, au double point de vue de l'hygiène et de la thérapeutique : j'ai consacré une partie de mes efforts à faire sortir de l'oubli une branche aussi importante de la médecine. Dans un grand nombre d'écrits ou d'opuscules, dans des leçons cliniques faites à l'hôpital des Enfants-Malades, j'ai indiqué depuis longtemps quelques-uns des avantages que l'on pouvait tirer de la mise en pratique de cet art au point de vue de l'orthomorphisme du corps humain. Bien souvent j'avais songé à compléter ces indications nécessairement trop sommaires et à les réunir en un seul livre qui pût servir de guide au médecin ainsi qu'à l'homme du monde ; mes occupations de chaque jour et des études sans cesse renouvelées, m'ont empêché de donner suite à ce projet. Plus tard, les progrès de l'âge m'ont contraint, bien à regret, d'y renoncer pour toujours. Un autre plus jeune a tenté l'entreprise : M. Le Blond s'est chargé d'atteindre le but que je m'étais proposé.

L'ouvrage de M. Le Blond comprend trois parties. Dans la première partie, sous le titre de *Gymnastique descriptive*, l'auteur expose les divers procédés de la gymnastique : ceux-ci sont rangés par groupes suivant leur nature et leur mode d'action sur l'organisme. La division des exercices en exercices actifs, passifs et mixtes, celle des exercices actifs en mouvements libres, demi liés et liés, se trouve indiquée dans Nycander; si elle n'est pas la plus généralement admise, elle n'est pas moins la plus commode par l'ordre et la méthode qu'elle introduit dans un exposé généralement confus. De nombreuses figures, empruntées pour la plupart à l'Atlas du Ministère de la guerre, viennent éclaircir le texte, et compléter par leur grande netteté les descriptions de l'auteur. D'intéressantes considérations historiques ou pratiques font disparaître, autant qu'il est possible, l'aridité du sujet.

La seconde partie, ou *Gymnastique hygiénique*, comprend des notions indispensables d'anatomie et de physiologie, à l'aide desquelles on peut saisir non-seulement le mécanisme des mouvements, mais encore leur action sur l'organisme. Elle renferme, en outre, un assez grand nombre de préceptes spéciaux qui doivent servir de guide dans l'application de la gymnastique à l'individu, par rapport aux âges, aux sexes, aux tempéraments et aux professions. A ces préceptes spéciaux on a ajouté des règles d'hygiène générale relatives aux exercices du corps.

Dans la troisième partie, ou *Gymnastique médicale*, l'auteur s'est attaché à faire ressortir d'une façon aussi claire et aussi complète que possible jusqu'à quel point la gymnastique pouvait rendre service pour la guérison ou l'amélioration de certaines maladies et de certaines difformités. Loin d'admettre que les exercices du corps soient partout et toujours applicables, M. Le Blond montre qu'il est des cas où ils doivent être absolument rejetés, et en cela nous sommes complétement de son avis. Cette dernière partie, trop courte peut-être, mérite particulièrement d'attirer l'attention du lecteur.

Ayant eu communication du travail de M. Le Blond, j'ai pu faire profiter ce jeune auteur de mon expérience sur ces matières. Nous avons revu ensemble les épreuves, et bien des passages ont été ainsi remaniés, supprimés ou ajoutés. Tel qu'il est maintenant, ce livre me semble appelé à rendre de réels services; chacun le consultera avec fruit. Il a été bien conçu, écrit avec clarté et concision, sans parti pris comme sans exagération. Je souhaite qu'on trouve à le lire autant de plaisir que j'en ai trouvé moi-même à le revoir et à le corriger.

Présenter dans un cadre circonscrit, mais d'une étendue suffisante, ce qu'il y a d'essentiel à connaître pour la pratique des exercices du corps ; rappeler au médecin et au professeur de gymnastique, apprendre aux élèves eux-mêmes les principes fondamentaux de cette science, les effets qu'on doit en attendre, les écueils à éviter dans ses diverses applications ; mettre, enfin chacun à même de diriger ou d'exécuter toutes les actions musculaires suivant le mode le plus favorable à la santé : tel est le but que ce *Manuel* est destiné à remplir, et nous espérons que le public jugera, comme nous, que son auteur y est parvenu, autant que le permet l'état actuel de la science.

H. Bouvier.

Paris, janvier 1877.

# MANUEL

DE

# GYMNASTIQUE MÉDICALE

---

## PREMIÈRE PARTIE

## GYMNASTIQUE DESCRIPTIVE

---

### CHAPITRE PREMIER

### CONSIDÉRATIONS HISTORIQUES

**But de la gymnastique.** — C'est malheureusement un préjugé trop répandu dans toutes les classes de la société que l'art ou plutôt la science de la gymnastique ne présente aucun intérêt, aucune utilité. Certains, et c'est le plus grand nombre, la dédaignent comme étant trop peu de chose, d'autres, la condamnent absolument, un petit nombre seulement cherchent à lui restituer la faveur qu'elle ne devrait jamais avoir perdue. On se trompe sur sa véritable nature, et sur le but qu'elle se propose d'atteindre, et on ne cherche point à se défaire de cette erreur. On s'imagine que la gymnastique consiste à étonner un public, toujours avide d'émotions violentes, par des tours fantastiques exécutés, le plus souvent, à de très-grandes hauteurs et sur des instruments vacillants ne présentant que quelques points d'appui ; et lorsqu'on parle d'exercices gymnastiques la première pensée qui vient à l'esprit, c'est l'image d'un homme suspendu par le pied, se balançant dans l'espace, la face toute congestionnée : on juge la gymnastique par les exercices plus ou moins périlleux qu'exécutent les clowns dans les cirques ou sur les places publiques, tandis qu'on devrait la juger par les bienfaits qu'elle répand soit dans les hôpitaux où elle a été récemment introduite, soit encore dans les maisons d'éducation. Une mère tremble à la pensée de voir son fils se livrer à des exercices aussi dangereux, elle hésite à le remettre entre les mains d'un professeur de gymnastique, dans la crainte que celui-ci ne lui ramène un jour ce fils chéri, étendu sur une civière, le crâne fracturé ou tout au moins un membre démis. Rassurez-vous, mères trop craintives, la gymnastique n'est point ce que vous vous figurez ; elle ne veut point faire de votre enfant ni un acrobate ni un hercule forain ; elle veut en faire un homme.

**Définition et utilité.** — Tel est le véritable but de la gymnastique, faire des hommes capables de supporter la fatigue et la souffrance, en un mot capables de vivre. La gymnastique, c'est donc la culture régulière du corps et de ses organes ; c'est aussi le développement de cette faculté qui nous distingue de tous les animaux, je veux parler ici de l'activité volontaire. Habituer le corps à produire des actions fortes, en dépensant le moins de force possible ; habituer la volonté à dominer nos actes matériels instantanément, à les arrêter ou à les reproduire, tels sont les premiers bienfaits que la gymnastique nous procure. Il en résulte que la gymnastique doit entrer dans tout système d'éducation convenablement entendu. Il n'est point suffisant en effet de développer l'intelligence de l'enfant, il n'est point suffisant de développer en lui la sensibilité ; il faut encore le rendre maître de ses actes ; il faut le mettre à même de pouvoir accomplir ses devoirs, il faut lui en donner la force, en un mot il faut le rendre actif. Le plus souvent on laisse à la nature le soin de développer cette faculté ; on ne s'aperçoit pas que, là comme partout, la nature a besoin d'être aidée, guidée même dans cette importante occupation. C'est une vérité reconnue en physiologie que lorsqu'un organe n'est pas exercé il s'atrophie; il en est de même pour nos facultés, véritables organes moraux. N'exercez point l'intelligence de l'enfant, vous en ferez un idiot ; n'exercez point sa sensibilité, vous en ferez une brute; n'exercez point son activité vous en ferez un homme faible à tous les points de vue : faible de volonté et par conséquent incapable de lutter dans la vie ; faible de corps et par conséquent prédestiné à la maladie et à la souffrance. Cette faiblesse morale et physique, se traduisant à l'extérieur par des suicides ou des morts prématurées, n'est-elle pas un des traits caractéristiques de notre siècle, où les hommes se livrent sans répit aux travaux sédentaires du cabinet, et où le travail manuel des ateliers et des champs est remplacé, de plus en plus, par le travail inintelligent mais plus régulier de la machine?

C'est donc maintenant, maintenant surtout, que l'industrie devient purement mécanique, que le bien-être se répand dans presque toutes les classes de la société, qu'il nous faut davantage réagir contre cette mollesse qui tend à nous engourdir et qui est la source de tous les maux qui font dégénérer un peuple. Il faut retremper nos membres affaiblis dans l'exercice, comme dans une source bienfaisante, et de même que nous cultivons avec le plus grand soin nos facultés intellectuelles, cultiver aussi nos facultés physiques, en nous rappelant cette parole toujours vraie de la sage antiquité : *mens sana in corpore sano*, un esprit sain dans un corps sain.

**Influence sur les facultés morales.** « Voulez-vous cultiver votre intelligence, dit Rousseau, cultivez les forces qu'elle doit gouverner. Exercez continuellement votre corps, rendez-le robuste et sain pour le rendre sage et raisonnable ; qu'il agisse, qu'il coure, qu'il crie, qu'il soit toujours en mouvement, qu'il soit homme par la vigueur, il le sera bientôt par la raison. » Le philosophe de Genève en écrivant ces lignes énonçait une vérité trop peu comprise et trop peu connue, vérité qui cependant avait déjà frappé le génie d'un Platon et d'un Locke. On s'obstine à tout sacrifier à l'intelligence : on surcharge l'enfant de devoirs et de leçons sur lesquels il s'endort, on l'empêche de jouer, de courir, de sauter, dans la crainte de déplaire à un pointilleux propriétaire ou à des voisins pacifiques : il en résulte que, gêné dans toutes ses aspirations et dans tous ses besoins, son corps dépérit ; au lieu de prendre de la force, il arrive à l'âge d'homme et il conserve encore la faiblesse et les apparences de l'enfance. L'intelligence peut-elle se développer dans de pareilles circonstances? A coup sûr, elle se développera moins que si le corps avait la vigueur qui convient à son âge.

La philosophie nous enseigne que le vrai bonheur, ce souverain bien à la recherche duquel les anciens ont consacré tant d'études, réside dans le développement harmonique de nos facultés. S'il en est ainsi, la gymnastique, qui contribue si efficacement à préciser nos actes volontaires, appartient par un certain côté à la science des sciences ; c'est en quelque sorte le complément nécessaire de toute sage philosophie. L'antiquité était bien persuadée de cette vérité, elle qui faisait aller de concert les exercices du corps et ceux de l'âme. Les enfants dans les gymnases puisaient avec les principes de la sagesse la force nécessaire pour les mettre en pratique. Ils s'exerçaient à des jeux et à des luttes, comprenant bien que l'exercice discipline l'activité et fortifie le corps, de même que la logique discipline l'esprit et fortifie le jugement. Imitons cet exemple, en nous gardant toutefois de l'exagération, car si c'est un tort de donner à l'intelligence plus de soins qu'il ne faut, c'en est un bien plus grand encore de vouloir donner au corps une supériorité qu'il ne doit point avoir. La matière ne doit point étouffer en nous cette flamme, pâle reflet de l'intelligence divine, qui nous éclaire sur le chemin du progrès; mais cette flamme ne doit point s'accroître au point d'annihiler la matière.

**Influence sur la santé.** — La vie consiste dans l'accord parfait ou plutôt dans l'équilibre de toutes les forces physiques ou morales qui sont en nous. Lorsque cet équilibre existe, la vie devient plus facile, malgré les accidents qui la peuvent traverser; si les passions sont fortes, le corps est assez fort pour les contenir, pour les satisfaire ou pour y résister. Si les sensations sont vives, le corps est capable d'en ressentir le contre-coup sans en être ébranlé. Toujours la santé subsiste inaltérable, et si la santé ne constitue pas, à elle seule, le bonheur, assurément elle en est un des principaux éléments. Je ne veux point faire ici l'apologie de la santé, c'est un sujet trop souvent traité, et je ne saurais que répéter ce que bien d'autres ont dit avant moi. D'ailleurs chacun de nous, et celui-là surtout qui est malade sait qu'il n'y a rien de préférable, pas même la fortune. A peine sommes-nous nés, que déjà nous tenons à notre frêle existence; nous n'envisageons qu'avec une certaine terreur les causes qui la peuvent détruire. La vie est un bien acquis au prix de mille souffrances, et c'est un bien dont nous n'aimons pas à nous défaire. Or nous pouvons, jusqu'à un certain point, en prolonger l'usage, nous pouvons rendre cet usage plus agréable et plus facile, et cependant, la plupart du temps, nous repoussons où nous dédaignons les moyens qui nous amènent à cet heureux résultat. N'est-ce point là une singulière contradiction? Nous fermons les yeux pour ne point voir, nous préférons subir tous les inconvénients qui incombent à notre faiblesse plutôt que de consentir à employer ce remède énergique et puissant, l'exercice, qui nous en débarrasserait pour toujours. Secouer notre paresse et notre routine sont deux choses fort difficiles à faire. Et puis, il est si difficile de rompre avec d'anciennes habitudes, surtout lorsqu'elles sont mauvaises. Qu'on le sache bien cependant, doter le riche d'une santé florissante, c'est le mettre à même de jouir honnêtement des biens que le hasard, ou plutôt l'industrie de ses parents lui a acquis; donner à l'homme du peuple la force musculaire, c'est lui donner le moyen de vivre et de faire vivre par son travail quotidien la famille parfois si nombreuse qui l'entoure, c'est l'enlever à ces infâmes débauches où il perd et son argent et sa vie, c'est le délivrer de ces phlegmasies qui le conduisent à la tombe.

**Ses caractères.** — Ainsi en premier lieu la gymnastique est une œuvre purement morale, elle aide au développement de l'esprit en favorisant celui du corps. Mais est-ce là tout? Non. La gymnastique est encore propre à nous préserver de tous ces inconvénients, de toutes ces incommodités qui accablent l'homme faible; à ce point de vue, elle intéresse singulièrement l'hygiène, dont elle est une des branches, la plus importante peut-être. Enfin dans ces derniers temps la gymnastique a trouvé une heureuse application dans le traitement curatif de plusieurs affections morbides, que je signalerai dans la dernière partie de cet ouvrage. Morale, hygiénique, et thérapeutique : tel est le triple caractère de toute véritable gymnastique.

**La gymnastique est une science.** — Envisagée sous le triple point de vue de ses rapports avec la morale, l'hygiène et la thérapeutique, la gymnastique devient une véritable science pratique. Elle s'appuie sur des lois parfaitement fixes et immuables, de même que toutes les autres sciences ses sœurs. Ces lois sont nombreuses et complexes, ce sont celles qui régissent notre organisme tout entier. Elles résultent tantôt de la constitution intime de nos organes, tantôt de leur destination, tantôt enfin des effets physiques et dynamiques que ces organes peuvent produire sous l'influence du système nerveux. La gymnastique est donc, au point de vue scientifique, comme un corollaire de trois des plus importantes parmi les sciences naturelles, à savoir : l'anatomie, la physiologie et la mécanique. Elle emprunte à ces sciences des principes généraux qui forment en elle un tout homogène.

« La gymnastique touche à tout ; elle touche à l'éducation générale de la nation, non-seulement par la santé des jeunes gens qu'elle entretient ou qu'elle répare, mais par leur caractère qu'elle trempe, et par leur esprit qu'elle élargit comme leur poitrine. Elle touche à toutes les sciences : à la médecine, dont elle suit les prescriptions ; à l'histoire, dont elle forme elle-même un des chapitres intéressants ; à la pédagogie, qui serait incomplète sans l'expérience qu'elle procure. Elle touche aussi aux sources les plus intimes de l'art, en cultivant la beauté du corps humain comme un reflet de la beauté de l'esprit et de la beauté divine. Simple dans son but, multiple et complexe en ses moyens, faisant à toutes les connaissances humaines des emprunts qu'elle rembourse avec usure, la gymnastique est bien, ainsi comprise, une œuvre et un ministère de sainteté (1). »

**Enseignement de la gymnastique.** — L'enseignement de la gymnastique n'est donc pas une chose aussi facile qu'on le pourrait croire tout d'abord. Cet enseignement exige en effet de celui qui s'y destine des connaissances et des aptitudes particulières, que, sauf d'honorables exceptions, l'on ne rencontre que rarement. Et comment en serait-il autrement? puisqu'en France cette branche importante de la pédagogie appartient au premier venu. Quiconque est pourvu d'une solide musculature, et sait exécuter une série éblouissante de tours de force et d'adresse, s'imagine être apte à diriger l'éducation physique d'un plus ou moins grand nombre de jeunes élèves. A peine savent-ils l'orthographe, ceux qui se décorent du nom pompeux de professeurs de gymnastique. Aussi le public ne se laisse pas séduire, et attache à cette profession une défaveur qui, je m'empresse de le reconnaître, n'existe qu'en France seulement. En Suède, en Danemark, en Prusse, en Suisse, en Hollande, et en général dans tous les pays du Nord, un professeur de gymnastique est estimé et respecté à l'égal d'un professeur de lettres ou de sciences. C'est qu'en effet dans ces pays on a soin de choisir des gens intelligents et instruits pour pratiquer

(1) Braun, Brouwers et Docx, *Gymnastique scolaire*, p. 92. Paris, 1874.

et répandre cet utile enseignement ; on exige de la part de ceux qui s'y destinent des examens sérieux, roulant non pas seulement sur la gymnastique pratique, mais encore sur toutes les sciences qui s'y rattachent. Aussi le plus souvent dans les campagnes est-ce le même homme qui enseigne et les éléments des sciences et la gymnastique. Pourquoi n'en est-il pas de même dans notre pays? Pourquoi n'y a t-il pas en France, comme chez les nations voisines, des écoles normales pour l'éducation physique? Je l'ignore et le regrette : on est long en France à se défaire des vieilles idées et des vieux principes.

**Histoire de la gymnastique ; son origine.** — La gymnastique n'a pas toujours été ce qu'elle est à notre époque, et il a fallu bien des siècles et bien des progrès successifs pour lui donner le degré de certitude et de précision qu'elle possède actuellement, en un mot pour la constituer à l'état de science. Cependant il est impossible de déterminer le moment où la gymnastique fit son apparition sur la terre, car il est évident qu'elle naquit en même temps que l'homme. Nu et sans ressources, l'homme dut agir pour se procurer des vêtements et des vivres. Il rivalisa de vitesse avec les animaux les plus rapides et les atteignit dans leur course, il rivalisa de force avec les plus forts et resta le maître dans cette lutte terrible d'où dépendait son existence. Plus tard, l'homme inventa des engins qui centuplèrent sa force et assurèrent sa domination sur la création tout entière dont il se proclama le roi. Ce fut donc grâce à sa force et à son adresse que l'homme put se multiplier. Lorsque les sociétés se constituèrent, la force et l'adresse opprimèrent la faiblesse, et celui-là fut choisi pour chef qui sut se faire craindre de ses voisins. Tout le prestige d'un homme résidait dans sa force musculaire, et les anciens eux-mêmes étaient pleins de cette pensée; on en voit la preuve dans les lois de Lycurgue. Ce terrible législateur allait jusqu'à exiger que les femmes fussent soumises aux mêmes exercices que les hommes, persuadé qu'une femme robuste ne saurait mettre au monde que des enfants bien constitués.

**La gymnastique en Grèce et à Rome.** — Le premier qui remarqua les heureux effets que l'exercice peut produire sur l'organisme fut un Grec, Asclépias, qui naquit treize siècles environ avant l'ère chrétienne, dans la Thessalie. « Il conseilla, dit Galien, à d'autres (et ceux à qui il donnait cet avis n'étaient pas en petit nombre) de chasser, d'aller à cheval, et de s'occuper aux exercices militaires. Il leur indiqua l'espèce de mouvement qu'il leur croyait plus salutaire, et parmi les exercices militaires ceux qui leur étaient convenables, etc. (1). »

Cette importante découverte médicale valut à son auteur les honneurs de l'apothéose. Plus de douze cents temples furent élevés à Asclépias ou Esculape, père de la médecine, et si maintenant les temples sont détruits, le nom d'Esculape ne subsiste pas moins comme celui d'un des bienfaiteurs de l'humanité.

Rappellerai-je parmi les propagateurs de la gymnastique pendant ces temps obscurs, la célèbre magicienne

(1) Galien, *De sanitate tuenda*, lib. II, cap. VIII.

Médée, dont les poëtes ont fait un monstre si cruel (1).

Avec Hérodicus (2) la gymnastique médicale s'étend et s'agrandit. Hérodicus était en effet maître d'une palestre, où il appliquait à l'hygiène et à la thérapeutique les salutaires exercices qui lui avaient rendu la santé.

Ces exercices étaient déjà connus des Grecs, qui avaient institué, près de trois siècles avant la naissance d'Hérodicus, les fameux jeux olympiques. Ces jeux se donnaient au milieu d'un immense concours de peuples accourus de tous les points de la Grèce. Les honneurs les plus considérables étaient rendus aux athlètes victorieux. Ils rentraient dans la ville qui leur avait donné naissance non point par une porte, mais par une brèche faite au mur exprès pour leur livrer passage. Les premiers citoyens venaient au-devant d'eux; leur gloire était chantée par des poëtes de premier ordre, leurs statues, placées sur les places publiques, étaient signées par d'illustres artistes. Parfois même, on ajoutait à toutes ces faveurs des avantages matériels; c'est ainsi que l'athlète vainqueur était exonéré des charges publiques, et nourri aux frais de l'État pendant le reste de ses jours. Un crieur était attaché à son service pour le précéder et annoncer partout ses hauts faits. La plupart des noms de ces fameux lutteurs se sont transmis

(1) « Medea hominibus juventutem restituisse, et in robustioem ætatem retraxisse fingitur; proptereàque eam veneficam uisse aiunt. At non est ita : fuit fœmina prudens quæ exercitationibus gymnasticis molles et effeminatas, otioque corruptos ad integram sanitatem traduxit, etc. (Plemp.)

(2) Hérodicus de Selymbre ou Selivrée, ville de Thrace, selon Plutarque; ve siècle av. J.-C.

jusqu'à nous, grâce aux écrits de ceux qui ont publié leurs louanges. Tels sont, pour ne citer que les plus connus, Milon de Crotone, Polydamas de Thessalie, Chilon de Patras et Théagène de Thasos.

L'amour de la gloire entraîna vers la profession d'athlètes un très-grand nombre de Grecs, et l'athlétique, malgré toutes les fatigues qu'elle présentait, fut un art très-pratiqué. Galien refuse d'admettre cette profession parmi les beaux-arts : « car, dit-il, on s'y occupe surtout du soin d'accroître le volume des chairs et l'abondance d'un sang épais et visqueux ; on n'y travaille pas simplement à rendre le corps plus robuste, mais plus massif, plus pesant, et par là plus capable d'accabler un adversaire par sa masse ; c'est donc un métier inutile à l'acquisition de cette vigueur qui se contient dans les limites de la nature, et en outre très-dangereux. »

Les Romains prirent des nations vaincues le goût des luttes et des combats dans l'arène. Laissée d'abord à des esclaves, la profession de gladiateur fut exercée dans la suite par les empereurs eux-mêmes. Commode, qui se faisait appeler Hercule, rejetait à de certains jours la pourpre impériale, et venait combattre nu sous les yeux de son peuple. Il est probable que pour un gladiateur empereur, la victoire présentait peu de difficultés ; aussi n'est-il pas étonnant de lire sur le piédestal de la statue de ce prince : « A Commode, vainqueur de mille gladiateurs ».

Cette digression sur les jeux en Grèce et à Rome terminée, je reviens à l'histoire de la gymnastique médicale.

Hérodicus eut comme disciple Hippocrate, qui le surpassa en réputation.

Hérodicus avait outré ses préceptes, c'est ainsi qu'il faisait aller ses malades d'Athènes à Éleusis, en passant par Mégare, et revenir d'Éleusis à Athènes, ce qui correspondait environ à douze de nos lieues, et cela sans repos ni nourriture.

Hippocrate sut voir ce que le système de son maître avait de défectueux (il lui reprochait de tuer les fébricitants par des courses (1), des luttes multipliées, par des bains de vapeur), et y introduisit de très-grands perfectionnements.

Iccus, dont la sobriété était proverbiale en Grèce, chercha à remplacer le mauvais régime des athlètes par une sobriété mieux appropriée.

Celse, à côté de la lésion qu'il décrit, place le plus souvent un exercice gymnastique comme moyen curatif (2).

Il en est de même de Galien qui indique un grand nombre de cas où l'on doit employer certains exercices méthodiques (3).

Citons encore Dioclès, Praxagore, Phylotine, Érasistrate et tant d'autres dont les écrits ont disparu, mais dont les noms nous ont été conservés.

**La gymnastique dans les temps modernes.** — Après ces grands médecins de l'antiquité qui contribuèrent

(1) Hippocrate, *sixième livre des Épidémies*, 3e section, 18; in *Œuvres*, trad. Littré, Paris, 1846, t. V, p. 303.

(2) Voy, livre I, chap. II, sect. 2; XVI, chap. II, sect. 3, 4, 5, 6, 7. Livre II, chap. II, sect. 8. Livre IV, chap. V.

(3) Galenus, Venetiis, I, p. 25, 69, 71, 74, 75, 76, 107, 108, 109.

au développement de la gymnastique médicale, il faut attendre bien des siècles avant de voir de nouveaux noms surgir. La réapparition de la gymnastique médicale n'eut lieu qu'à la fin du XVI^e siècle avec Mercuriali (1).

Son livre dédié à Maximilien II, enrichi d'une trentaine de gravures copiées sur des médailles ou des statues antiques, donne des détails précieux sur les usages des Grecs et des Romains dans les différents exercices du corps; il nous fait connaître avec précision les circonstances dans lesquelles on prenait ces exercices, les lieux où l'on s'y livrait et les divers instruments que l'on y employait. Malheureusement si cet ouvrage est rempli d'excellentes vues pratiques, il est très-fatigant à lire, à cause de l'obscurité du style et des répétitions sans nombre qu'on y rencontre.

Depuis Mercuriali, peu d'auteurs se sont spécialement occupés de la gymnastique médicale. On trouve cependant çà et là, dans les ouvrages médicaux, d'intéressantes indications thérapeutiques.

Fuller, en 1704, publia à Londres un traité (2) qui eut un grand retentissement.

Le chevalier Clément-Joseph Tissot, chirurgien major de l'armée française, donna en 1780 un ouvrage de *gymnastique* (3) qui aurait besoin d'être dépouillé d'explications vieillies.

(1) Mercuriali, *De Arte gymnastica*. Venetiis, 1569.

(2) Fr. Fuller, *Medicina gymnastica or Treatise of the power of exercice with respect to the animal economy*. London, 1704.

(3) Tissot, *Gymnastique médicinale et chirurgicale, ou Essai sur l'utilité du mouvement et des différens exercices du corps dans la cure des maladies*. Paris, 1780.

Enfin le docteur Londe, en 1821, publia un livre (1) qu'on lit encore avec intérêt, et sur lequel nous nous appuierons souvent.

J'arrête ici ces quelques notions historiques déjà trop longues, mon but n'est point en effet de donner un exposé complet de l'histoire de la gymnastique, j'ai seulement voulu montrer que la gymnastique médicale a une origine fort reculée, qui se perd presque dans la nuit des temps.

**Divisions de la gymnastique médicale.** — La gymnastique médicale peut être considérée à deux points de vue particuliers, d'où il résulte, tout d'abord, une division de la gymnastique en deux parties. On peut envisager la gymnastique dans ses applications à l'homme sain, et alors elle prend le nom de *gymnastique hygiénique* ou *prophylactique*, ou bien on peut l'envisager dans ses applications à l'homme malade, et alors elle constitue la *gymnastique médicale proprement dite.* Dans le premier cas, la gymnastique est employée à entretenir et à augmenter les forces, dans le second elle est employée à les réparer. Cette division généralement adoptée n'est cependant pas aussi précise qu'on le pourrait croire; il est clair, en effet, que les mêmes exercices sont employés soit pour conserver, soit pour rendre la santé. La seule différence qu'il y a entre ces deux sortes de gymnastiques repose principalement dans les applications pratiques des exercices.

(1) Londe, *Gymnastique médicale ou l'exercice appliqué aux organes de l'homme, d'après les lois de la physiologie, de l'hygiène et de la thérapeutique.* Paris, 1821.

**Divisions des exercices gymnastiques.** — Au point de vue de leur nature, les exercices peuvent être classés en trois groupes, suivant que dans ces exercices le corps se meut sous l'influence de la volonté, d'une force indépendante de lui, ou à la fois de la volonté et d'une force étrangère. Lorsque le corps se meut librement sous l'influence de la volonté, les mouvements sont dits *spontanés* et les exercices sont *actifs*. On appelle *exercices passifs* ceux dans lesquels les mouvements du corps sont produits par une cause étrangère à lui ; ces mouvements sont alors *automatiques* : on réserve le nom d'*exercices mixtes* aux exercices dans lesquels le corps est mû à la fois par la volonté et par une force extérieure. Comme exemples de ces différents exercices, je citerai pour les exercices actifs : la marche, le saut, la course, la lutte, etc., etc. ; pour les exercices passifs, le massage, les frictions, l'action d'être traîné en voiture ; pour les exercices mixtes, l'action de ramer sur un fleuve, de naviguer en mer ; etc.

**Divisions des exercices actifs.** — Chacun de ces groupes d'exercices fera l'objet d'une étude particulière ; plus loin nous indiquerons quelles ressources ils peuvent fournir à la thérapeutique et quelle est leur influence sur notre organisme. Pour plus de clarté, nous subdiviserons les exercices actifs en *mouvements libres*, c'est-à-dire s'effectuant spontanément sans l'aide d'aucun appareil, *mouvements liés* s'exécutant à l'aide d'appareils fixes, et *mouvements demi-liés* s'exécutant au moyen d'appareils mobiles, et nous passerons en revue un certain nombre d'entre eux, en commençant par les plus simples et en finissant par ceux qui présentent plus de difficultés.

---

# CHAPITRE II

## DES MOUVEMENTS

### ART. Ier. — MOUVEMENTS LIBRES

**Définition et nature des mouvements libres.** — Nous venons de définir les mouvements libres, des mouvements accomplis spontanément par nos organes sous l'influence de la volonté et sans le secours d'aucun appareil. Il résulte de là que si on considère la constitution même de nos organes, on voit que le nombre des mouvements libres que nous pouvons exécuter est très-considérable ; tantôt ces mouvements sont simples : dans ce cas un seul organe entre en action ; tantôt au contraire ils sont très-complexes : plusieurs membres entrent alors en jeu pour les accomplir. Les mouvements complexes peuvent être variés sans cesse. Nous nous bornerons à citer les plus élémentaires, les plus naturels, les plus utiles de ces mouvements, ceux que chacun peut reproduire sans le secours d'un professeur.

La plupart des mouvements libres, pour ne pas dire tous, peuvent être exécutés soit isolément, soit en masse. Lorsqu'ils sont exécutés par plusieurs personnes réunies en groupe, ils constituent la *gymnastique d'en-*

*semble;* leur utilité est incontestable, lorsqu'il s'agit d'habituer le corps à la discipline et à la régularité; au point de vue de l'hygiène, ils présentent un moindre intérêt, aussi nous contentons-nous de les signaler sans y insister; il importe peu au médecin que l'homme soit exercé seul ou de concert avec d'autres hommes; pourvu qu'il soit exercé, c'est le principal.

**Mouvements de la tête.** — Les mouvements que nous pouvons faire exécuter à la tête sont fort restreints, grâce à la disposition de l'articulation occipito-atloïdienne. La tête chez les vertébrés mammifères, tels que l'homme, s'articule avec la colonne vertébrale au moyen de deux condyles qui pénètrent dans deux cavités oblongues et elliptiques de la première vertèbre (atlas). Il résulte de là que la tête ne peut produire que deux mouvements, flexion et extension d'une part (fig. 1 et 2),

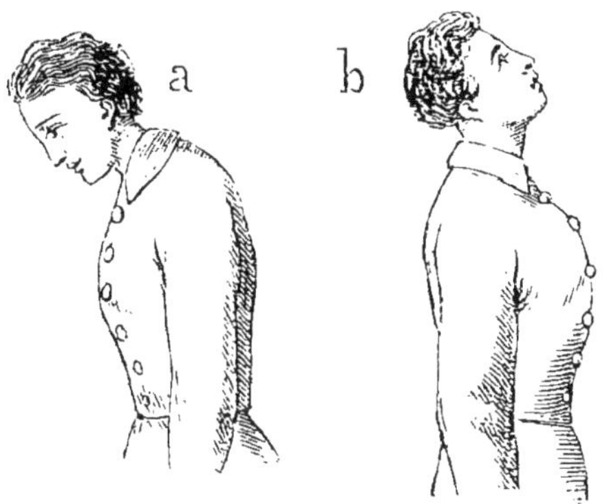


Fig. 1 et 2. — Flexion et extension.

inclinaison latérale de l'autre (fig. 3). Un troisième mouvement est rendu possible par ce fait que l'atlas n'est pas soudé à la seconde vertèbre (axis), mais bien s'articule avec l'apophyse odontoïde de celle-ci par une facette de son arc antérieur (fig. 4); ce troi-

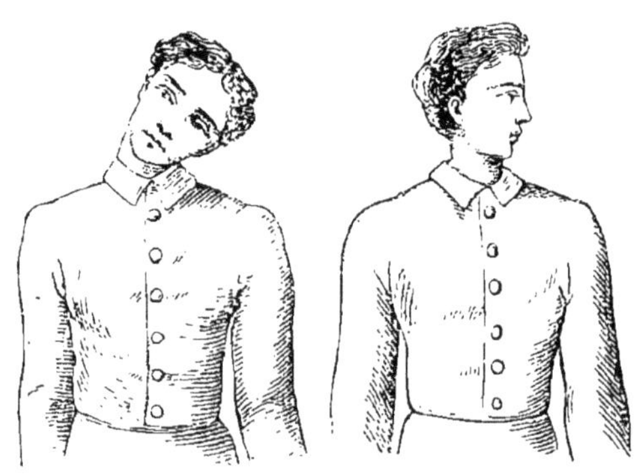

Fig. 3 et 4. — Rotation et Inclinaison latérale.

sième mouvement est le mouvement de rotation. La tête peut donc s'incliner en avant et en arrière, à droite et à gauche, et enfin tourner à droite ou à gauche.

Les mouvements de la tête, flexion, extension et inclinaison ne se passent pas seulement entre l'occipital et l'atlas, mais encore dans toutes les vertèbres du cou.

De là trois sortes d'exercices pour fortifier les muscles de la région du cou; ces exercices, qui pourront être employés avec succès pour combattre certains tics de la face, présentent quelque danger, lorsqu'ils sont répétés longtemps et souvent, ils produisent généralement des étourdissements, des bourdonnements dans les oreilles, et par l'ébranlement qu'ils communiquent à l'encéphale, ils peuvent occasionner des troubles nerveux assez graves.

**Mouvements du tronc** (fig. 5). — La colonne vertébrale qui sert de support au tronc, est constituée par une série de petits os percés d'un trou et munis, à droite, à gauche et postérieurement, de prolongements osseux ou *apophyses*. Ces os, appelés *vertèbres*, sont empilés les uns sur les autres, de façon à ce que les trous coïncident et forment un canal contenant la moelle épinière ou axe nerveux cérébro-spinal. Au point de vue anatomique, la colonne vertébrale ou rachis est comme l'axe du squelette; au point de vue fonctionnel, elle représente à la fois une colonne élastique mobile et un canal protecteur pour la moelle épinière. Cette colonne est élastique, c'est-à-dire qu'elle peut sous l'influence de chocs se déformer à l'instar d'un ressort et amortir ainsi les effets que ces chocs transmis intégralement, soit à la tête, soit à la moelle épinière, produiraient sur l'organisme. Elle est mobile, c'est-à-dire que chaque

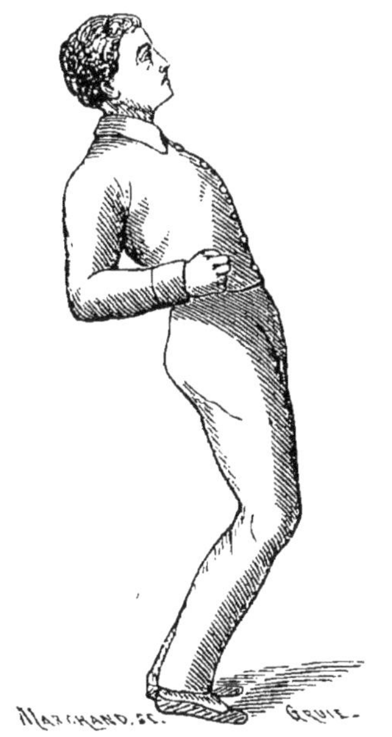

Fig. 5. — Fléchir le corps en avant et en arrière.

partie qui la compose peut se mouvoir ; ces mouvements partiels, presque insaisissables d'une vertèbre sur une autre produisent, en se totalisant, des mouvements assez étendus du rachis lui-même.

Ces mouvements sont de trois sortes : 1° les uns s'effectuent autour d'un axe transversal : ce sont les mouvements de flexion et d'extension ; 2° les autres autour d'un axe antéro-postérieur, ce sont les mouvements d'inclinaison latérale ; enfin les troisièmes autour d'un axe vertical. Ce sont les mouvements de torsion et de rotation.

**Mouvements du bras. — Humérus.** — La partie supérieure du tronc est munie d'une paire de membres dits supérieurs qui sont pour l'homme des organes parfaits de préhension. Chacun de ces membres est composé de trois parties : le bras, l'avant-bras, la main.

Le bras proprement dit, ou humérus, est constitué par un os long terminé à chacune de ses extrémités par des renflements, l'extrémité supérieure de cet os est arrondie, volumineuse ; elle porte le nom de tête de l'humérus et représente assez exactement le tiers d'une sphère à peu près parfaite.

La tête de l'humérus vient s'articuler dans une cavité de réception qui a la forme d'une calotte sphérique et concave (cavité glenoïde) : il résulte de cette disposition que le bras peut prendre un grand nombre de positions différentes par rapport aux autres pièces du squelette, car il y a une infinité d'axes de rotation passant par le centre de la tête. Cependant on peut rattacher tous les mouvements du bras à trois directions principales, on a alors les trois mouvements suivants : adduction et abduction, rotation, mouvement en avant et en arrière (fig. 6).

Dans le premier cas, adduction et abduction, l'humérus se meut dans un plan tangent à la face postérieure du thorax, le bras peut être élevé dans la position verticale (fig. 7). Dans la rotation, le mouvement a lieu autour d'un axe partant du centre de la tête de l'humérus et venant aboutir au centre de la cavité glenoïde (fig. 8). Enfin dans le mouvement d'avant en arrière, le bras se meut dans un plan vertical, lorsqu'il est pendant et lorsqu'il est porté à la hauteur de l'épaule (abduction) dans un plan horizontal.

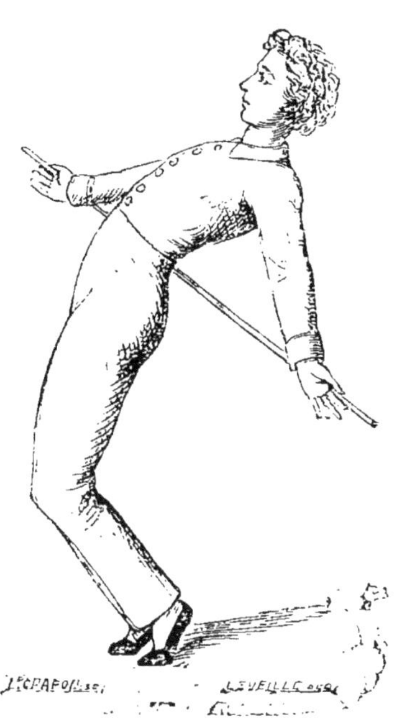

Fig. 6. — Attitude des bras armés d'un bâton.

**Mouvements de l'avant-bras et de la main.** — Quant à l'avant-bras, il est constitué par deux os, le cubitus et le radius; ces deux os viennent s'articuler avec l'extrémité inférieure du bras, laquelle est renflée comme l'extrémité supérieure elle-même. L'un d'eux, le cubitus, est muni postérieurement d'une apophyse (apophyse olécrânienne) qui constitue le coude, de sorte que l'articulation du bras avec l'avant-bras est une

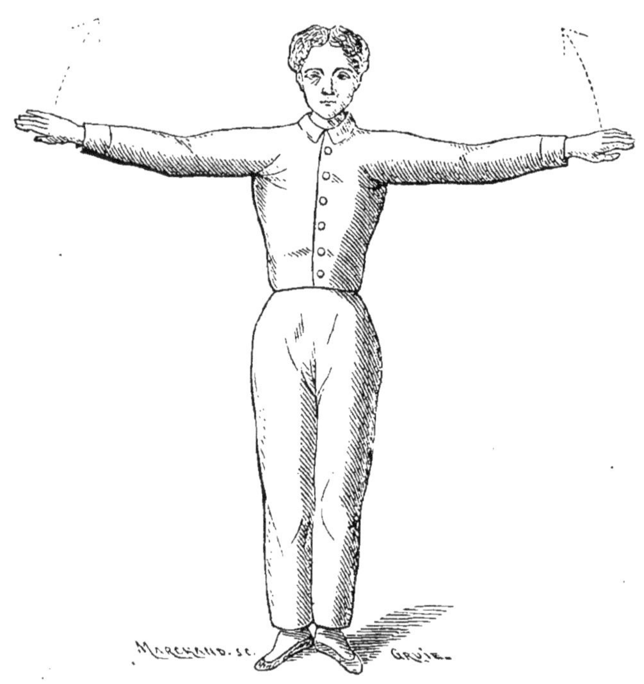


Fig. 7. — Adduction et abduction des bras.

véritable charnière. Il n'y a que deux mouvements possibles autour d'un seul axe de rotation : la flexion, qui rapproche l'avant-bras du bras, et l'extension, qui met l'avant-bras et le bras sur le prolongement d'une même ligne droite. Cependant, l'avant-bras a un mouvement qui lui est propre. Nous avons dit qu'il était constitué par deux os, le cubitus et le radius, ces deux os peuvent prendre différentes positions l'un par rapport à l'autre. Ils peuvent être placés l'un à côté de l'autre, et alors la face palmaire de la main est tournée en avant, ou bien le radius peut tourner autour d'un axe qui passe en haut par le centre de sa tête, en bas par le centre de la tête du cubitus ; il vient alors se placer sur le cubitus, qui reste toujours immobile, et la face palmaire de la main est tournée en arrière. Le premier mouvement est appelé *supination*, le second *pronation* (fig. 9). L'avant-bras peut donc accomplir en tout quatre opérations élémentaires qui peuvent être exécutées, soit séparément, soit en même temps deux à deux, c'est-à-dire que l'avant-bras peut être fléchi ou étendu alors qu'il est en pronation ou en supination.

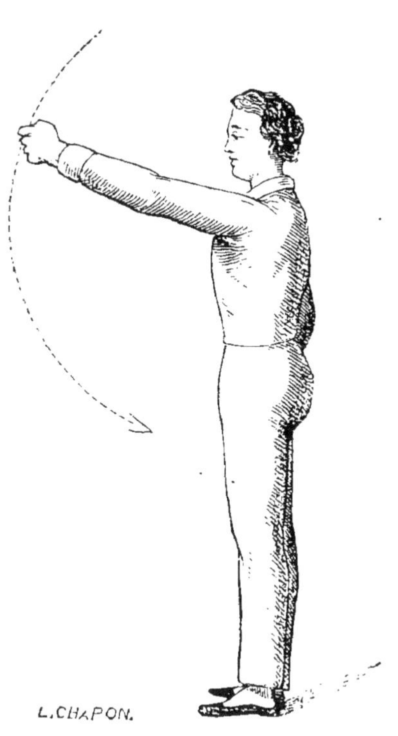

Fig. 8. — Mouvement de rotation du bras.

La main qui constitue, à proprement parler, l'organe le plus parfait de la préhension et du toucher, est articulée avec l'avant-bras. Les mouvements de la main, abstraction faite des mouvements de pronation et de supination, peuvent être réduits à deux : un mouvement se faisant autour d'un axe transversal, c'est le mouvement de flexion ou d'extension, et un mouvement se faisant autour d'un axe antéro-postérieur perpendiculaire au précédent, c'est le mouvement d'inclinaison latérale. Quant aux phalanges, elles ont un mouvement possible autour d'un axe transversal, c'est le mouvement de flexion et d'extension. D'autre part, la première phalange des quatre derniers

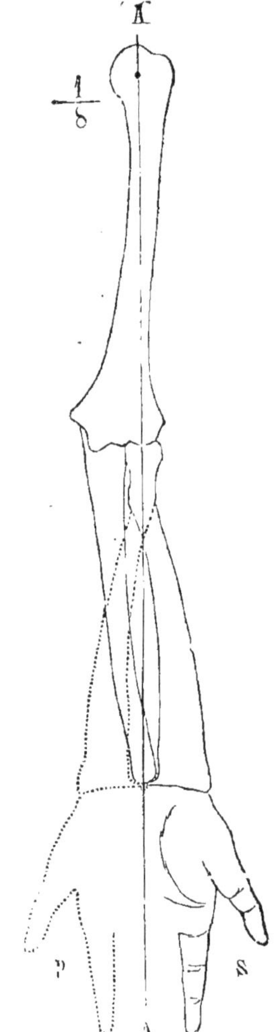


Fig. 9. — Mécanisme de la pronation et de la supination.

A, Axe des mouv. de pronation et de supination. — S, Supination. — P, Pronation.

doigts a des mouvements latéraux très-marqués.

Signalons enfin l'admirable mobilité du pouce par le métacarpien correspondant, qui est comme sa première phalange.

Tous ces mouvements élémentaires du bras, de l'avant-bras et de la main, peuvent être combinés d'une infinité de façons, de manière à exercer en même temps le plus grand nombre possible de muscles; on obtient ainsi une variété infinie d'exercices faciles à exécuter et produisant sur nos organes les meilleurs effets.

**Mouvements de la jambe. — Cuisse.** — A sa partie inférieure, le tronc donne attache par l'intermédiaire d'une ceinture osseuse (bassin) à deux membres inférieurs ou jambes, analogues aux membres supérieurs. Les membres inférieurs sont en effet composés de trois parties mobiles les unes par rapport aux autres et qui sont : la cuisse, la jambe proprement dite et le pied.

La cuisse (fémur) est formée par un os long terminé à son extrémité supérieure par une surface articulaire sphérique qui vient s'emboîter dans une cavité également sphérique et de même diamètre qu'elle. Les mouvements du fémur, se passant entre des surfaces sphériques, peuvent donc se faire, théoriquement, autour d'une infinité d'axes, comme pour le membre supérieur. En fait, il n'en est pas ainsi, et sur le vivant on constate que ces mouvements ne se produisent que suivant trois directions principales (fig. 10). Les uns (flexion et extension) ont lieu autour d'un axe transversal passant par les centres des têtes des fémurs, l'étendue totale de ces mouvements ne dépasse pas 135°, c'est-à-dire un angle droit et demi. Les autres se font autour d'un axe vertical dirigé suivant la longueur de la cuisse; ce sont les mouvements de rotation en dehors et en dedans dont l'excursion est d'environ 90°. Enfin, les troisièmes et derniers mouvements de la cuisse se passent autour d'un axe antéro-postérieur, perpendiculaire au précédent; leur excursion est également de 90°; on les nomme *mouvements d'adduction* et d'*abduction*.

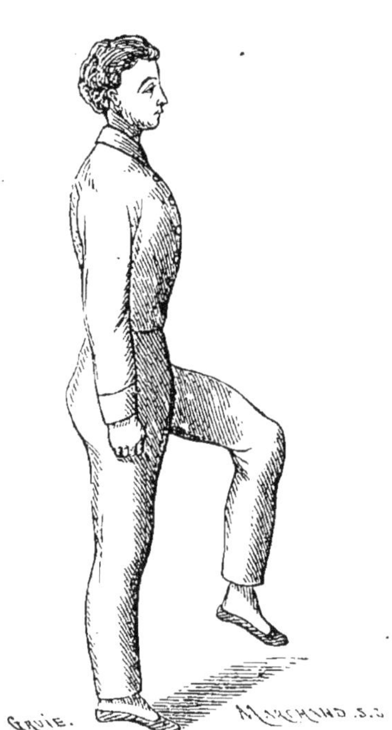

Fig. 10. — Flexion de la cuisse.

**Mouvements de la jambe proprement dite.** — A sa partie inférieure, la cuisse est articulée d'une manière assez complexe avec la jambe proprement dite, laquelle est formée par deux os longs de taille inégale, le plus gros est le tibia, l'autre le péroné. L'articulation du genou, malgré sa complexité, présente quelque analogie avec celle du coude et les mouvements de la jambe diffèrent peu de ceux de l'avant-bras par rapport au bras. Ainsi, grâce à la rotule et aux ligaments croisés, la jambe dans le mouvement d'extension se met en ligne droite avec la cuisse, de même que l'avant-bras se met en ligne droite avec le bras, et ne peut aller au delà. Le mouvement se fait autour d'un axe transversal horizontal et l'excursion entre la flexion (fig. 11) et l'extension est d'environ 160°.

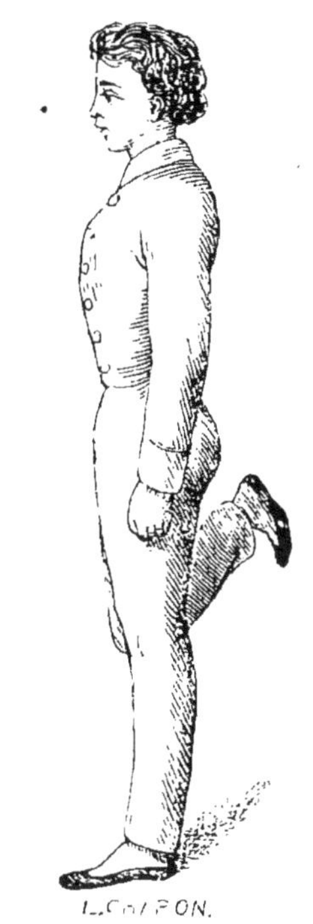

Fig. 11. — Flexion de la jambe.

Outre ces mouvements d'extension et de flexion, la jambe possède encore un mouvement propre de rotation par lequel la pointe du pied se porte, soit en dehors, soit en dedans. Ce mouvement, qui s'effectue autour d'un axe vertical, est presqu'impossible dans l'extension absolue et dans la flexion complète; il a lieu principalement dans les positions intermédiaires. D'autre part, l'excursion de la rotation varie suivant le degré de flexion du tibia sur la cuisse.

Cet angle est de 40° pour une flexion d'environ 60°,

de 30° pour une flexion de 90°, et de 20° pour une flexion de 150° (1).

**Mouvements du pied.** — Le pied est articulé avec la jambe à sa partie inférieure; il représente une voûte surbaissée ayant trois points d'appui, le talon et les deux métatarsiens (2) extrêmes. Deux de ces points d'appui sont sensiblement immobiles, ce sont le talon (calcanéum) et le premier métatarsien (3). Quant au troisième point d'appui, il est au contraire très-variable, suivant la façon dont le pied supporte le poids du corps. La voûte du pied est d'ailleurs elle-même susceptible de très-grandes modifications, suivant les individus; parfois, elle est très-fortement prononcée et le pied est cambré; parfois, au contraire, elle est excessivement surbaissée et le pied est plat. Les individus dont les pieds sont ainsi conformés marchent difficilement; car alors les parties molles de la région plantaire sont soumises à des compressions qui deviennent bientôt très-douloureuses.

Les mouvements du pied par rapport à la jambe sont de deux espèces, flexion et extension d'une part, adduction et abduction (4), d'une autre part. Les mouvements

(1) Beaunis et Bouchard, *Nouveaux éléments d'anatomie descriptive et d'embryogénie*, 2e édition. Paris, 1873.

(2) On appelle *os métatarsiens*, les os sur lesquels sont articulés les doigts.

(3) Le premier métatarsien est celui qui est articulé avec l'orteil ou pouce du pied; c'est par conséquent celui qui est le plus intérieur.

(4) L'adduction et l'abduction sont des mouvements intrinsèques du pied auquel l'articulation du pied avec la jambe reste

de flexion et d'extension ont lieu autour d'un axe horizontal transverse, leur excursion est d'environ 80°. Quant aux mouvements d'adduction et d'abduction, ils ont lieu autour d'un axe oblique, dirigé d'avant en arrière, sur la situation duquel les auteurs ne sont pas d'accord. Dans l'adduction, la plante et la pointe du pied sont tournées en dedans, du côté du plan médian du corps; dans l'abduction, elles sont, au contraire, tournées en dehors.

Quant aux doigts du pied, ils sont constitués d'une façon analogue aux doigts de la main, et ne peuvent produire qu'imparfaitement d'ailleurs les mouvements qu'accomplissent si aisément les doigts de la main. Il doit nécessairement en être ainsi, en vertu du grand principe de la division du travail suivi par la nature chez les animaux supérieurs; le pied n'est point un organe de toucher ou de préhension, c'est un organe de support, en un mot, une base pour notre corps.

De même que les mouvements du bras peuvent être simultanés, de même aussi les mouvements de la jambe : de là première sorte de complexité. D'autre part, les mouvements des membres supérieurs peuvent concorder avec ceux des membres inférieurs, du tronc ou de la tête : de là une complexité, une variété plus grande encore dans tous les exercices gymnastiques. Entrer dans tous les détails de ces mouvements serait beaucoup trop long, qu'il nous suffise d'avoir

étrangère. Ce sont, en effet, des mouvements de la rangée antérieure du tarse sur l'astragale et le calcanéum, et du calcanéum lui-même sur l'astragale.

appelé l'attention du lecteur sur les mouvements élémentaires de chacune des parties de notre corps. Ces mouvements élémentaires sont les seuls naturels, les seuls que l'on puisse produire sans crainte de nuire à notre organisme, les exagérer dans leur amplitude est une faute dans laquelle tombent trop souvent ceux qui se livrent à la gymnastique et contre laquelle nous ne saurions jamais trop prémunir les esprits.

Parmi tous ces mouvements élémentaires, un certain nombre semble avoir acquis une importance particulière par la manière fréquente et naturelle dont ils se produisent ; ils présentent un grand intérêt au point de vue de l'hygiène, et méritent particulièrement d'attirer l'attention du médecin ; en première ligne se trouve la marche.

### ART. II. — EXAMEN DE QUELQUES MOUVEMENTS LIBRES

#### § Ier. — Marche.

**Utilité.** — La marche est peut-être de tous les exercices du corps celui qui doit obtenir la préférence, parce que c'est le mouvement le plus naturel à l'homme et aussi celui qui lui est le plus utile, soit parce qu'il contribue largement au développement de ses forces et à la conservation de sa santé, soit parce qu'il est le plus propre à reposer l'esprit fatigué par le travail.

**Influence de l'habitude sur la marche.** — La marche est composée d'un très-grand nombre de mouvements élémentaires dont le mécanisme demande un long apprentissage chez l'enfant; plus tard, l'habitude de ce mouvement étant prise, la marche, toute volontaire qu'elle est, devient en quelque sorte machinale; une fois ébranlé, notre corps se meut lentement ou rapidement sans même que la volonté intervienne et sous l'influence de la seule habitude. L'inaction nous enlève jusqu'au désir de marcher, tandis qu'un exercice journalier, gradué et qu'on augmente proportionnellement à l'accroissement des forces, rend d'ordinaire la plupart des hommes très-bons marcheurs. C'est ainsi que des jeunes gens, peu accoutumés à la marche et appelés par le sort sous les drapeaux, se fatiguent des premières marches, puis s'y façonnent bientôt; de sorte qu'en assez peu de temps ils se montrent propres à supporter les plus longues routes.

**Rapports de la marche avec les autres fonctions organiques.** — La marche a des rapports très-nombreux avec les principales fonctions de l'économie; c'est par elle que l'homme acquiert la faculté de satisfaire un grand nombre de ses désirs, et de se dérober aux impressions douloureuses qui lui viennent de l'extérieur. De plus, la marche est liée naturellement, chez tous les individus, à l'exercice de plusieurs sens externes, tels que la vue, l'ouïe ou le toucher. Généralement la vue la guide; cependant, dans certains cas et notamment chez les aveugles, l'ouïe et le toucher viennent remplacer ce sens, mais alors la marche perd de sa précision et prend un air d'indécision et d'inquiétude caractéristiques chez les gens qui marchent à tâtons. Les sensations auditives agissent puissamment sur la nature et l'étendue de la marche, principalement lorsqu'elles sont soumises à un rhythme ou à une cadence. Le pas prend rapidement la mesure de la musique; il en résulte beaucoup moins de fatigue et beaucoup plus de régularité. Aussi, depuis bien longtemps, a-t-on introduit la musique dans les armées. Lorsque le clairon sonne et lorsque le tambour bat, les soldats marchent sans s'apercevoir de leur fatigue; ils semblent prendre de nouvelles forces dès que leur pas est réglé par un rhythme. C'est ce qu'ont si bien remarqué Chardin (1) et le maréchal de Saxe (2).

**Influence du moral sur la marche.** — Aucun mouvement, plus que la marche, n'est modifié davantage dans sa nature par le caractère propre de celui qui le produit. Vive, légère, sautillante chez les enfants et les femmes nerveuses, la marche devient lente chez les lymphatiques; l'âge, la profession ne la modifient pas moins que le tempérament : elle est lourde et pesante chez l'homme de peine accoutumé à marcher avec une charge plus ou moins considérable, elle est mal assurée et chancelante chez le marin, habitué au roulis d'un navire. Chez les vieillards, elle est triste et grave, tandis que, chez l'enfant, elle prend un petit air de gaieté et de crânerie qui lui sied à ravir. C'est donc dans la marche que se peint l'homme tout entier, de là ces locutions sans cesse répétées de marcher fièrement, majestueusement, hardiment, timidement, etc., qui

(1) Chardin, *Voyage en Perse*. Amsterdam, 1711.
(2) Maréchal de Saxe, *Mes Rêveries*. Paris, 1757.

expriment le caractère de cette action, sans cesse modifiée par les circonstances et par nos idées. Quant à sa durée, rien n'est plus variable. On marche beaucoup sans se fatiguer dans certains cas, tandis que, dans d'autres, la fatigue et le besoin de repos arrivent très-rapidement. Qui ne sait que le plaisir et la distraction peuvent nous retenir des journées entières sur les chemins et dans la campagne; tandis que le dégoût et l'ennui nous forcent bientôt à nous reposer.

La nécessité de marcher se fait surtout sentir chez tous ceux dont l'esprit est préoccupé quelle que soit d'ailleurs cette préoccupation. C'est ainsi que l'homme qui compose un ouvrage se lève et marche de long en large dans son cabinet lorsqu'il se trouve en présence d'une difficulté, c'est ainsi que l'homme triste et hypocondriaque, désireux de se guérir rapidement, marche pour se distraire de ses chagrins et dissiper les idées sombres qui l'assiégent. Suivant les lieux où elle s'accomplit, la marche est donc propre, soit à développer et à mûrir les idées, soit à les égayer et à les diversifier.

**Théorie de la marche.** — La marche, de même que tous les autres mouvements du corps humain, est produite par la pesanteur combinée à d'autres forces physiques; elle présente des mouvements dont la complication est extrême et la mécanique est absolument nécessaire pour établir les points fondamentaux de sa théorie.

Lorsque le corps est à l'état de station, c'est-à-dire lorsqu'il se tient debout verticalement, il est sollicité constamment par une force, la pesanteur, dont le point d'application est situé (Ed. Weber) dans le canal médullaire de la colonne vertébrale, à la hauteur du bord supérieur de la deuxième vertèbre lombaire. Si la ligne verticale passant par ce point d'application tombe dans l'intérieur du polygone formé en joignant les points d'appui les plus extérieurs des pieds sur le sol, le corps est en équilibre et la station verticale est fixe; il est clair que plus ce polygone, appelé base de sustentation, est grand, c'est-à-dire que plus les pieds sont écartés, mieux la stabilité est établie. La station verticale, malgré son défaut de mouvement, ne doit pas être confondue avec le repos, dont elle diffère par l'état d'activité dans lequel elle maintient un très-grand nombre de muscles. Le centre de gravité du corps, étant situé au-dessus du point d'appui, se trouve dans un état d'équilibre instable, d'où résulte continuellement pour le corps une tendance à tomber en avant. Cette tendance s'observe chez les enfants en bas âge; placez un jeune enfant sur ses pieds, après quelques oscillations vous le verrez s'abattre la tête en avant. C'est pour lutter contre cette tendance qu'un certain nombre de muscles doivent entrer en action; de là la fatigue que l'on éprouve dans les reins après une station verticale un peu prolongée.

Lorsque le corps se met en marche, l'état de station est rompu, et il arrive un moment où le centre de gravité, porté par une seule jambe, est projeté en avant; mais à ce moment la jambe qui a terminé son mouvement d'oscillation intervient pour le supporter à son

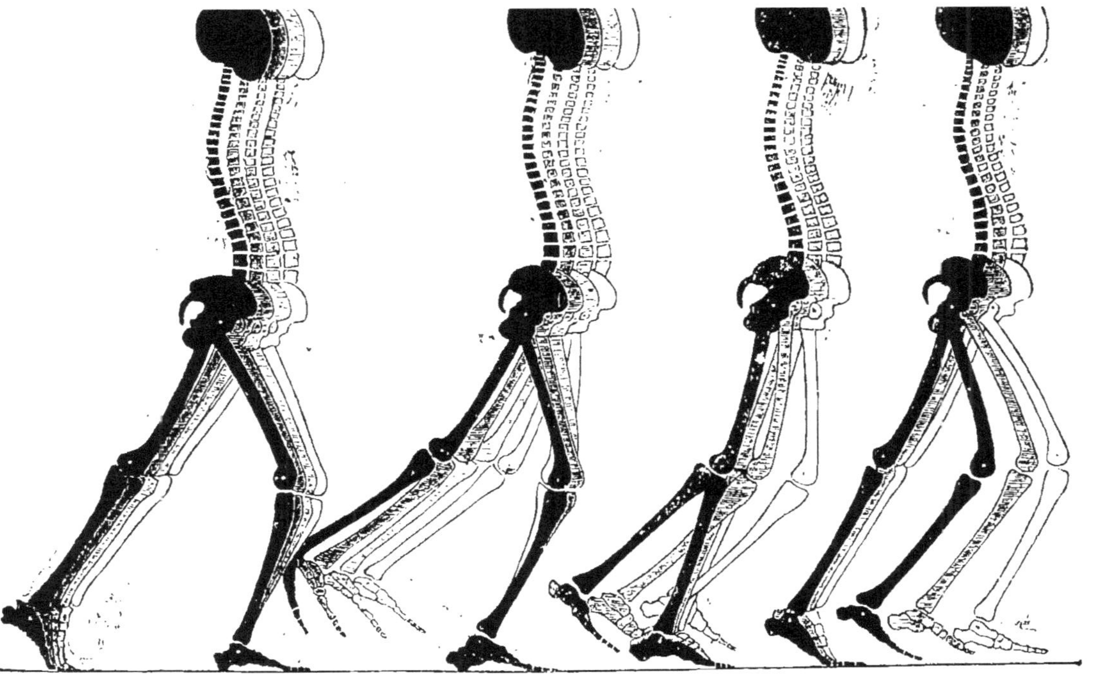

Fig. 12 — Positions successives des membres inférieurs pendant la durée d'un pas.

1er *temps* (4, 5, 6, 7) : les jambes s'appuient toutes deux sur le sol; la jambe droite placée en avant vient de se poser à terre; la jambe gauche achève de se développer et est prête à quitter son point d'appui. — 2e *temps* (8, 9, 10, 11) : la jambe gauche s'est détachée du sol, en fléchissant l'articulation du genou, et commence son mouvement d'oscillation pendant que la jambe droite se développe à son tour pour pousser le corps en avant. — 3e *temps* (12, 13, 14) : la jambe oscillante passe au-devant de la jambe appuyée. — 4e *temps* (1, 2, 3) : la jambe termine son mouvement d'oscillation, et est prête à toucher terre, pendant que la jambe droite est sur le point d'achever son mouvement d'extension.

tour, et ainsi de suite. Les frères Weber (1), qui ont fait une étude très-approfondie de la marche, l'ont divisée en quatre temps. Dans le premier temps, les deux jambes s'appuient sur le sol, une sert de support à la cuisse et pousse le corps en avant; l'extension de l'articulation du genou terminée, l'articulation du pied commence son mouvement d'extension, le talon se soulève, puis se détache, et enfin les phalanges. Dans le second temps, la jambe qui s'est détachée du sol fléchit l'articulation du genou et commence un mouvement d'oscillation; cependant l'autre jambe se développe et pousse le corps en avant. Pendant le troisième temps, la jambe oscillante passe au-devant de la jambe appuyée. Enfin, pendant le quatrième, elle termine son mouvement d'oscillation et est prête à toucher à terre, l'autre jambe termine alors son mouvement d'extension. La figure 12 fera mieux comprendre ces différentes positions.

Il s'agit maintenant de se rendre compte de la manière dont le corps est poussé en avant. Pour cela, nous pouvons supposer le poids du corps appliqué à son centre de gravité, et, comme l'effort musculaire produit a pour but de déplacer ce centre de gravité, nous pouvons considérer la force tendant à déplacer le corps et à le pousser en avant comme appliquée également en ce point.

Soit donc G le centre de gravité du corps, P son poids. Je représente la force P en grandeur et en di-

(1) Weber, *Mécanique des organes de la locomotion*, in *Encyclopédie anatomique*. Paris, 1845.

rection par la ligne GP. Je considère la position indiquée dans la figure, une jambe est appuyée, l'autre termine son mouvement d'extension, et détermine la production d'une force d'impulsion dirigée suivant la ligne GB, sur le prolongement de la droite A'G. Soit $f$, cette force; je la représente en grandeur et direction par la droite GB.

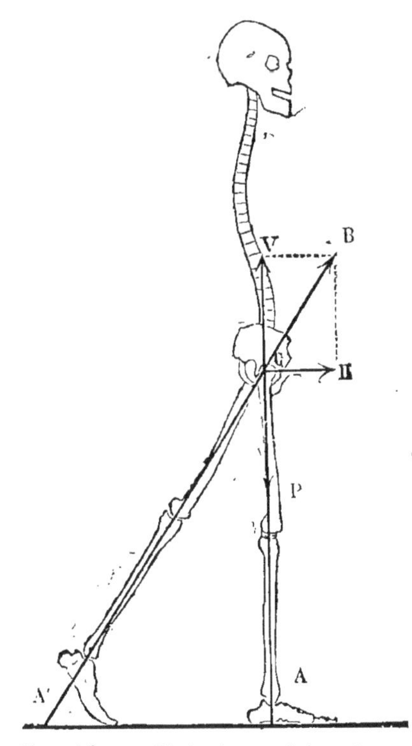


Fig. 13. — Théorie mathématique de la marche.

Cette force $f$ peut, d'après le principe du parallélogramme des forces, être décomposée en deux forces, l'une horizontale, l'autre verticale, passant toutes deux par le point G. L'intensité de chacune de ces forces sera précisément représentée par les côtés du parallélogramme GHBV. La force GV, appliquée au point G, est détruite par une force qui lui est sensiblement égale, et qui est dirigée en sens contraire, je veux parler de la force GP, poids du corps. En fait, il n'en est pas absolument ainsi, car la force GV déplace verticalement le centre de gravité; mais l'amplitude de ces variations de hauteur ne dépasse pas, d'après les frères Weber, 0m,031 millim. La seule force qui agit est donc force GH, elle entraîne le centre de gravité du corps en avant, et le force à sortir de la base de sustentation; c'est à ce moment, avons-nous dit, que l'autre jambe intervient pour le soutenir.

La force d'impulsion GH n'est pas une force constante à proprement parler, car elle varie avec l'angle d'écartement des jambes, mais cette force est périodique et sensiblement régulière. Le corps devrait donc prendre, sous l'influence de cette force, une vitesse accélérée. Cependant, il n'en est pas ainsi; cela tient à la résistance qu'oppose le sol, résistance qui croît avec la vitesse, d'où il résulte que, quelle que soit la force motrice, il arrive toujours un moment où la résistance lui est égale; à partir de ce moment, le mouvement devient uniforme.

**Caractères et conditions de la marche.** — La marche présente une admirable régularité, qui tient à ce que la jambe, dans ses mouvements alternatifs produits par les muscles, pourrait être comparée à un pendule oscillant autour d'un point fixe. La durée d'une oscillation de la jambe est précisément égale à la durée de l'extension de l'autre jambe, appuyée sur le sol. Ce n'est que lorsque la jambe qui s'appuie sur le sol est entièrement développée, que l'autre vient toucher la terre à son tour, et commence son mouvement d'extension, sa congénère quitte alors le sol et oscille.

La vitesse de la marche peut être modifiée au gré de notre volonté, et même dans des limites assez étendues; c'est qu'en effet, l'extension de la jambe peut s'accomplir dans un temps plus ou moins court. Cependant, la durée d'une oscillation complète de la jambe est constante, lorsque sa longueur reste la même : il en résulte que, lorsque les mouvements d'extension sont très-rapides, la jambe oscillante ne décrit pas entièrement son arc d'oscillation, puisqu'elle doit avoir terminé son mouvement en même temps que la jambe appuyée. Aussi si, dans la marche lente la durée du mouvement d'extension permet à la jambe mobile de décrire entièrement son arc d'oscillation, il n'en est plus de même dans la marche rapide, ni dans la course, l'arc parcouru alors par la jambe oscillante correspond à peine à la moitié de l'arc d'oscillation complète, et la jambe, lorsqu'elle touche à terre, coïncide avec la verticale passant par le centre de rotation. Dans la course, la durée du mouvement d'extension de la jambe appuyée est inférieure à la durée d'une demi-oscillation de la jambe mobile; il s'ensuit que, pendant un court espace de temps, aucune des deux jambes ne touche à terre et le corps est alors lancé dans l'espace. Il est important de remarquer qu'à mesure que la marche s'accélère, c'est-à-dire qu'à mesure que la période oscillatoire décroît, la chute du centre de gravité tend à s'effectuer davantage. De là l'inclinaison du tronc en avant afin de faciliter à la ligne de gravité sa sortie de la base de sustentation. Cette inclinaison a encore pour but de compenser le mouvement de rotation en arrière que tend à prendre le tronc, placé en équilibre instable au-dessus d'un axe joignant les têtes des fémurs.

La locomotion est singulièrement favorisée par l'abaissement du tronc au-dessous du niveau qu'il occupe dans la station verticale. Cet abaissement du tronc force la jambe oscillante à se raccourcir davantage, l'oscillation devient plus rapide, et l'arc que la jambe parcourt pendant cette oscillation augmente. C'est là une conséquence mathématique, la durée du pas diminue, pendant que sa longueur augmente, ces deux circonstances vont toujours ensemble. Plus la course est rapide, plus le tronc s'abaisse; c'est ce que nous pouvons remarquer chaque jour dans les rues lorsque nous voyons un homme courir.

Les mouvements d'oscillation des membres inférieurs impriment au tronc des mouvements de torsion alternatifs de droite à gauche. Ces mouvements pourraient prendre une amplitude assez considérable, si les membres supérieurs n'intervenaient. Lorsque la jambe gauche oscillante est placée en avant, par exemple, le bras droit oscille, mais en sens inverse c'est-à-dire se trouve placé en arrière, et ainsi de suite. Ces mouvements alternatifs des bras ont l'avantage d'aider le corps à changer de place, de lui éviter les chutes, et de lui donner beaucoup de grâce. Cependant, il ne faut point que les oscillations des bras soient trop grandes, car alors elles deviennent désagréables et fatigantes.

**La marche s'effectue en diverses directions; elle est modifiée par la nature du terrain.** — La marche peut s'effectuer dans diverses directions : elle peut être dirigée, soit en avant, soit en arrière, soit latéralement. La marche en avant est la plus naturelle, il est curieux de remarquer que cette progression ne s'effectue presque jamais en ligne droite, toujours le corps est dévié de cette ligne, le plus souvent vers la gauche. Cela tient à ce que la jambe droite, et généralement tout le côté droit étant plus fort, pousse le corps sur le côté opposé.

La marche rétrograde est plus difficile et plus périlleuse que la marche en avant, parce que l'on ne voit pas les obstacles que l'on peut rencontrer. Aussi doit-on marcher avec plus de précautions, porter la jambe oscillante en arrière sans roideur, en la tenant toujours prête à fléchir, et à contourner les corps contre lesquels elle pourrait heurter. Les conditions physiques dans lesquelles le corps se trouve alors, empêchent ce mode de progression de devenir aussi rapide que la progression en avant. Cependant, par l'habitude, les mouvements rétrogrades peuvent s'accélérer, et la marche en arrière acquérir une certaine vitesse. Quant à la marche latérale, si utile quelquefois pour traverser soit un précipice, soit un torrent, sur une poutre étroite, elle présente un caractère particulier. C'est que les jambes, au lieu de passer l'une devant l'autre, restent toujours dans la même situation l'une par rapport à l'autre, c'est-à-dire que si la marche latérale a lieu à gauche par exemple, la jambe gauche reste toujours la première. Lorsque nous voulons avancer latéralement nous commençons par incliner légèrement le corps en sens contraire de la direction du mouvement, de façon à placer son centre de gravité en équilibre sur la jambe fixe. L'autre jambe s'écarte alors, et le centre de gravité, n'étant plus en équilibre, tombe de son côté. A ce moment la jambe mobile pose à terre, le corps s'incline dans la direction du mouvement, la jambe fixe se rapproche de la jambe mobile, et le corps se retrouve dans l'état de station. Dans la marche latérale, chaque mouvement de progression est donc séparé par un instant de station sur les deux pieds, ce qui n'a lieu habituellement dans aucun des modes de progression examinés jusqu'à présent. La marche latérale devrait être pratiquée fréquemment, comme complément des deux autres manières de marcher. Elle peut servir efficacement à détruire le manque de parité dans les membres inférieurs, c'est-à-dire à rendre les deux jambes d'égale force.

La nature et la pente du terrain exercent une certaine influence sur la marche soit, en la retardant, soit au contraire en la rendant plus facile. Il est bon d'habituer le corps à vaincre les difficultés de cette sorte, et à surmonter les fatigues qui en résultent. Les terrains les moins favorables à la marche sont les terrains sablonneux ; une lieue parcourue sur une terre de cette nature, lasse trois fois plus qu'une lieue parcourue sur un terrain solide. Une fatigue non moins pénible accompagne toujours les marches ascendantes, dans lesquelles nous élevons notre corps en sens contraire de la pesanteur. Cette fatigue provient de la triple flexion du pied sur la jambe, de la jambe sur la cuisse, et du tronc sur la cuisse; elle se fait principalement sentir dans les muscles du mollet, et dans les muscles antérieurs de la cuisse. La marche descendante est moins pénible, parce qu'elle s'effectue dans le même sens que la pesanteur, elle ne tarde point cependant à fatiguer. Un très-grand nombre de muscles entrent en contraction, pour lutter sans cesse contre la tendance qu'a le corps à tomber en avant : c'est pour réagir contre cette tendance que la tête, le tronc et les bras sont rejetés en arrière.

**Résistance à la marche.** — Les hommes peuvent acquérir une très-grande résistance à la marche. Le colonel Amoros (1) cite, à ce propos, l'exemple d'un homme qui habitait les Pyrénées, et qui, dans l'espace de quinze à dix-sept heures, faisait sans trop de fatigue trente-six lieues de poste, soit environ de 8 à 9 kilom. à l'heure. Le fameux marcheur Cochrane, capitaine de la marine anglaise, parti des frontières de la Chine pour se rendre au Kamtschatka, faisait souvent vingt lieues de France à la journée. Cette résistance, qui semble un peu exagérée, s'acquiert par la pratique ; le meilleur moyen d'habituer un homme à marcher, c'est de le faire marcher, et de lui faire exécuter les mouvements élémentaires des membres inférieurs.

On emploiera avec succès tous les modes de progression pour guérir l'obésité, aussi bien chez l'homme que chez la femme. Le seul inconvénient de la marche, c'est de produire des palpitations chez les personnes anémiques.

(1) Amoros, *Traité d'éducation physique, gymnastique et morale.*

## § II. — Course.

**Nature de la course.** — La course ne diffère de la marche qu'en ce que le corps reste un instant suspendu dans l'air (1) : c'est donc un mouvement de progression saccadée, qui se fait au moyen de sauts, produits successivement par une jambe donnant une impulsion au sol, tandis que l'autre jambe se porte en avant. Cet exercice n'est pas moins naturel à l'homme que la marche. Peu usitée chez les nations civilisées, qui ont à leur disposition des moyens de locomotion aussi rapides que variés, la course semble appartenir principalement aux peuples sauvages. Sans cesse obligé de courir, soit pour poursuivre la proie qui lui échappe, soit pour éviter les dangers qui le menacent, le sauvage acquiert à la course une célérité qui nous étonne. Notre étonnement ne serait pas moindre, s'il nous était donné d'assister aujourd'hui à ces courses extraordinaires, qui faisaient le principal ornement des fêtes grecques.

**La course dans l'antiquité.** — En raison des services considérables que la course pouvait rendre à la guerre dans l'antiquité, on la considérait, à juste titre, comme un des exercices les plus dignes d'occuper un homme libre.

Les poètes grecs, tels que Homère et Pindare, sem-

(1) Cet instant de suspension tient, d'après M. Marey, à ce que les jambes se sont retirées du sol par l'effet de leur flexion.

blent se complaire dans la description de cet exercice et les éloges qu'ils accordent aux coureurs. Les historiens les plus fameux, tels que Thucydide, Denys d'Halicarnasse, Diodore de Sicile et Pausanias, datant les événements par olympiades, ne manquent pas d'y joindre le nom de l'athlète qui, dans ces solennités, a remporté le prix de la course.

On distinguait en Grèce plusieurs variétés de courses : la gymnastique médicale n'en reconnaissait que trois espèces, désignées d'après la longueur de la carrière. Il y avait, en premier lieu, la *course du stade*, qui consistait à parcourir une fois l'étendue de la carrière (environ 200 mètres) ; en second lieu, le *diaule*, ou *course double*, où les athlètes, après avoir touché le but, revenaient au point de départ ; enfin le *dolique*, sur la longueur duquel les auteurs ne s'entendent point. Chacun de ces genres de courses avait, pour les anciens, des vertus particulières, qui les faisaient prescrire dans telles ou telles maladies. Nous ne nous attacherons pas à décrire une à une ces vertus, qui sont tout au moins bizarres.

Ceux qui, dans l'antiquité, faisaient profession de courir avaient un grand intérêt à ce que rien ne vînt les gêner dans leurs mouvements. Or, c'était une opinion généralement reçue dans la médecine, que la rate contribuait beaucoup à appesantir le corps tout entier, en empêchant le sang de fournir aux muscles la substance nécessaire à leur entretien. De là, ce souci que les coureurs avaient de leur rate, souci dont ils cherchaient à se débarrasser d'un coup, par l'ablation d'un viscère qu'ils pensaient leur être à charge. La médecine antique indiquait les herbes propres à produire la résorption de la rate, tel l'*équisetum*, désigné en français sous le nom de *prêle*. La chirurgie employait des moyens plus violents, tels que le fer ou le feu ; toutefois, les œuvres des anciens ne disent pas si ces moyens étaient couronnés de succès, et si l'on était arrivé à cautériser la substance même de la rate. Cette singulière opinion touchant l'influence de la rate a trouvé dans notre langue une consécration populaire, dont l'expression, *courir comme un dératé*, est la preuve. En fait, la course produit un sentiment de pesanteur douloureux dans la région gauche du corps, au-dessous du diaphragme ; on désigne généralement cette sensation désagréable sous le nom de point de côté ; elle est souvent assez forte pour empêcher de continuer la course et pour forcer à un repos momentané.

**Cadence de la course.** — La cadence de course admise dans l'armée est de 200 mouvements à la minute. Avec cette cadence, la vitesse de la course peut beaucoup varier, suivant la longueur même du pas. Si le pas est le même que le pas ordinaire, c'est-à-dire s'il est de 2 pieds (0 m.66 cent.) il faudra 30 minutes pour faire une lieue. Si le pas est de 3 pieds (0m. 99 cent.), il ne faudra plus, pour faire le même chemin, que 20 minutes. Cette vélocité, qui semble déjà considérable chez l'homme, peut être encore dépassée, et il semble possible, d'après certains exemples, qu'un homme parcoure une lieue en 15 minutes, soit 165 mètres à la minute.

**Qualités du coureur. — Courses de femmes.** — Les qualités qui font un bon coureur sont données par la nature ; cependant, il faut reconnaître qu'elles se perfectionnent, et même, s'acquièrent par un exercice régulier. Les anciens citaient, à ce sujet, l'exemple du chevrier Polymnestor, qui, sans avoir jamais été exercé dans les gymnases, remporta le prix de la course aux jeux olympiques.

La course n'exige point d'efforts musculaires considérables; aussi est-elle également bien appropriée à la constitution de la femme qu'à celle de l'homme, avec cette différence toutefois que chez la femme l'ampleur transversale du bassin nuit à sa rapidité. Tous les cinq ans à Olympie, se célébrait une fête en l'honneur de Junon, où les femmes rivalisaient entre elles de rapidité, de souplesse et de légèreté. Au XIXe siècle, il existe encore dans plusieurs contrées de l'Allemagne des courses analogues. Citons celle qui a lieu le jour de la Saint-Barthélemy, à Marktgröningen (Wurtemberg), et qui est une des plus connues. L'Allemagne semble seule avoir conservé ce vieux souvenir de l'antiquité.

**Différentes espèces de courses.** — Les courses à pied peuvent s'effectuer de plusieurs manières, soit librement, c'est-à-dire le corps étant dégagé de tout fardeau, soit avec des poids, des armes ou des bagages. Les anciens connaissaient cette dernière sorte de course et ils appelaient *Hoplitodromes* ceux qui couraient avec des armes. Il est vrai de dire que l'armure des coureurs se réduisait à sa plus simple expression, puisqu'elle ne comprenait que le bouclier et le casque. Les bergères de Marktgröningen imitent tant soit peu ces coureurs, elles qui parcourent la carrière, portant sur la tête une cruche remplie d'eau qu'il leur est défendu de soutenir avec la main.

La course, comme la marche, peut s'effectuer en arrière, elle présente alors une véritable difficulté. Au point de vue de la nature du terrain, elle peut s'effectuer sur un terrain sablonneux, ou sur un terrain résistant, en montant ou en descendant. Pour chacune de ces sortes de courses il existe des règles basées sur l'expérience, et dans le détail desquelles, nous ne voulons pas entrer.

**Conseils pour bien courir.** — Relativement aux mouvements qui composent la course, la physiologie enseigne quelques préceptes, dont l'observation peut contribuer à la vitesse et à la durée de cet exercice. Un grand nombre de coureurs portent en arrière le dos et la tête et font saillir l'abdomen; c'est là un véritable vice, car cette position produit la même fatigue que si l'on plaçait une charge sur les épaules. Sans doute, lorsque la tête est relevée, la respiration est facilitée, et les chutes sont rendues moins fréquentes; mais, de même que nous avons vu que, dans la marche, il était nécessaire d'incliner le corps en avant, pour faciliter à la ligne de gravité sa sortie de la base de sustentation, de même et plus encore, cette inclinaison du tronc est nécessaire dans l'exercice qui nous occupe (fig. 14). Pour courir vite, il faut en quelque sorte raser la terre, ne pas appuyer trop sur le sol, ni faire de trop grandes enjambées.

Les bras doivent être fixés au corps à la hauteur des hanches, les poings fermés, les ongles en dessus, et non point se balancer comme dans la marche, ce qui empêcherait les mouvements de la respiration. Avant d'entreprendre une course, il convient de s'y préparer par quelques flexions des jambes et des bras et par quelques rotations du corps. La poitrine doit être laissée libre et le cou dégagé autant que possible de toute entrave.

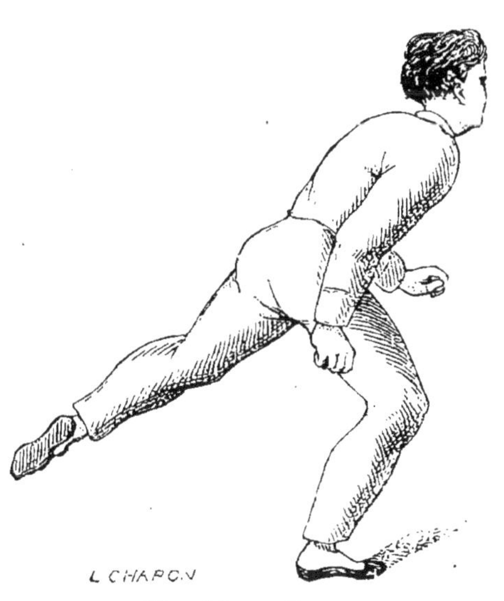

Fig. 14. — Course.

**Influence de la course sur la respiration et la circulation.** — La course tient en action la plupart des muscles du corps, principalement ceux de la région abdominale. Elle a une action directe, intéressante, sur le phénomène de la respiration. Sous l'influence de la course, les expirations deviennent plus profondes, et la pression augmente dans la cavité thoracique. Cette pression, se transmettant à l'appareil circulatoire, fait refluer le sang vers les veines, où par l'action des valvules, il est arrêté. De là, la distension des veines voisines du thorax. Cette stase du sang se traduit au dehors par l'injection des yeux, la rougeur de la face au dedans, par l'abolition de la circulation cérébrale et des fonctions du cerveau, ce qui détermine des vertiges; des stases moins violentes et moins souvent répétées amèneraient des dilatations veineuses, des varices. L'augmentation de la pression intra-thoracique agit aussi sur le système circulatoire artériel. Le sang est poussé dans les artères avec une force beaucoup plus considérable, puisque alors le cœur et la cavité thoracique agissent dans le même sens : il en résulte une pression énorme dans ces vaisseaux, pression qui détermine une grande tendance aux hémorrhagies internes, aux ruptures d'anévrisme, etc. Ces phénomènes ne sont pas particuliers à la course, ils se retrouvent dans tous les actes qui exigent un certain effort.

En même temps que les expirations deviennent plus profondes, les inspirations deviennent plus fréquentes. Or, à chaque inspiration la pression dans le thorax diminue, de là appel du sang veineux et accélération dans la circulation veineuse. Si le sang n'arrive pas en assez grande quantité, les parois de ces vaisseaux se relâchent et s'affaissent. Les hémorrhagies, dans ces circonstances deviennent plus difficiles. Il résulte de là, que l'action des expirations profondes sur le système circulatoire, est en partie contre-balancée dans la course, par l'action des inspirations fréquentes sur le même système organique. Toutefois la fixité du thorax et l'occlusion de la glotte, nécessitées à tout instant par le besoin de fournir un point fixe aux muscles des membres, produisent dans la circulation et la respiration, une gêne dont les palpitations sont la conséquence naturelle. Ces palpitations, très-violentes chez certains individus, après une course de peu de durée, sont très-supportables chez certains autres, même après une course fort longue. Leur violence et leur durée semblent devoir être soumises aux tempéraments et aux habitudes du coureur; en tout cas, il est certain que l'habitude de la course les fait presque entièrement disparaître.

**La course chez certains peuples.** — Certains peuples semblent être particulièrement doués pour la course. Les Basques, les Béarnais, les habitants de la Catalogne, de l'Aragon, de Valence, de la Biscaye et de la Galice ont des jarrets infatigables. Les Basques surtout ont été de tout temps réputés pour leur agilité. De là ce proverbe si connu : *Courir comme un basque.* Au moyen âge, ils remplissaient auprès de la noblesse les fonctions de coureurs. Ils précédaient la voiture de leurs maîtres faisant des « gambades découpées et fleuries », et portaient des dépêches, souvent à des distances considérables. Ce métier de coureur est tombé dans un bien grand discrédit, depuis que l'homme a à sa disposition des moyens de communication rapides et peu coûteux. Cependant il existe encore; c'est ainsi que « quand le shérif de la cour de Northumberland se rend au tribunal pour installer les assises, son carrosse est flanqué de deux coureurs en casaque légère, en culotte blanche, en casquette de jockey, qui trottent aux deux côtés de la portière, dont ils tiennent le bouton à la main (1). »

A quoi tient cette agilité héréditaire chez certains peuples? Sans doute à la nature du territoire que ces peuples habitent. Il est à remarquer, en effet, que les peuples habitant des pays montagneux sont meilleurs coureurs que ceux des basses terres. Lescarbott, auteur du XVIIe siècle, qui fit cette observation sur les Indiens de la Nouvelle-Orléans, croyait que l'air plus pur que l'on respire dans les montagnes et la nourriture plus frugale que l'on y prend, étaient la cause de cette supériorité du montagnard sur l'homme de la plaine. Il est plus probable, que l'impossibilité où se trouve le montagnard de se servir d'aucun mode de transport autre que ses jambes, l'accoutume dès l'enfance à résister plus facilement à la fatigue de la marche et par conséquent à celle de la course.

**La course au point de vue médical.** — Au point de vue médical, la course, comme la marche, peut être considérée comme un excellent exercice, propre à fortifier, non-seulement les muscles de la partie inférieure du corps, mais encore les organes respiratoires. Courir, sans excès bien entendu, peut préserver des maladies de poitrine; comme cet exercice demande une certaine résistance à la fatigue, il appartient plutôt à la classe des exercices hygiéniques qu'à celle des exercices thérapeutiques. Nous ne conseillerons jamais de faire courir un phthisique ou tout autre individu atteint

(1) Depping, *La force et l'adresse*, p. 129.

d'une maladie organique, dans la crainte d'augmenter son mal, on ne saurait trop alors recommander la tranquillité.

La course a une action fatale sur les maladies de cœur telles que l'hypertrophie, elle les augmente lorsqu'elles ne sont qu'à leur début, et lorsque ces maladies sont développées, elle empêche l'efficacité d'aucun traitement curatif. La course est particulièrement dangereuse dans le cas d'anévrysme.

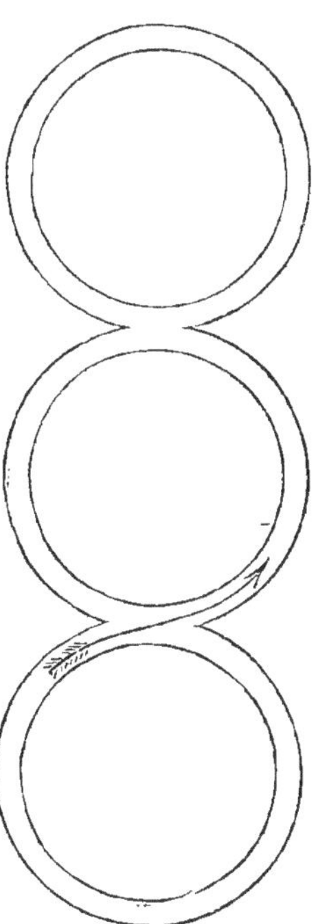

Fig. 15. — Chaînes gymnastiques.

**Chaînes gymnastiques.** — Dans les gymnases modernes, où l'emplacement fait défaut pour construire un stade, on serait réduit à ne jamais exercer les jeunes gens à la course, si l'on n'avait recours à un artifice, on fait établir ce que l'on désigne sous le nom de *chaînes gymnastiques* (fig. 15). On entend par là un petit chemin d'un mètre de largeur, creusé à environ 0,30 centimètres de profondeur, sur la circonférence de trois cercles dont les points de tangence sont en ligne droite. En courant dans la direction indiquée par les flèches, la course ne sera arrêtée par aucun obstacle et pourra durer le temps convenable. D'autre part, à l'intérieur de ces cercles, dont le diamètre varie suivant l'emplacement disponible, on peut disposer d'autres agrès et engins ; on perd ainsi peu de place, ce qui est précieux. Le sol de ces chaînes gymnastiques peut être recouvert de sable fin ou de cailloux de façon à augmenter plus ou moins les difficultés. Peut-être serait-il préférable de faire courir les jeunes gens en plein air, dans des terrains vagues, par exemple, plutôt que de les faire courir dans ces chaînes; la fatigue les gagnerait moins promptement à coup sûr, parce qu'ils n'auraient plus l'ennui de ne jamais changer de direction. Nous engageons les professeurs de gymnastique à y penser, les terrains vagues ne manquent pas dans la plupart des villes.

## § III. — Saut.

**Causes qui déterminent le saut.** — Le saut proprement dit consiste à détacher brusquement le corps du sol et à le lancer dans l'espace, suivant une direction quelconque. Il est produit par une force d'impulsion dirigée de bas en haut. Au moment où l'homme se prépare à sauter, les articulations des membres inférieurs se fléchissent, le corps se raccourcit, et le centre de gravité s'abaisse considérablement. A ce moment, sous l'influence d'une forte contraction musculaire, ces articulations se dressent subitement; appuyé sur le sol qui résiste à l'effort musculaire, le corps tout entier reçoit un mouvement de projection vers le haut qui le détache du sol. Pendant que le corps s'élève, les extrémités supérieures agissent comme des balanciers, et régularisent le mouvement. Sollicité par deux forces, l'une, la force d'impulsion, l'autre, la pesanteur, l'homme lancé dans l'espace y décrit une trajectoire parabolique ou une ligne droite. Lorsqu'il retombe à terre, le corps s'infléchit de nouveau sur les articulations inférieures, puis se redresse vivement, de sorte qu'à la suite d'un premier saut, un ou deux sauts secondaires se produisent avant que le corps retrouve son équilibre. On dit alors qu'il rebondit.

**Différentes espèces de sauts.** — Les gymnasiarques reconnaissent deux sortes de sauts. Ils désignent les uns sous le nom de *sauts simples* ou *francs*, les autres sous le nom de *sauts compliqués* ou *de voltige;* dans les premiers, le corps est soulevé de terre par l'action seule des membres inférieurs, dans les seconds, l'action des mains se combine à l'action des membres inférieurs pour enlever le corps au-dessus de l'obstacle à franchir. Nous ne nous occuperons ici que du saut franc, lequel peut avoir lieu suivant trois directions principales : en hauteur, largeur ou profondeur. Ces différentes directions peuvent se combiner deux à deux et même trois à trois; on obtient ainsi quatre nouvelles sortes de sauts dits *sauts composés.* Ils ont lieu :

1° En largeur et en hauteur;

2° En largeur et en profondeur;

3° En hauteur et en profondeur;

4° En hauteur, largeur et profondeur.

Le saut franc peut être effectué en avant, en arrière, ou latéralement, avec ou sans élan; ce sont là des modifications d'une même chose, qui intéressent le médecin ou l'hygiéniste plus qu'on ne le saurait croire.

**Conseils pour bien sauter.** — Avant d'entrer dans la description de chacun de ces sauts, il est bon de donner quelques conseils relatifs à la manière dont ils doivent être pratiqués en général. Un saut, étant instantané, il est absolument nécessaire de ménager toutes ses forces, de les emmagasiner en quelque sorte, afin de les employer en temps opportun. Il faut donc, lorsqu'on s'apprête à sauter, ne produire aucun mouvement autre que ceux qui contribuent au saut lui-même. Les membres inférieurs doivent être fléchis sans trop de vigueur, car alors la résistance que doit vaincre la force d'impulsion devenant plus considérable, le saut perd de son étendue. Au moment où le corps quitte la terre, une forte inspiration doit se produire, l'expiration ne doit commencer que lorsque le corps arrive de nouveau sur le sol, la commotion ressentie par les organes se trouve par ce moyen sensiblement diminuée. Pour la même raison, il est nécessaire de tomber sur la pointe des pieds et de ne poser le talon qu'en dernier lieu et le plus tard possible. Si l'on opérait autrement, c'est-à dire si les talons venaient les premiers à rencontrer la terre, la secousse transmise aux pièces osseuses du squelette pourrait être assez forte pour amener leur rupture; d'autre part, transmise intégralement à l'encéphale par l'intermédiaire de ces pièces, cette secousse pourrait amener dans l'organisme des accidents très-graves, parfois même mortels.

Le saut est un exercice qui réclame de très-grands

efforts; aussi est-il nécessaire, avant de le mettre en pratique, d'habituer les membres inférieurs à faire ces efforts. La meilleure préparation au saut, c'est donc la marche ou la course, et en général tous les exercices qui mettent les jambes en mouvement. Ces exercices sont nombreux; nous en avons déjà parlé à propos des mouvements élémentaires des membres abdominaux; nous n'y reviendrons donc pas.

**Sauts en hauteur.** — On appelle aussi ce saut *saut vertical*, il consiste à bondir en l'air le plus haut possible. La flexion des jambes peut se faire de deux façons, ou bien les cuisses sont fléchies sur le ventre (fig. 16) et les jambes sur les cuisses, ou bien les jambes seules sont fléchies sur les cuisses (fig. 17), et l'articulation iliaco-fémorale reste fixe. Dans les deux cas, les bras aident le corps à quitter la terre en se portant en avant et en haut, les poings fermés, les coudes légèrerement fléchis.

**Sauts en largeur.** — On appelle aussi cette sorte de saut *saut horizontal*. On distingue plusieurs sauts en largeur, les uns en avant, les autres en arrière, avec ou sans course préparatoire. Le mécanisme du saut sans course préparatoire, ou à pieds joints, est déjà connu; dans ce genre de saut, au moment de prendre de l'élan, les bras sont vigoureusement portés en arrière, les poings fermés, mais lorsque le corps va quitter la terre, ils passent brusquement en avant et entraînent le corps dans ce mouvement; ils restent dans cette position jusqu'à ce que le corps ait touché la terre. La distance que l'on peut faire parcourir au corps dans un saut à pieds joints est faible si on la compare à celle qui peut être franchie lorsque le saut est précédé d'une course

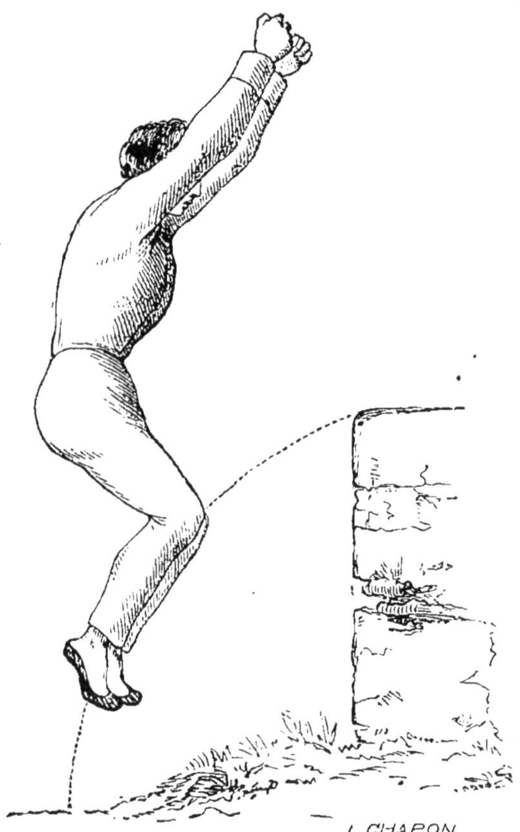


Fig. 16. — Saut en hauteur.

préparatoire (fig. 18). Cette course a un caractère particulier; les pas deviennent de plus en plus petits à mesure que l'on approche du lieu où doit se faire le saut; elle ne doit jamais être longue, car les forces ne doivent pas être épuisées au moment où le corps va

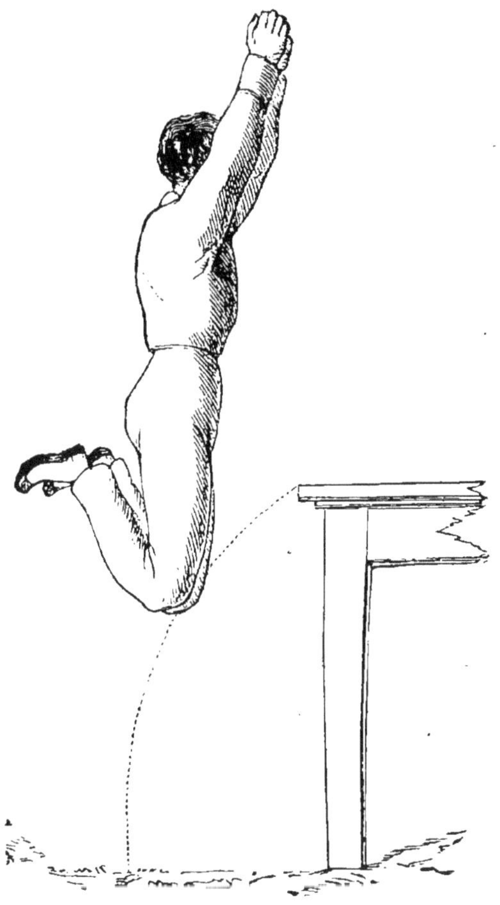

Fig. 17. — Saut en hauteur.

bondir; les pas peuvent se faire indistinctement, soit en portant une jambe devant l'autre, ce qui est ordinaire, soit en laissant toujours une même jambe en avant et en la poussant sans cesse avec l'autre jambe.

Les sauts en largeur en arrière sont toujours de peu d'étendue, de même que les sauts en largeur à droite et à gauche ; ils sont tous dans la vie d'une utilité in-

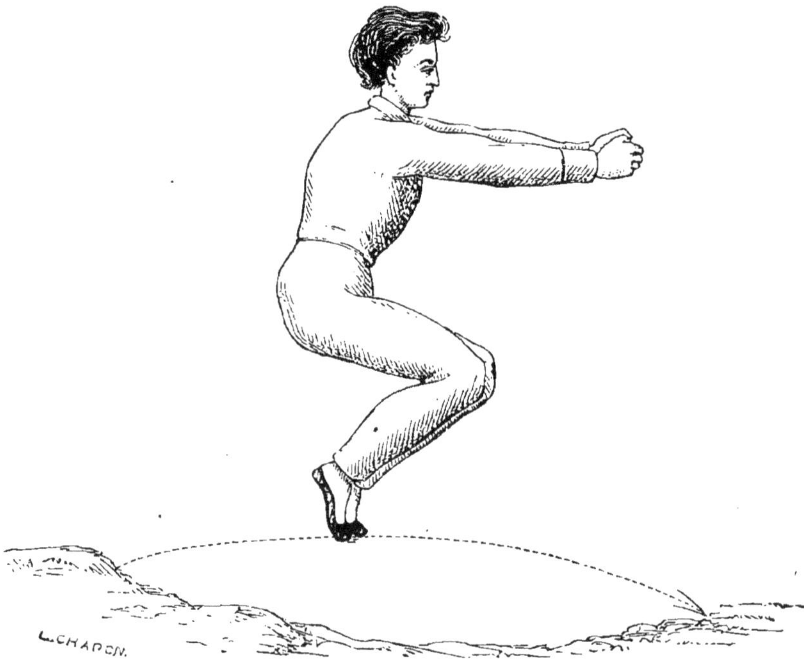


Fig. 18. — Saut en largeur précédé d'une course.

contestable pour éviter brusquement une voiture, un cheval emporté, etc. Aussi ne saurait-on trop s'y accoutumer.

Le saut horizontal peut être effectué à l'aide d'un seul pied, on l'appelle alors saut à cloche-pied. Les règles pour sauter de cette manière sont les mêmes que pour sauter à deux pieds. Cet exercice est excellent pour rétablir la symétrie dans les membres abdominaux, que la faiblesse de l'un de ces membres soit le résultat d'un manque d'exercice ou qu'elle provienne d'une fracture, d'une plaie, ou de toute autre cause, ayant tenu ce membre dans une immobilité plus ou moins prolongée.

**Sauts en profondeur.** — Pour sauter en profondeur, c'est-à-dire d'un lieu élevé dans un lieu plus bas, il est clair qu'il ne faut prendre aucun élan, afin de ne pas augmenter la force qui entraîne le corps dans la direction de la pesanteur. Le saut en profondeur présente de véritables difficultés d'exécution et de plus est très-dangereux; il est soumis à des règles précises que voici.

Au moment de quitter le lieu le plus élevé, les extrémités inférieures sont fléchies de façon à diminuer le plus possible la hauteur de la chute, les pieds font une légère saillie en dehors afin de permettre aux talons de s'échapper sans peine. Les bras sont levés en haut verticalement, les poings fermés (fig. 19, A.). Une légère impulsion des bras en avant détache le corps et le laisse aller dans l'espace, les jambes se redressent, les bras, après une ou deux oscillations, s'inclinent en avant. Les pieds sont inclinés de façon à ce que la pointe touche la première à terre. Lorsque le corps touche à terre, les extrémités inférieures se fléchissent malgré elles, le corps doit chercher à résister, et la résistance doit être d'autant plus grande que les jambes approchent davantage de la fin de leur flexion (fig. 19, B).

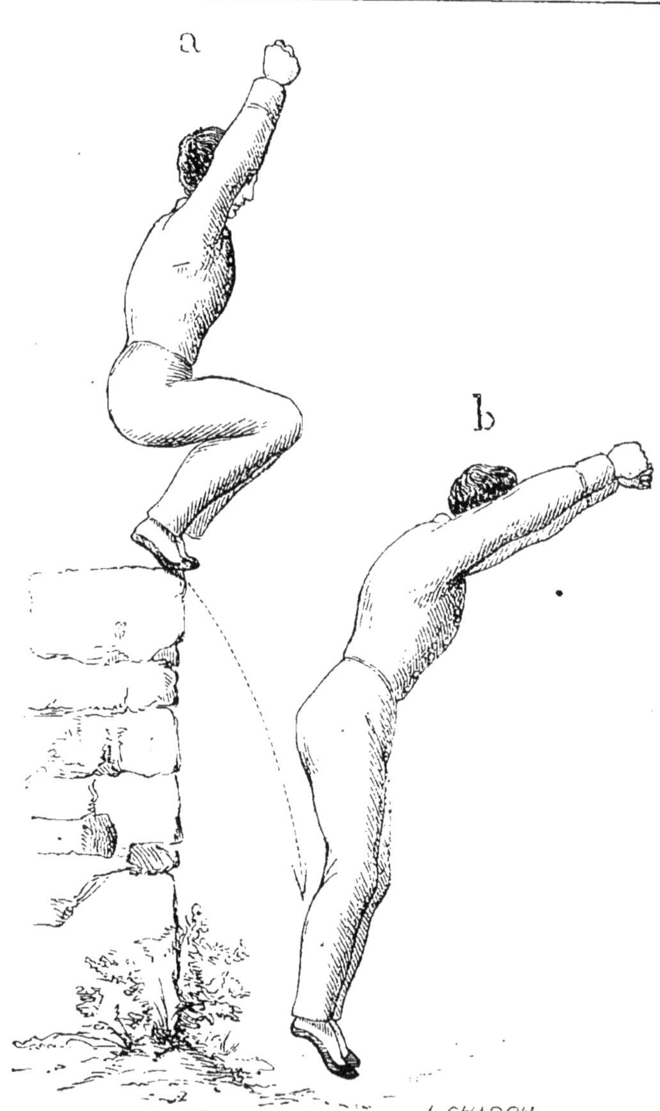


Fig. 19. — Saut en profondeur.

Le saut en profondeur en arrière s'exécute d'une façon analogue au précédent : on fléchit sur les jambes, on détache le corps par une légère impulsion et on

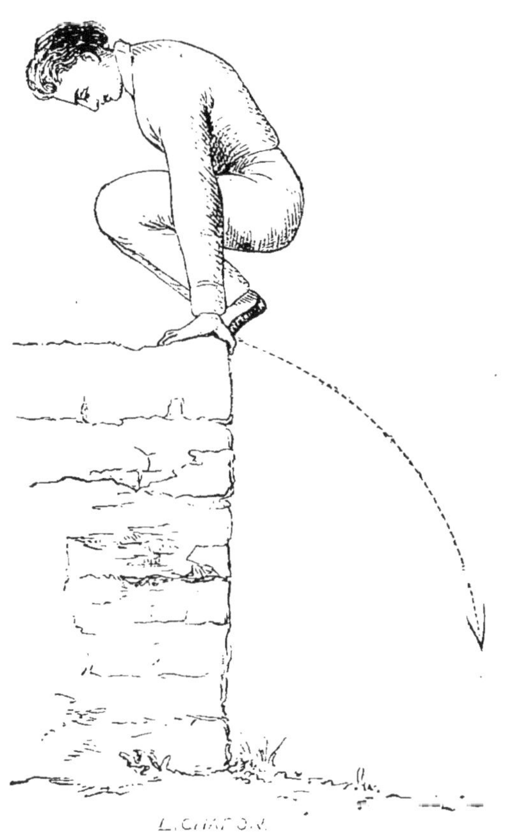

Fig. 20. — Sauts en profondeur en arrière en prenant un point d'appui sur les mains.

étend les bras en avant afin d'éviter d'être projeté la

tête la première et de venir frapper le sol avec le crâne.

Les sauts en profondeur, en avant ou en arrière, sont rendus moins dangereux lorsque le corps peut trouver un point d'appui sur le lieu le plus élevé. La hauteur se trouve alors un peu diminuée. Lorsqu'on se trouve assis sur le bord d'un fossé, par exemple, pour faire un saut en profondeur, il suffit de donner, à l'aide des mains et des pieds, une légère impulsion qui détache le corps; il faut suivre, pour tomber, les règles déjà dites. On peut encore sauter en profondeur en arrière, en s'appuyant sur les mains (fig. 20). Les pointes des pieds sont jointes, les talons en saillie, les extrémités inférieures fléchies, les mains en dehors des pieds saisissent le bord de la table ou du mur sur lequel on est monté, les quatre doigts sont en dessus, le pouce en dessous; le haut du corps est penché en avant. Cette position bien prise, les jambes sont lancées et allongées en arrière, ainsi que le corps, les mains sont détachées, le corps tombe à terre comme précédemment.

**Sauts en largeur et en hauteur.** — Trois cas peuvent se présenter ici : ou bien l'obstacle à franchir est situé très-près du point de départ, ou bien il est situé à l'autre extrémité du saut, ou il est situé entre ces deux points. Ce dernier cas est de beaucoup le plus facile, car alors l'obstacle se trouve placé au point où la courbe parabolique présente la plus grande convexité; au contraire, lorsque l'obstacle est placé à l'extrémité du saut, celui-ci présente une réelle difficulté. Les sauts en largeur et en hauteur présentent les mêmes modifications que tous les précédents, c'est-à-dire qu'ils peuvent être faits, avec ou sans élan, en avant ou en arrière, à droite ou à gauche.

**Sauts en largeur et profondeur.** — Ces sauts consistent à passer d'un lieu élevé dans un lieu plus bas en s'écartant le plus possible de la base du lieu élevé. Pour effectuer ce saut, qui est d'une très-grande difficulté, il faut suivre à la fois les principes posés pour les sauts en largeur, et ceux pour les sauts en profondeur; de plus, comme ce saut a besoin d'une plus grande étendue que le saut en hauteur simple, il faut donner au corps une impulsion plus considérable, soit simplement à l'aide des pieds, soit mieux à l'aide des pieds et des mains. Cette impulsion initiale vient s'ajouter à l'action de la pesanteur pour rendre la chute plus violente. On en atténuera les effets en suivant, ici surtout, les principes que nous avons posés.

**Sauts en hauteur et profondeur.** — Il s'agit maintenant de sauter dans un trou en passant par-dessus un obstacle. Ce qu'il y a ici de plus important, c'est de sauter par-dessus l'obstacle, en pliant les jambes comme nous l'avons indiqué pour le saut en hauteur, sans s'y heurter, car alors on serait précipité la tête la première vers un sol plus bas que celui qui a servi de point de départ.

**Sauts en hauteur, largeur et profondeur.** — Il ne diffère du précédent qu'en ce qu'au lieu de chercher à tomber le plus près possible de l'obstacle, on cherche, au contraire, à s'en éloigner (fig. 21). C'est une difficulté de plus à vaincre. Quant aux règles, elles sont les mêmes.

Ce ne sont pas là les seuls sauts que nous puissions exécuter; il en est encore bien d'autres que je ne

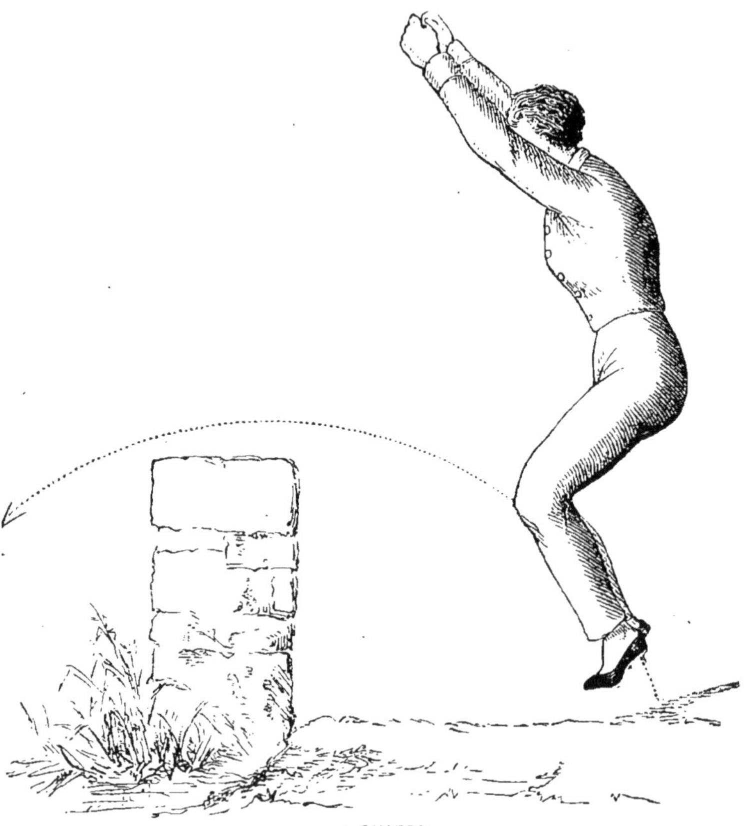


Fig. 21. — Saut en hauteur, largeur et profondeur.

méntionne pas ici. Ces exercices peuvent varier de nom; en fait, ils varient peu de nature et leur mécanisme reste toujours le même, aussi est-ce inutile de s'appesantir davantage sur leurs modifications.

**Art de sauter dans l'antiquité.** — Le saut, comme la course, faisait partie des exercices enseignés dans les gymnases antiques; il avait pour but de fortifier les muscles de la région abdominale et des cuisses principalement, et aussi ceux des bras et du tronc. On le rangeait dans les exercices du pentathle, on appelait ainsi, un groupe d'exercices pesants ou légers, qui suffisaient, croyait-on, pour développer toute la force humaine et la mener à son apogée.

Les athlètes qui venaient disputer le prix du saut dans les jeux olympiques étaient nus; certains, tels que Phayllus de Crotone, étaient d'une agilité surprenante, et, dans un élan furibond, franchissaient un espace, qui, suivant Eustathe et Tzetzès, dépassait souvent cinquante pieds, c'est-à-dire plus de seize mètres! Pour donner au saut plus d'énergie et plus d'étendue, les athlètes grecs prenaient en main des masses de plomb, nommées haltères, dont la forme était très-variable. Le maniement de ces haltères était excellent pour développer la force des bras et des épaules. Aussi les sauteurs n'étaient-ils point les seuls à s'en servir, les particuliers eux-mêmes pratiquaient cet exercice, par principe d'hygiène. Citons, en passant, le jeu de l'outre, qui consistait à sauter et à se tenir en équilibre sur une outre pleine de vin et parfaitement graissée à l'extérieur.

**Le saut au point de vue hygiénique et médical.** — Le saut, au point de vue pratique, est d'une utilité incontestable; combien de fois n'arrive-t-il pas, soit dans un incendie, soit pour éviter ou dépasser un obstacle, que l'on ait besoin de sauter? et combien ont dû leur existence à un saut accompli dans les règles! Au point de vue hygiénique et médical, le saut n'a plus la même importance, loin de là, car c'est un exercice véritablement dangereux, aussi doit-on s'accoutumer à sauter peu à peu et n'augmenter la difficulté du sau qu'à mesure qu'on y devient plus fort, encore doit-on s'astreindre à ne sauter qu'entre des limites assez faibles. Le plus dangereux de tous les sauts que nous ayons examinés, c'est, sans aucun doute, celui que l'on désigne sous le nom de saut en profondeur, et qui consiste en une véritable chute. L'ébranlement communiqué à tous nos organes, lorsque le corps touche à terre, peut, lorsque la hauteur de chute a été suffisamment grande, déterminer des accidents graves, parfois mortels. Je ne parle pas seulement ici des fractures ou des contusions, si fréquentes lorsque les pieds portent à faux, ou lorsque la résistance opposée à la flexion n'est pas assez énergique, mais encore de ces hémorrhagies internes produites par la rupture de vaisseaux sanguins, hémorrhagies dont la terminaison est fatale. Ce qui a lieu pour le saut en profondeur, se produit également dans les autres espèces de sauts : c'est ce qui fait que cet exercice, essentiellement violent, appartient à la classe des exercices prophylactiques, et doit être interdit rigoureusement à tout homme souffrant d'une maladie organique. Nous avons vu cependant que certains sauts, tels que le saut à cloche-pied, pratiqué si fréquemment comme amusement par les enfants, peut rendre d'utiles services en médecine en restituant à un des membres inférieurs son énergie et sa vigueur.

## § IV. — Danse.

**Nature de la danse.** — La danse, par sa nature, tient tout à la fois de la marche, de la course et du saut, ce qui fait que les mouvements qui la constituent sont d'une complexité extrême et échappent facilement à l'analyse.

**Son origine et son caractère à différentes époques.** — A l'origine, la danse fut ce que nous la voyons encore être actuellement chez les peuples sauvages et chez les enfants, le plus simple moyen d'exprimer la joie et la reconnaissance. « Elle ne dut être, dans son enfance, qu'un composé fort irrégulier d'attitudes et de postures extravagantes, que les hommes associèrent d'abord à des cris discordants, et au moyen desquels ils exprimèrent fort grossièrement les affections qu'ils ressentaient (1). » Bientôt ces gestes désordonnés furent assujettis aux lois de la cadence et du rhythme, et la danse prit alors le caractère musical qu'elle a encore aujourd'hui. Malgré cette première modification, la danse resta longtemps encore un art d'imitation, et dans ses infinies variétés servit à représenter les sentiments si nombreux et si différents qui animent les hommes.

L'un de ces sentiments, celui qui se fit jour le premier, fut le sentiment religieux, de là les danses reli-

(1) Docteur Londe, *Gymnastique médicale*. Paris, 1821.

gieuses, caractérisant en quelque sorte les civilisations naissantes. Chaque divinité, et elles étaient nombreuses, fut honorée par une danse particulière, dont les gestes et les attitudes peignaient aux yeux ses qualités et ses attributions. Qui n'a entendu parler des danses, parsemées d'obcénités, pratiquées en Grèce durant les fêtes de Bacchus et plus tard à Rome pendant les fêtes de Saturne, et qui ne sait combien elles différaient des danses guerrières destinées à célébrer le dieu Mars? C'est sous l'influence de cette exaltation religieuse que David sautait au son des trompettes devant l'arche sainte qu'il ramenait (1). Mais, à mesure que ce sentiment religieux tend à disparaître, la danse prend un autre caractère, son but est de procurer des satisfactions sensuelles aux spectateurs. Salomé, fille d'Hérodias, dansa devant Hérode une danse qui coûta la vie à Jean-Baptiste (2).

A la fin des repas, en Grèce, on faisait pénétrer dans la salle du festin des danseurs et des danseuses qui, par leurs attitudes plus ou moins lascives, récréaient les yeux des convives rassasiés. Xénophon (3) nous

(1) Samuel, IIe liv., chap. VI, vers. 14 et 15. « Et David sautait de toute sa force devant l'Éternel et il était ceint d'un éphod de lin. — Ainsi David et toute la maison d'Israël conduisaient l'arche de l'Éternel avec des cris de joie et au son des trompettes. »

(2) Saint Marc, chap. VI, vers. 22 et 24. « La fille d'Hérodias étant entrée, et ayant dansé et ayant plu à Hérode et à ceux qui étaient avec lui, le roi dit à la jeune fille : Demande-moi ce que tu voudras et je te le donnerai. — Et étant sortie, elle dit à sa mère : Que demanderai-je? Et sa mère lui dit : La tête de Jean-Baptiste. »

(3) Xénophon, *Le Banquet*.

donne une description de ce divertissement si cher aux Grecs, divertissement auquel assistait Socrate lui-même, le sage Socrate!

La danse, a conservé de nos jours ce caractère antique, témoin les ballets qui trouvent leur place dans les opéras les plus sérieux, et auxquels assistent les magistrats les plus graves. Voir danser récrée; les yeux sont éblouis par tous ces pas, entre-chats, etc., qu'exécutent avec une rapidité vertigineuse, un plus ou moins grand nombre de choryphées; les oreilles sont charmées par une musique appropriée aux circonstances, et, l'imagination aidant, l'on peut se croire pour un moment transporté dans le paradis de Mahomet. Hélas! si on savait combien ces ballets brillants usent de santés et de vies, peut-être en serait-on moins avide.

La danse est devenue de nos jours un usage très-répandu dans toutes les classes de la société. On s'invite pour danser, et des hommes *posés* (c'est l'expression technique) ne dédaignent pas ce plaisir! On est loin des idées antiques, qui faisaient de la danse un plaisir dégradant, exclusivement réservé aux esclaves. Pendant un temps la danse fut un des exercices les plus aimés, à en juger par le soin que l'on mettait à l'apprendre et à l'enseigner, et par la diversité des pas qui la composaient; aujourd'hui, elle commence à décliner, et le temps viendra sans doute où la danse redeviendra ce qu'elle était autrefois, le plaisir du bas-peuple.

**La danse au point de vue hygiénique.** — Assurément, ce serait dommage car, s'il est un exercice profitable au corps, sans contredit c'est la danse, dégagée, bien entendu, de toutes les frivolités qui s'y ajoutent. Au point de vue hygiénique, la danse ne diffère de la marche qu'en ce que les extensions sont plus fréquentes et plus rapides, que le corps est incessamment détaché du sol et que l'ébranlement communiqué aux organes est plus considérable.

La danse a donc la même influence que la marche précipitée ou la course; l'avantage qu'elle a sur la course, c'est que les mouvements y sont non-seulement plus réguliers et par là moins fatigants, mais encore plus complets, c'est à-dire exigent des articulations tout ce qu'elles peuvent faire. Ceci est vrai, surtout pour l'articulation du pied, lequel prend dans la danse les positions les plus diverses.

Les phénomènes physiologiques que nous avons vus se produire dans la course se produisent également dans la danse. Pour la même raison, le sang s'accumule à la face et les yeux s'injectent; pour la même raison surviennent les éblouissements qui parfois peuvent dégénérer en véritables syncopes, surtout à la suite des danses gyratoires, comme la valse. Le pouls s'accélère et l'absorption se fait plus rapidement; en même temps une transpiration abondante se produit et une soif ardente se fait sentir. Jusqu'ici, il ne semble pas qu'il y ait quelque utilité à danser, loin de là. C'est qu'en effet nous considérons les effets ordinaires de la danse moderne dont les mesures sont généralement beaucoup trop rapides. Une danse lente, modérée, est à coup sûr lus hygiénique qu'une danse échev elée, malheureusement elle ne présente pas le même agrément ! Et comme c'est le plaisir qui nous guide, nous préférons, le plus souvent aux dépens de notre santé, une danse tournoyante et rapide, telle que la valse. Telle qu'elle est, cependant, la danse est encore un exercice profitable aux muscles de la région inférieure du tronc, à ceux des cuisses et à ceux des jambes. Aussi, voit-on les personnes qui s'y livrent ordinairement avoir toutes ces parties très-développées, contrairement aux boulangers qui ont généralement les jambes faibles et les bras puissants. Les danses, dans l'antiquité, ne présentaient point cet inconvénient de ne développer qu'une partie du corps, la plupart d'entre elles fortifiaient également les bras; telle était surtout la danse guerrière nommée *pyrrhique*.

Les danses antiques présentaient un autre avantage, au point de vue hygiénique, sur les danses modernes : c'était d'avoir lieu en plein jour et en plein air. Pour nous, l'idée de danse est incompatible avec celle de jour, et surtout avec celle de grand air, et je sais que danser le jour, sur une place publique, n'entre nullement dans les habitudes, ni dans les mœurs des habitants des villes ; cependant en cela ils devraient imiter les joyeux campagnards qui ne rougissent point de danser en public, et qui s'en portent mieux. Les femmes trouvent dans les bals le germe d'un grand nombre de maladies qui les tuent. Par coquetterie, elles se plaisent à montrer leurs blanches épaules et à se vêtir légèrement; or, que leur arrive-t-il ? La danse aidant, elles s'échauffent ; dans cette atmosphère embrasée par une foule de lumières et de respirations, on a chaud, même sans danser; elles se mettent près d'une fenêtre pour respirer, le froid les saisit, et là est l'origine de presque toutes ces phthisies acquises, le plus souvent mortelles. Ah! jeunes filles, et vous jeunes femmes, rappelez-vous bien que vous devez être mères et que vous avez besoin de toute votre santé pour accomplir ce grand acte. Rappelez-vous que toute imprudence de votre part coûtera la vie non-seulement à vous, mais encore à vos enfants. Rappelez-vous que cette terrible maladie de poitrine, qui tue lentement ceux qui en sont atteints, se transmet par voie d'hérédité, et que par conséquent elle frappe une famille dans tous ses membres! Le changement de température n'est pas la seule cause qui puisse déterminer les maladies des voies respiratoires. La poussière que l'on respire dans les salles de danse y contribue pour beaucoup, de même que l'excès de fatigue produit par le manque de sommeil aux heures accoutumées. La danse, dans les conditions signalées, est un exercice sinon absolument nuisible, du moins très-dangereux pour la santé. Les précautions que l'on doit prendre deviennent véritablement fatigantes et enlèvent une partie du plaisir que l'on y trouve.

La danse devrait être apprise dans les gymnases; autrefois, elle faisait partie des exercices enseignés aux soldats; il n'en est plus ainsi aujourd'hui, on l'a supprimée, je ne sais trop pourquoi, c'était cependant un exercice excellent pour préparer à la fatigue des marches.

## § V. — Lutte.

**La lutte dans l'antiquité.** — La lutte a occupé une grande place dans l'histoire des peuples antiques; son apparition sur la terre est aussi ancienne que celle de l'homme, qui de tout temps a eu besoin d'attaquer ou de se défendre. Si l'on remonte jusqu'aux siècles héroïques, on voit que la lutte fut d'abord mise en pratique par des brigands d'une force exceptionnelle, dont Antée et Cercyon ont été les deux plus illustres représentants; Hercule et Thésée débarrassèrent la terre de ces monstres. Thésée, d'après Pausanias, est le premier qui sut allier la force à l'adresse; c'est lui, à proprement parler, le créateur de l'art de lutter et le fondateur de cet art en Grèce.

La première manière de lutter connue, la seule dont nous entretienne Homère, consistait à s'enlacer l'un l'autre, à se presser et à se déraciner mutuellement du sol, le premier renversé pouvait se relever et recommencer la lutte à son gré. Dans cette lutte, les coups qui meurtrissaient étaient sévèrement interdits; on ne devait se servir, pour renverser, son adversaire que de la force de ses bras, et aussi d'une infinité de ruses dont quelques-unes, telle que celle qui consistait à se serrer la gorge jusqu'à s'ôter la respiration, n'étaient point sans danger. Cette manière de lutter fut introduite, dès les temps les plus reculés, dans les jeux olympiques. On sait quels étaient les honneurs réservés aux athlètes victorieux.

A cette lutte, dite perpendiculaire ou debout, vint

s'ajouter plus tard la lutte horizontale. Évidemment, lorsque deux hommes s'enlacent et se soulèvent pour se renverser, il est rare que celui qui tombe n'entraîne pas dans sa chute celui qui le renverse, les deux lutteurs tombent donc sur l'arène ensemble et continuent sur le sable la lutte commencée debout; ils cherchent à se terrasser réciproquement, celui qui se trouve dessous s'efforçant de se dégager, celui qui est dessus s'efforçant, au contraire, de maintenir l'autre dans sa position. La lutte dure jusqu'à ce que l'un des deux athlètes demande grâce ou qu'il soit terrassé pour la deuxième ou troisième fois.

Les Grecs connaissaient encore d'autres manières de lutter, qu'ils désignaient sous le nom de *pugilat* et de *pancrace*.

**Le pugilat.** — L'art du pugiliste consiste à porter des coups et à en éviter. Les athlètes combattirent d'abord les poings nus, mais plus tard, pour rendre leurs coups plus terribles, ils s'armèrent d'un ceste ; on appelait ainsi des bandes de cuir entrelacées de manière à couvrir la main et à s'attacher, après plusieurs circonvolutions, aux deux tiers environ de l'avant-bras. Fabriqués en cuir mou pour les exercices des gymnases, les cestes étaient renforcés de fer ou de cuivre lorsque ces exercices se faisaient en public. Aussi n'était-il pas rare, à la suite de ces luttes barbares, de voir l'un des deux athlètes expirer, horriblement mutilé. Homère (1) fait une description de cette lutte très-propre à nous en donner une idée.

(1) Homère, *Iliade*, livre XXIII.

« Les deux athlètes, après s'être séparés, s'avancent au milieu de l'arène. D'abord, ils élèvent leurs bras vigoureux et se chargent l'un l'autre en croisant leurs poings robustes. Leurs mâchoires craquent sous les coups avec un bruit horrible, et la sueur ruisselle sur tout leur corps. Enfin, le divin Epeus fond sur son adversaire étonné et lui applique sur la joue un coup violent qui fait trébucher Euryale. De même qu'un poisson, jeté sur le rivage où le flot le couvre, par la mer qu'agite le vent, ainsi Euryale, rudement frappé, est jeté à terre; mais aussitôt le magnanime Epeus le prend dans ses bras et le relève. Ses amis l'entourent et l'emmènent, les jambes pendantes, vomissant un sang épais, la tête penchée sur l'épaule, sans connaissance. »

**Le pancrace.** — Entre la lutte proprement dite et le pugilat venait se placer le pancrace, qui tenait à la fois de l'une et de l'autre; dans cette lutte, non-seulement il était permis d'y pousser et d'y serrer son adversaire de toute la force de ses muscles, mais encore de le frapper à coups de poing. Certains auteurs vont même jusqu'à prétendre qu'on pouvait se servir des dents et des ongles pour le lacérer. Malgré cela, le pancrace était moins dangereux que le pugilat, car les cestes en étaient bannis.

Le pancrace appartenait, d'après Galien, à la gymnastique médicale; lui-même assure s'en être servi avec succès.

Il nous reste encore à signaler une troisième espèce de lutte qui, paraît-il, servait de préliminaire aux autres;

c'est celle que l'on désignait en grec sous le nom *d'acrocheïrismos*. Dans cette lutte, le corps s'efforce de rester immobile, et les bras seuls agissent. Les athlètes se croisent les doigts, se serrent en joignant les paumes des mains et cherchent à s'entre-renverser les poignets. Le grand inconvénient de ce genre de lutte est de trop développer les bras, les avant-bras et les mains aux dépens du reste du corps; c'est, du reste, ce qu'Hippocrate lui reproche (1).

**La lutte dans les temps modernes.** — L'art de lutter a bien perdu de son utilité première et de sa faveur. L'invention des armes à longue portée l'a fait complétement disparaître de l'art militaire, où il rendait autrefois de si brillants services, et le préjugé l'a relégué dans les basses classes de la société. Aujourd'hui, un homme comme il faut croirait déroger à sa dignité s'il se battait à coups de poings; il emploie d'autres armes que celles dont la nature l'a doté lorsqu'il s'agit de venger son amour-propre blessé, et il laisse aux hommes du peuple ce moyen brutal de vider leurs querelles. Quelques nations cependant semblent avoir hérité des peuples antiques de leur goût pour ces sortes d'exercices violents; citons en première ligne les Anglais et les montagnards suisses.

Le genre de lutte que les Anglais préfèrent est analogue au pugilat des Grecs, et se nomme *boxe*. Qui ne sait combien nos voisins d'outre-mer aimaient les combats de ce genre, inaugurés vers le milieu du

(1) Hippocrate, *Du régime*, livre II, in *Œuvres complètes*, trad. Littré. Paris, 1846.

XVIIIe siècle, par un certain Jack Broughton. Ce n'était pas seulement le peuple, mais encore toute l'aristocratie anglaise, qui se portait à ces spectacles; le boxeur heureux à qui la victoire restait le plus longtemps fidèle comptait parmi ses protecteurs et ses disciples les plus hauts seigneurs du royaume : on lui décernait le titre de *champion de l'Angleterre*, et ce titre, il le gardait jusqu'à ce qu'une défaite vînt le lui enlever.

La boxe différait du pugilat antique en ce que les bras étaient toujours nus et non armés d'un ceste ou de toute autre arme. Pierre Egan (en 1820-24) à fait connaître (1) tous les principes relatifs à cet art; il n'y en a pas moins de cinq forts volumes. On peut juger par là des études que devaient faire les aspirants au titre plus envié qu'enviable de champion de l'Angleterre! L'art de boxer a sensiblement décliné de nos jours; les amateurs n'ont plus pour se recréer ces grands *matchs*, auxquels on accourait de tous les points de l'Angleterre. Ces spectacles ont été interdits et le titre de champion de l'Angleterre a disparu.

Les montagnards suisses pratiquent un genre de lutte moins dangereux pour les combattants que la boxe anglaise. A certaines époques de l'année, ils se réunissent en un lieu convenu et là se livrent des assauts qui, pour être pacifiques, n'en sont pas moins très-violents. La victoire appartient à celui qui renverse trois fois son adversaire; toutes les ruses sont permises pour at-

(1) *Boxiana, ou Esquisses du pugilat ancien et moderne.* London, 1820-24.

5.

teindre ce but; la seule chose qui soit interdite, c'est de donner des coups de poing. La lutte des montagnards suisses est donc une lutte simple, ayant lieu debout, comme celle qui florissait dans les premiers temps des jeux olympiques. Dans quelques régions de l'Angleterre, principalement dans l'Ouest, les habitants ont conservé pour cette manière de lutter une prédilection marquée que n'a même pas détruite l'enthousiasme populaire pour la boxe. Les Londonniens pratiquent beaucoup la lutte corps à corps; les habitants des Cornouailles y sont particulièrement experts; la manière dont ils donnent les crocs en jambe n'est pas moins célèbre dans la Grande-Bretagne que chez nous celle des Bretons.

L'art de lutter, tel qu'il a été pratiqué dans l'antiquité et tel qu'il est encore pratiqué dans les pays que nous venons de citer, est un exercice beaucoup trop violent pour trouver sa place dans un gymnase. A coup sûr, il développe le corps et contribue considérablement à lui donner de la vigueur; mais c'est là un reproche qu'on pourrait lui faire de rendre le corps trop massif et trop pesant. On a remplacé la lutte par une série d'exercices qui en sont comme les préliminaires.

**Lutte des phalanges.** — La lutte des phalanges des doigts se fait en s'accrochant, soit par les deux dernières phalanges, soit seulement par les phalanges unguéales aux mêmes phalanges d'un adversaire, qu'on s'efforce d'attirer à soi. Les bras sont raidis et les fléchisseurs des doigts sont dans une forte contraction. Cet exercice, qui prépare à un très-grand nombre d'autres, est excellent pour donner de la force aux extrémités des doigts, généralement si faibles et si

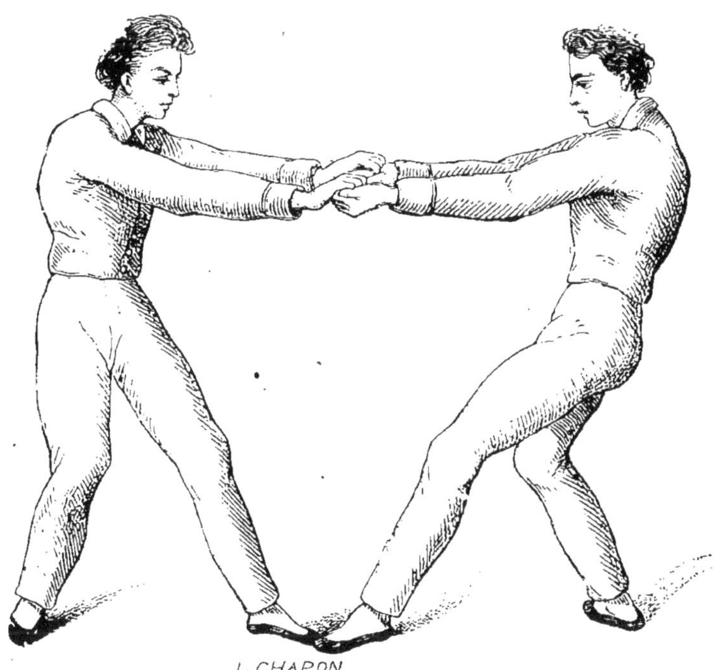


Fig. 22. — Lutte des phalanges.

peu résistantes. Les muscles des bras et de l'avant-bras sont eux-mêmes considérablement fortifiés par cet exercice.

**Lutte des poignets.** — La lutte des poignets peut être pratiquée de différentes manières. La plus connue est celle dont nous avons déjà parlé et que les anciens appelaient acrocheïrismos. Les jambes sont portées en arrière; le pied gauche est à 40 centimètres du pied droit. La jambe droite est tendue pour supporter l'effort; la jambe gauche, au contraire, est fléchie. Le tronc est incliné en avant, les bras sont raidis, les poignets à la hauteur de l'épaule, les paumes des mains sont placées en avant et les doigts croisés avec ceux d'un adversaire. Au lieu de chercher à faire plier le poignet de son antagoniste, chaque lutteur doit simplement chercher à lui faire lâcher pied en poussant énergiquement droit devant lui.

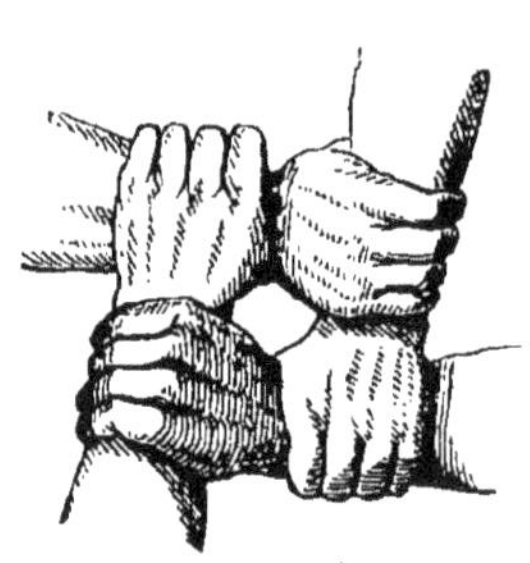

Fig. 23. — Lutte des poignets croisés.

La lutte des poignets croisés ne diffère de la précédente que par la position des mains. Chaque lutteur saisit son poignet gauche de sa main droite et de la main gauche restée libre s'empare du poignet droit de son adversaire et le serre énergiquement (fig. 23); la position du corps reste la même que précédemment, mais, au lieu de se contenter de pousser droit devant soi, chaque lutteur s'efforce de déplacer son antagoniste en le poussant, soit uniformément, soit par secousses, en avant, en arrière, à droite, à gauche, en haut, en bas.

Dans ces deux genres de lutte, un élément vient influencer la victoire, c'est le poids du corps; il est clair, en effet, qu'un lutteur maigre est facilement repoussé par un adversaire plus lourd que lui.

Voici une autre espèce de lutte, intermédiaire entre la lutte des poignets et la lutte des avant-bras, dans laquelle la force seule agit et détermine la victoire. Les coudes étant solidement fixés sur un point d'appui, les paumes des mains tournées en avant les doigts croisés, les avant-bras fléchis sur les bras à environ 45°, on s'efforce de faire pencher, soit à droite, soit à gauche le poignet de son antagoniste. Cet exercice qui, paraît-il, est très à la mode en Espagne, a besoin pour être profitable d'être répété par chacun des bras en particulier.

**Lutte des avant-bras.** — Dans la lutte des avant-bras, la position du corps étant toujours la même, les lutteurs se saisissent mutuellement les avant-bras non loin des coudes, la main droite est placée extérieurement et la main gauche intérieurement, les pouces en dedans, les doigts réunis serrant fortement les avant-bras : les bras sont à la hauteur des épaules. Toute sorte de secousses et de mouvements sont permis dans cette lutte, afin de faire lâcher prise à son adversaire.

**Lutte des bras.** — La lutte des bras ne diffère de la précédente qu'en ce que les mains, au lieu d'être placées à la hauteur du coude, sont placées plus haut sur le bras lui-même. La lutte est rendue plus difficile parce que le bras, étant plus gros que le coude, la main ne peut le saisir aussi complétement.

**Lutte des épaules.** — Dans la lutte des épaules le point d'appui des mains se trouve placé aux extrémités extérieures des clavicules de l'antagoniste (fig. 24). Les bras droits sont situés extérieurement et les bras gauches intérieurement par rapport à ceux de l'antagoniste. Le but de cette lutte est de faire perdre le plus de terrain possible à son adversaire et cela rapidement, sans lui laisser le temps de se reconnaître, de s'arrêter pour prendre un point d'appui, en profitant du mouvement de répulsion qu'on lui a communiqué. Lorsque la position prise par le corps est régulière, on est presque invincible.

Cette lutte est susceptible d'une modification que l'on peut indiquer comme un exercice différent ; on la

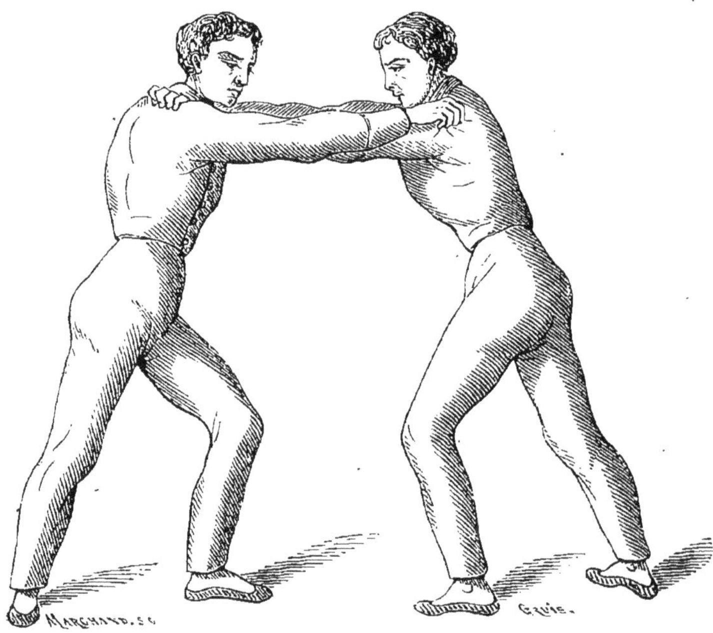

Fig. 24. — Lutte des épaules.

nomme alors *lutte de la tête et des épaules.* La jambe droite est avancée en avant et fléchie, la jambe gauche, au contraire, fortement tendue en arrière, les talons sont dans la même ligne. On incline le tronc en avant et on applique la tête contre l'épaule de son adversaire en s'efforçant, comme précédemment, de le faire reculer. Cet exercice est très-propre à développer les muscles de la région du cou en même temps que ceux de l'épaule.

**Lutte à bras le corps.** — La lutte à bras le corps des gymnases n'a pas les mêmes inconvénients que la lutte perpendiculaire analogue, pratiquée dans l'antiquité, elle est plus pacifique et moins violente. Au lieu de chercher à renverser son adversaire, on s'efforce, par une vigoureuse étreinte, de l'empêcher de se dégager. L'un des deux lutteurs embrasse donc l'autre étroitement, tandis que cet autre, faisant agir ses poings à la manière de coins, essaye par de nombreux efforts d'échapper à cet embrassement. On le voit, une lutte ainsi entendue ne présente aucun danger; les ruses et les feintes y sont bien permises, mais aucune ne doit avoir pour but de jeter à terre son adversaire.

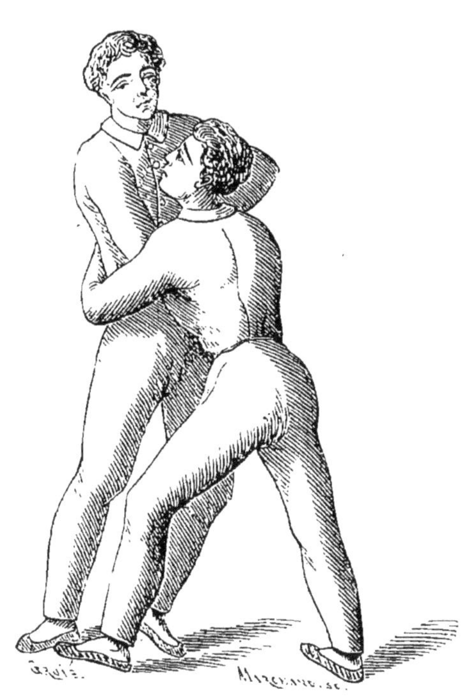

Fig. 25. — Lutte à bras le corps.

**La savate.** — Cette lutte, qui est véritablement française et moderne, a tiré son nom de la chaussure que l'on met pour s'y exercer. C'est, à proprement parler, une lutte des jambes, aussi bien que des bras. Les deux adversaires se placent à deux ou trois pas de distance, les bras tendus en avant. Il s'agit d'atteindre avec les mains la figure ou quelque autre partie du corps de son adversaire, et de toucher avec les pieds, soit ses jambes, soit même son corps; il n'est nullement défendu de s'emparer du pied de son adversaire et de le lever tant qu'il aille culbuter en arrière; c'est même là un moyen assez fréquemment employé pour gagner la victoire. Cette lutte populaire développe l'agilité et la souplesse des reins; elle habitue à résister à la fatigue : tantôt on plie le corps en feignant d'attaquer les membres inférieurs, et instantanément on se redresse pour frapper les parties supérieures; tantôt, au contraire, on menace les parties supérieures et on plie le corps rapidement pour toucher par-dessous les bras aux parties inférieures; il en résulte pour le corps une succession rapide et brusque de positions différentes qui communiquent à tous les organes une grande énergie. Cette lutte, un peu triviale, peut être remplacée par des exercices moins violents produisant des effets analogues.

**La lutte au point de vue hygiénique.** — Il résulte des divers mouvements employés dans la lutte que tous les muscles du corps sont sans cesse dans un état de forte contraction. La respiration s'accélère, les mouvements d'inspiration sont plus profonds, tandis que les mouvements d'expiration sont un moment suspendus lorsque le lutteur se prépare à un violent effort. Les hommes qui pratiquent ces exercices acquièrent bientôt une force musculaire étonnante, quand leur régime est en rapport avec les pertes qu'ils éprouvent. C'est ce qui fait que quelques médecins de la sage antiquité n'ont pas craint de faire rentrer ces exercices violents dans la gymnastique médicale. Arétée prétend que le pugilat est d'une efficacité souveraine pour guérir les vertiges! A notre avis, les luttes telles qu'elles étaient pratiquées dans l'antiquité et telles qu'on les pratique encore en dehors des gymnases, présentent des inconvénients graves, dont les moindres sont les fractures et les luxations, et qui doivent les faire proscrire absolument de tout système d'éducation physique. Quant aux exercices que nous avons décrits sous le nom de luttes, il est clair qu'ils ne présentent pas ces inconvénients ni ces dangers et qu'ils ont une place toute marquée dans la gymnastique prophylactique. Le docteur Londe pense que l'introduction de ces luttes toutes pacifiques dans les colléges serait un moyen puissant pour soustraire les jeunes gens qui y sont enfermés aux pernicieuses habitudes auxquelles ils s'abandonnent si souvent à l'époque orageuse de la puberté. Il est regrettable que l'application de cette idée présente de si grandes difficultés dans la pratique. La lutte ne peut avoir lieu qu'entre personnes sensées, dans des leçons privées où un professeur peut suivre les mouvements et jusqu'aux intentions des deux lutteurs. Le meilleur parti à tirer de la lutte est de la faire pratiquer entre le professeur et l'élève. Ling, le célèbre gymnasiarque suédois, était complétement de cet avis, lui qui avait créé autant de luttes pour ainsi dire qu'il y a de muscles ou du moins de mouvements dans le squelette.

## § VI. — Natation.

**L'art de nager dans l'antiquité et dans les temps modernes.** — L'art de nager est celui qui rend à l'homme le plus de services, soit qu'il fortifie son corps, soit qu'il lui permette de sauver sa vie, ou de porter secours à ses semblables et d'accomplir ainsi d'honorables actions. Connu dès la plus haute antiquité, l'art de nager fut surtout pratiqué par les peuples habitant les îles ou les presqu'îles. Tout le monde sait combien les habitants de l'île de Délos étaient habiles dans cet art. Les Grecs ne l'étaient guère moins qu'eux; ils regardaient la natation comme une chose aussi essentielle à l'éducation d'un homme que la connaissance de l'alphabet; voulaient-ils taxer un homme d'ignorance, ils disaient : « Il ne sait ni lire, ni nager. » Les Romains qui, pendant tant de siècles étonnèrent le monde par leurs victoires, étaient pour la plupart d'excellents nageurs. Dès leur jeunesse ils étaient accoutumés à se mouvoir dans l'eau; au sortir des exercices du champ de Mars, ils couraient se plonger dans les eaux du Tibre et s'y délassaient de leurs fatigues. Les femmes elles-mêmes imitaient leur exemple et souvent ne le cédaient aux hommes ni en force ni en courage, témoin l'histoire de Clélie qui, fuyant le camp de Porsenna, rentra à Rome après avoir traversé le Tibre à la nage. Les Francs, au dire de Sidonius Apollinaris, nageaient admirablement, et c'est par l'épithète de nageurs que cet auteur les distingue des autres barbares.

Dans les temps modernes, certaines hordes sauvages semblent être douées particulièrement pour cet exercice. « Les Caraïbes, dit Van Couver (1), adroits à tous les exercices du corps, le sont surtout à nager ; il semble qu'ils soient nés dans l'eau. Ils nagent comme des poissons ; les femmes s'en acquittent comme les hommes, et lorsqu'une pirogue tourne, ce qui arrive assez souvent, ils ne perdent absolument rien de leur bagage. On voit dans ces occasions les enfants nager autour de leur mère comme de petits poissons et les mères sont assez habiles pour se soutenir sur l'eau avec les enfants qu'elles ont à la mamelle. » Les Hottentots, d'après Kolbe (2), ont une manière de nager qui a quelque chose de surprenant. Ils nagent debout, les mains étendues hors de l'eau. Dans la plus grande agitation des flots, ils semblent danser sur la crête des vagues ; on les voit monter et descendre, paraître et disparaître comme de véritables morceaux de liége. Les peuples civilisés de l'Europe n'ont pas cette habileté toute sauvage, certains cependant fournissent d'excellents nageurs ; telle est en première ligne l'Angleterre, qu'entourent de toutes parts les eaux de la mer. L'illustre

(1) Van Couver, *Voyage aux Antilles.*
(2) Kolbe, *Voyage en Afrique.*

poète Byron, quoique boiteux, fut un maître dans l'art de nager.

**Natation en brasse.** — Il existe un grand nombre de manières de nager. Nous n'examinerons ici que les plus importantes, la natation en brasse, la natation sur le dos, la coupe et la planche.

Dans la natation en brasse, le corps est placé à fleur d'eau, couché presque horizontalement sur le ventre,

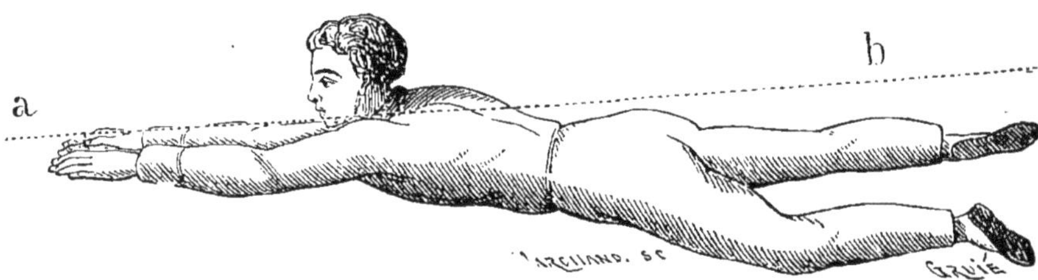


Fig. 26. — Natation en brasse.

les pieds un peu plus bas que la tête. Le mouvement de progression s'effectue à l'aide des pieds et des mains. On distingue dans la brasse quatre temps : dans le premier temps les membres supérieurs sont fléchis et les mains, appliquées l'une contre l'autre, sont amenées au-dessous du menton ; les jambes sont fléchies sur les cuisses, les pieds touchant presque les fesses ; pendant le second temps, les bras sont vivement portés en avant, les mains toujours l'une contre l'autre, les pieds quittent les fesses en s'écartant l'un de l'autre. Pendant le troisième temps, les mains se séparent et décrivent de chaque côté un demi-cercle, les jambes, pendant ce temps, sont ramenées l'une contre l'autre. Pendant le quatrième temps, les bras par un mouvement de rotation reviennent à leur position initiale. Les jambes se fléchissent sur les cuisses et le corps se retrouve dans la position qu'il doit avoir pour accomplir le premier temps de la brasse. Flexion et extension, abduction et adduction des membres inférieurs et supérieurs, tels sont donc les mouvements élémentaires qui constituent la brasse. Ces mouvements doivent être répétés avec une régularité parfaite, si l'on veut éviter au corps une fatigue inutile : rien ne sert de les hâter, mieux vaut les accomplir lentement et posément.

Pendant tout le temps que durent les mouvements de la brasse, les muscles de la région postérieure du cou agissent pour relever la tête que la pesanteur entraîne vers le fond. Le poids relatif de la tête est en effet considérable. Cuvier et Chaussier pensent que le poids de l'encéphale seul est environ le trente-cinquième de celui du corps ; qu'est-ce lorsqu'à ce poids il faut ajouter celui des os du crâne et des vaisseaux de toutes sortes qui s'y trouvent ? Cet effort constant des mêmes muscles est une des causes qui amènent le plus rapidement le besoin de repos.

**Natation sur le dos.** — Un des moyens le plus fréquemment employés par les nageurs pour se reposer consiste à nager sur le dos. Le corps est encore placé presque horizontalement dans l'eau ; les bras sont amenés parallèlement au corps et restent inactifs ; les membres inférieurs sont fléchis, les talons réunis, la pointe des pieds en avant, puis subitement ils s'étendent et les talons s'écartent. Ce mouvement imprime à tout le corps une certaine force d'impulsion qui le fait avancer. La tête, au lieu d'être inclinée en arrière comme dans la natation en brasse, est au contraire fortement penchée en avant sous l'influence des muscles de la région antérieure du cou. Certains nageurs, au lieu de laisser les bras parallèles au corps, préfèrent les croiser sur la poitrine. Cette position présente l'inconvénient de mettre obstacle aux mouvements d'inspiration et d'expiration et par conséquent doit être rejetée.

**La coupe.** — La coupe ne diffère de la natation en brasse que par les mouvements qu'exécutent les bras : ceux-ci, au lieu de rester constamment immergés sortent alternativement de l'eau, tandis que l'un d'eux, dirigé en avant, ouvre en quelque sorte un chemin au travers du liquide, l'autre dirigé en arrière, agit pour pousser le corps dans ce chemin, puis, décrivant un demi-cercle hors de l'eau, il passe à son tour en avant, tandis que l'autre se porte en arrière. Il résulte de ces mouvements alternatifs des bras des mouvements de torsion de tout le tronc, qui deviennent de plus en plus accentués. Quant aux mouvements des jambes, ils sont les mêmes que dans le premier mode de natation, ils en diffèrent en ce qu'ils ne sont plus isochrones. Ce troisième mode de nager est de beaucoup plus rapide que les deux précédents; il peut être mis en usage utilement lorsqu'il s'agit de parcourir avec rapidité un espace de peu d'étendue : la multiplicité des mouvements qu'il comporte le rend très-fatigant et empêche qu'il ne soit prolongé au delà d'un temps relativement court.

**La planche.** — La planche peut être comparée à la station sur la terre. De même que, dans la station, le corps reste immobile c'est-à-dire que les membres n'exécutent plus aucun mouvement; mais cette immobilité apparente n'est pas plus un état de repos que la station. Un très-grand nombre de muscles entrent en jeu pour maintenir le corps horizontale-

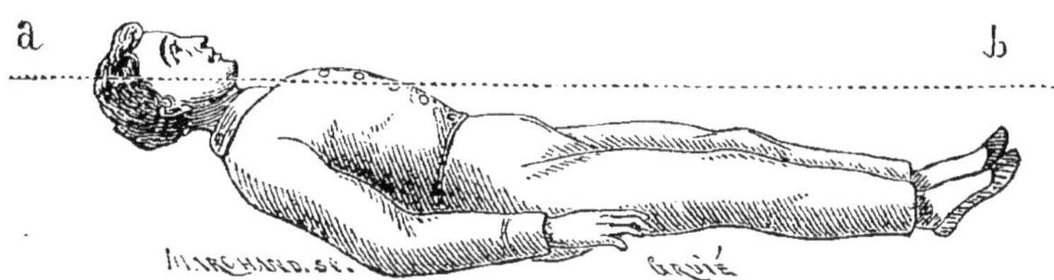

Fig. 27. — La planche.

ment; de là la fatigue que l'on éprouve bientôt dans les reins et dans les épaules. Ce mode de nager qui, comme la natation sur le dos, permet au nageur de reprendre haleine, est un exercice des plus divertissants lorsqu'il est pratiqué sur une mer un peu agitée; on éprouve des impressions singulières, quand les vagues se dérobent sous le corps, celui-ci semble sur le point de disparaître au fond de l'abîme. La plume se refuse à décrire ces impressions, mélange bizarre de plaisir et d'effroi; il faut les avoir éprouvées soi-même pour les connaître et les apprécier.

**La natation à sec.** — Comme on n'a pas toujours une pièce d'eau pour enseigner à nager à des jeunes gens et comme, d'autre part, la natation est un art qu'il faut absolument connaître, on a cherché à l'enseigner en plein air dans les gymnases. On a proposé à cet égard différentes méthodes qui sont toutes nécessairement fort incomplètes. Tantôt on fait exécuter les mouvements de la brasse un pied étant à terre, tantôt, au contraire, plaçant l'élève sur un tabouret spécial, on lui enseigne à pratiquer les mouvements avec régularité, absolument comme s'il était placé dans l'eau. Au point de vue gymnastique, je ne crois point que la natation à sec soit d'une grande valeur; quant à apprendre à nager par ce moyen, la chose me semble presqu'impossible. Il est si différent d'accomplir un mouvement dans l'air et dans l'eau, que je suis persuadé que, quel que soit le nombre d'exercices préliminaires que l'on ait pratiqués à sec, on sera toujours obligé d'apprendre de nouveau ces exercices dans l'eau avec la même difficulté peut-être que le premier venu.

**Action physiologique du bain.** — Le seul milieu dans lequel la natation doive s'effectuer est donc l'eau et non pas l'air. L'action que cet exercice produit sur nos organes tient à deux causes : 1° à la nature du nouveau milieu dans lequel le corps se trouve plongé; 2° aux nombreux efforts que le corps est obligé de faire pour se maintenir dans ce nouveau milieu.

Considérons d'abord l'action de l'eau sur la peau. Le tégument cutané chez l'homme est chargé de l'accomplissement de deux fonctions qui sont d'une haute importance pour l'individu (1). La première, c'est la transpiration insensible qui, d'après les expériences de

(1) Voyez : Motard, *Traité d'hygiène générale*, 1868, t. II, p. 99 et suivantes.

Favre (1), n'est pas moindre de 500 gr. en vingt-quatre heures, mais qui peut s'élever, sous l'influence de la chaleur, de l'alimentation, etc., jusqu'à deux kilogrammes en une heure. L'humeur de la transpiration, à mesure qu'elle s'évapore, laisse sur la peau un résidu qui tend à boucher les pores et à entraver l'exhalation normale ; ce résidu est en outre, par son action mécanique ou chimique, une cause d'irritation qui agit pathologiquement sur la peau. La deuxième fonction principale de la peau, c'est la sensibilité tactile, sensibilité qui fait une nécessité impérieuse d'écarter les causes qui peuvent nuire à son action. Ces causes sont nombreuses : citons seulement l'action des poussières venant du dehors et celle des fragments épidermiques qui se détachent sans cesse. L'eau dissout ou entraîne toutes ces substances devenues étrangères à l'économie ; elle agit donc déjà comme un topique salutaire.

**Action d'un nouveau milieu.** — Mais là ne se borne point le rôle de l'eau : elle agit encore sur le corps par la nature de la nouvelle atmosphère dont elle l'entoure et par la température de cette nouvelle atmosphère.

De nombreuses expériences de W. Edwards sur les batraciens ont prouvé que les animaux plongés dans l'eau dont la température ne dépasse pas 30° centigrades environ, absorbent une partie du liquide dans lequel ils sont placés. Vers 30° l'équilibre entre le poids que l'animal perd par transpiration et le poids du liquide qu'il absorbe, est établi, aussi son poids total

(1) Favre, *Comptes rendus de l'Académie des sciences*, t. XXXV.

ne varie pas. Au delà de 30° la transpiration l'emporte sur l'absorption et l'animal perd de son poids. D'après de nombreux expérimentateurs, parmi lesquels il faut citer le professeur Berthold, quelque chose d'analogue se passe chez l'homme. Un homme immergé dans de l'eau dont la température ne dépasse pas 35° centigrades, absorbe par la peau une certaine quantité d'eau assez difficile à apprécier. Un symptôme qui précède ou accompagne constamment la plus ou moins grande activité de la transpiration, c'est la variation du pouls. Quand la transpiration augmente le pouls s'accélère, quand elle diminue le pouls se ralentit. Chossat (1) a constaté qu'un bain de 28° à 30° centigrades produit, quand son action est suffisamment prolongée, une action sédative remarquable sur le pouls, tandis qu'un bain de 37° en augmentait les pulsations d'une façon très-sensible.

L'eau peut contenir en dissolution un très-grand nombre de sels; par voie d'absorption cutanée, ces sels peuvent produire sur nos organes une action médicamenteuse réelle. Mais, comme la quantité de liquide dont l'économie se charge dans un bain est très-faible, cette action ne sera sensible qu'autant que les substances dissoutes seront douées d'une grande énergie. Dans ce cas, on voit ces substances passer dans le torrent de la circulation; un grand nombre se retrouvent en partie dans les excrétions, principalement dans les urines.

(1) Chossat, *Journal de physiologie de Magendie.*

**Action de la température.** — La température du bain agit localement sur la peau et généralement sur la calorification du sujet. Cette température produit tous les effets d'un climat soudain auquel le sujet se trouverait exposé. Nous avons vu qu'il existait une température d'environ 35°, pour laquelle un bain était sans action sur la température naturelle du corps; il s'agit d'examiner maintenant quelle est l'influence d'une température inférieure à cette température de neutralité d'action.

Si la température d'un bain descend beaucoup au-dessous de ce point de neutralité, tous les effets de l'exposition soudaine à un climat froid se manifestent. Par voie de conductibilité, la température du corps diminue et un thermomètre placé sous la langue baisse d'une manière sensible, ce qui explique l'effet salutaire d'un bain froid dans les climats et les saisons chaudes. En même temps un spasme général s'établit sur toute la périphérie du corps, la peau se contracte vivement, produit la saillie des glandes sébacées et imite la chair de poule. Si le froid appliqué est plus intense ou plus durable, la température du corps s'abaisse assez pour déterminer des troubles dans tous les actes de l'innervation. Le frisson de la peau, une sorte d'insensibilité à sa surface, le tremblement musculaire, le claquement des mâchoires, les crampes, une sorte de tétanos se manifestent, puis les battements du cœur vont en se rapetissant et en diminuant de nombre : ils se réduisent souvent de 10 pulsations par minute. La contraction spasmodique du système capillaire général débarrasse celui-ci du sang, les extrémités pâlissent, les lèvres sont violettes, le nez s'effile, le sang se concentre vers les viscères intérieurs, il y a douleur épigastrique, goût de sang à la bouche, parfois hémoptysie, puis céphalalgie, ivresse, etc. La lésion de l'innervation porte également le trouble dans l'acte respiratoire, la respiration devient haletante, convulsive, précipitée. Peu à peu cependant l'harmonie se rétablit dans les mouvements musculaires, les battements du cœur se relèvent et dépassent même leur nombre normal, le sang revient à la périphérie, une chaleur douce se répand sur la peau qui rougit, la respiration redevient grande et facile, la réaction est alors complète. Mais si l'immersion se prolonge les phénomènes frigorifiques se représentent après un certain temps avec une durée et une intensité bien plus grandes que la première fois. C'est alors que le ralentissement du pouls atteint son maximum. Une application persistante du froid amènerait infailliblement la mort en paralysant les fonctions de respiration et d'innervation.

**Action de la natation.** — Le meilleur moyen pour hâter le moment où la réaction dont nous venons de parler se produit et pour écarter celui où le froid commence à agir de nouveau sur le corps, c'est de prendre dans l'eau du mouvement, c'est-à-dire de nager. Comme la natation exige parfois des efforts considérables, elle tend à augmenter les forces musculaires et à donner au corps plus de résistance; les mouvements des bras dans cet exercice sont très-aptes à développer la poitrine et à fortifier les poumons. La natation est donc un des exercices les plus utiles que l'on puisse prendre en été, c'est celui qui procure le plus vif plaisir et agit le mieux comme sédatif sur le système nerveux. Au-dessous de 25°, en tenant compte des individualités et des causes atmosphériques, la période de sédation générale, n'est plus possible, la soustraction de chaleur devient trop brusque, trop rapide et les effets de la réaction commencent à se faire plus attendre.

Les bains servent de stimulant à toutes les fonctions en général, elles en reçoivent un certain degré d'activité que l'on exprime en disant que les bains froids sont toniques. Un des grands éléments de cette action tonique des bains est sans contredit l'exercice qu'on y trouve.

**Hygiène du baigneur.** — Il nous reste maintenant à signaler les précautions que doit prendre le baigneur avant de se mettre à l'eau. Ces précautions sont indiquées par les conditions mêmes du bain et par son action sur nos organes. Tout d'abord il ne faut pas se livrer à la natation avant que la digestion soit parfaitement achevée, car alors elle peut être violemment troublée, et de graves inconvénients peuvent en résulter. On a vu fréquemment la mort être la conséquence d'une imprudence de cette sorte. Je sais bien que cette règle générale d'hygiène souffre de nombreuses exceptions : pour ma part, j'ai connu un très-grand nombre de marins ne l'observant jamais et ne s'en portant pas plus mal ; je ne conseillerai pas cependant à celui qui n'est point accoutumé à vivre pour ainsi dire dans l'eau

6.

à la transgresser, car mal pourrait lui en arriver.

Le bain ne doit pas être pris après un exercice violent qui a épuisé l'économie par des efforts répétés ou par une longue et abondante transpiration, car c'est offrir à l'impression soudaine du froid des organes affaiblis par de grandes pertes. Lorsqu'au contraire l'exercice, loin d'épuiser le corps, n'a fait que développer en lui un certain degré de réaction dans ses sources caloriques, lorsque la transpiration n'est encore qu'à son début, alors on peut se plonger sans crainte dans des eaux froides, la réaction se produit rapidement. En tout cas, il est toujours plus prudent de se préparer au bain par quelque repos.

Les femmes devront s'abstenir du bain durant la période de leur flux menstruel, l'eau froide aurait pour effet de suspendre le cours de cet écoulement sanguin; et sa suppression ne présente pas moins de danger que celle des sécrétions naturelles. Même conseil doit être donné aux personnes sujettes aux affections périodiques: telles que les hémorrhoïdes et les affections cutanées.

### § VII. — Phonation.

La phonation est la faculté que l'homme et les animaux supérieurs possèdent d'émettre des sons. Cette faculté acquiert chez l'homme une perfection et une importance extrêmes. Tout le monde sait que la parole est un des plus puissants moyens d'expression dont l'homme dispose; c'est par elle qu'il manifeste les passions et les sentiments qui l'animent, c'est aussi par elle qu'il fait passer quelques-unes de ces passions dans l'âme de ses semblables. L'amour, la haine, la joie, la tristesse, la crainte, l'ambition ont des manières particulières de s'exprimer qui ne permettent pas de les confondre.

**Mécanisme de la phonation.** — La voix se forme dans la partie supérieure du canal qui conduit l'air aux poumons (*trachée artère*), on appelle *larynx* cette partie supérieure. Le larynx présente trois rétrécissements : le plus inférieur constitue les *cordes vocales inférieures* ou *vraies* (fig. 28, 3); le second, les *cordes vocales supérieures* (fig. 28, 2); le troisième, les *replis aryténo-épiglottiques* (fig. 28, 1). Les cordes vocales inférieures sont les véritables organes phonateurs. On désigne généralement l'ensemble de ces organes sous le nom de *glotte*. Lorsqu'un son se produit, la glotte se rétrécit, ce qui fit croire tout d'abord que l'appareil vocal pouvait être comparé à un sifflet, c'est-à-dire que la cause du son était la vibration de l'air passant par un orifice étroit. Il est démontré aujourd'hui que ce n'est pas l'air qui entre en vibration, mais bien les bords de la glotte elle-même, de sorte que, si l'on doit comparer le larynx à quelque instrument connu,

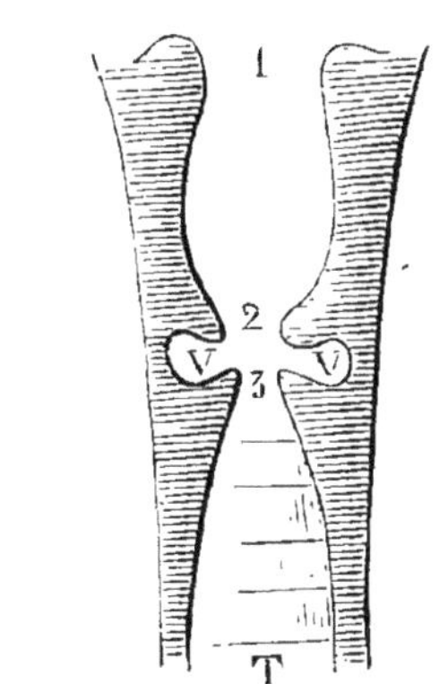

Fig. 28. — Coupe verticale schématique du larynx.

c'est à un tuyau à anche et non à un sifflet. Le degré de rétrécissement de la glotte a une influence particulière sur la hauteur des sons, ils sont d'autant plus aigus que les cordes vocales sont plus tendues et plus courtes. Il en résulte pour la voix humaine une série de sons variés, les plus graves constituent le *registre de poitrine*, les plus aigus, le *registre de tête*. Inutile de dire qu'au point de vue physiologique ces expressions sont sans valeur, car la voix grave et la voix aiguë se forment toujours au niveau de la glotte. L'*intensité* de la voix humaine dépend principalement de la force avec laquelle l'air chassé des poumons vient frapper les cordes vocales : elle est d'autant plus vive que la cage thoracique est plus ample et que les muscles expirateurs sont plus forts. Le *timbre* de la voix tient, comme Helmholtz l'a démontré, à ce que le son fondamental produit par les vibrations des cordes vocales est modifié par une série de sons accessoires que l'on nomme *harmoniques*. Ces sons harmoniques, renforcés par le pharynx, la bouche et les fosses nasales donnent à la voix le caractère particulier qui la distingue.

Le pharynx et la bouche modifient d'une autre façon le son émis par la glotte; agissant à la manière de résonnateurs, ils contribuent à la production des voyelles, ou bien se disposant de manière à présenter à l'air qui va produire la voyelle certains obstacles qu'il ébranle, ils déterminent la production du bruit plus ou moins éclatant qui constitue la consonne. La réunion des voyelles et des consonnes en syllabes produit la voix articulée. La réunion des syllabes en mots donne naissance à la parole. Lorsque les syllabes sont prononcées sans variations sensibles de hauteur la parole est parlée. Dans la parole chantée, au contraire, les syllabes qui se succèdent sont produites avec des variations de hauteur souvent considérables et harmonieusement réglées.

**Influence physiologique de la phonation.** — L'action des exercices de la voix sur nos organes a frappé tous ceux qui se sont occupés de médecine ; elle n'a pas échappé aux médecins de l'antiquité comme Hippocrate, Celse, Aétius, etc., qui recommandaient ce genre d'exercice contre les maux d'estomac et les rapports acides. Nous avons vu que la production de la voix tenait à ce que l'air expiré du poumon faisait vibrer les cordes vocales ; l'intensité de la voix tenant d'ailleurs à la force avec laquelle l'air est expiré, il en résulte que les exercices doivent avoir et ont en réalité une grande influence sur la fonction de respiration. Lorsque la lecture à haute voix, la déclamation, le chant, qui sont les exercices les plus simples de la phonation, sont pratiqués par un homme sain, les poumons sont singulièrement fortifiés et la voix prend une étendue très-considérable. Il n'en est plus de même chez ceux qui possèdent en eux le germe de cette terrible maladie à laquelle succombent tous les ans un si grand nombre de victimes. Lorsque le poumon est attaqué, l'action de parler, à plus forte raison celle de déclamer et de chanter, devient très-pénible et très-fatigante à cause des quintes de toux incessantes qu'elle détermine. Si les exercices de la voix durent longtemps et avec quelques efforts, ils peuvent déterminer chez les personnes qui sont douées d'une grande irritabilité du système capillaire sanguin, la laryngite, la péripneumonie, l'hémoptysie ou même l'apoplexie. Aussi doit-on s'en abstenir lorsqu'on a quelque prédisposition à ces affections. En résumé, la phonation a sur nos organes une action essentiellement prophylactique, elle est à peu de chose près la même que celle de tous les exercices modérés.

Dans la gymnastique moderne, le chant a pris une grande importance et il a été introduit dans la plupart des systèmes d'éducation physique. Le chant accompagne naturellement tous les exercices corporels où il est besoin du rhythme, il accompagne donc principalement la plupart des exercices libres que nous venons de passer en revue. Il les soutient en quelque sorte par la régularité qu'il y introduit. Les marins, lorsqu'ils ont à tirer sur un câble, chantent ou plutôt poussent des cris modulés et rhythmés et leur effort de traction devient beaucoup plus considérable. A un autre point de vue, le chant partage avec la musique la puissance d'émouvoir les hommes et de leur communiquer de l'ardeur et de l'enthousiasme pour les grandes et belles actions. Les chants patriotiques entraînent le soldat dans les marches et sur les champs de bataille, ils l'animent dans les assauts. Les exemples historiques ne manquent pas et notre *Marseillaise*, pour sa part, peut revendiquer la gloire d'avoir fait plus d'un héros.

**Jeu des instruments à vent.** — A côté de la phonation parlée ou chantée vient se placer une phonation d'un genre particulier, c'est celle que l'on produit avec l'aide d'instruments dits à vent. Le son prend alors une très-grande intensité, grâce à la rapidité du courant d'air expulsé des poumons sous l'influence combinée des muscles du thorax et de l'abdomen. Le jeu des instruments à vent, comme l'a si bien reconnu Morgagni, a le grave inconvénient de causer les affections de poitrine les plus redoutables ; aussi n'est-il pas susceptible de fournir des ressources à l'hygiène et à la thérapeutique.

---

# CHAPITRE III

## MOUVEMENTS DEMI-LIÉS

**Définition, nature et division des mouvements demi-liés.** — Les mouvements demi-liés sont ceux que nos membres effectuent avec l'aide d'appareils mobiles. On peut ranger immédiatement ces mouvements dans deux classes, d'après la mobilité même des appareils employés ; il est clair en effet que, de deux choses l'une, ou l'appareil est mobile tout à fait et alors il sert à charger le corps et à le gêner dans ses mouvements, ou il n'est mobile qu'en partie, un ou plusieurs de ses points étant fixés à un obstacle, et alors il sert à faire produire au corps des mouvements d'un ordre tout différent, tels que ceux de grimper. Dans l'un ou l'autre cas, que nous soyons obligés de soulever un fardeau étranger ou le poids de notre propre corps, il faudra déployer une force plus considérable que dans les exercices que nous avons déjà décrits. C'est pourquoi les exercices suivants sont comme le complément de ceux qui précèdent; autant les premiers ont donné de souplesse aux articulations, autant ceux-ci vont donner de force aux muscles. Cette propriété n'est pas la seule, les mouvements demi-liés, comme les mouvements liés, dont nous nous occuperons plus loin donnent au corps tout entier une agilité merveilleuse qui peut être utile dans maintes circonstances. Parmi les exercices dont nous allons nous occuper, les uns sont purement gymnastiques, les autres, au contraire, sont passés dans nos mœurs à l'état de jeux ou de divertissements. Nous ne saurions trop encourager les jeunes gens, désireux de garder leur santé à pratiquer ces jeux.

## ART. Ier. — MOUVEMENTS DEMI-LIÉS AVEC APPAREILS PORTATIFS

Nous désignerons sous ce nom les mouvements accomplis avec des appareils portatifs et nous examinerons successivement ceux qui mettent en jeu les muscles de la partie supérieure du corps et ceux qui ont pour but de développer les muscles de la partie inférieure. Il est à remarquer que les exercices qui ont rapport aux membres inférieurs sont en beaucoup moins grand nombre que ceux des membres supérieurs; ce desidératum tient à ce que le meilleur et le plus naturel de tous les exercices pour les membres pelviens est la marche, et que la marche et ses modifications suffisent largement à leur développement.

## § Ier. — Mils.

**Origine et utilité des mils.** — L'usage des mils vient de Perse, il a été importé en France au commencement de ce siècle par le colonel anglais Harriot, qui avait séjourné plusieurs mois dans ce pays lointain.

Les mils sont de véritables massues de forme conique, dont le poids peut varier de un à sept et même huit kilogrammes, suivant la force de ceux qui les emploient; ces instruments sont en bois, on augmente ou on diminue à volonté leur poids en ajoutant ou en supprimant des masses de plomb incrustées à leur base. Ils sont d'ailleurs peu coûteux et faciles à manier, à la portée de tous les âges et de toutes les bourses, il est regrettable qu'ils soient encore si peu connus.

Les exercices avec les mils doivent être sagement gradués, on ne doit jamais exiger de ceux qui les pratiquent des efforts trop considérables. En thèse générale, un mil doit être facilement levé et porté horizontalement à bras tendu par celui qui en fait usage. Lorsqu'il en est ainsi, c'est-à-dire lorsque le poids du mil est bien en rapport avec la force musculaire du corps, aucun exercice n'est plus profitable ni plus utile. Avec de la persévérance et de l'assiduité on acquiert en quelques mois une très-grande vigueur dans les bras, dix minutes consacrées chaque jour à cet exercice suffisent pour tenir le corps dans une santé parfaite.

**Quelques exercices avec les mils.** — Le plus simple et le premier de tous ces exercices consiste à porter le ou les mils, je dis *le* ou *les*, car chacun des exercices qui nous occupent peut être effectué alternativement ou simultanément par les deux bras, c'est-à-dire avec un seul ou avec deux mils. Pour porter le mil, on le saisit par la poignée, le bras en supination, par conséquent la paume de la main tournée en avant, le pouce en dehors, et par une impulsion régulière en avant, on lui fait décrire un demi-cercle; il prend alors la position indiquée dans la figure 29; c'est en quelque sorte la position fondamentale. Il est assez difficile de la maintenir, car le mil tend toujours à tomber en avant et il faut déployer une certaine force pour le retenir.

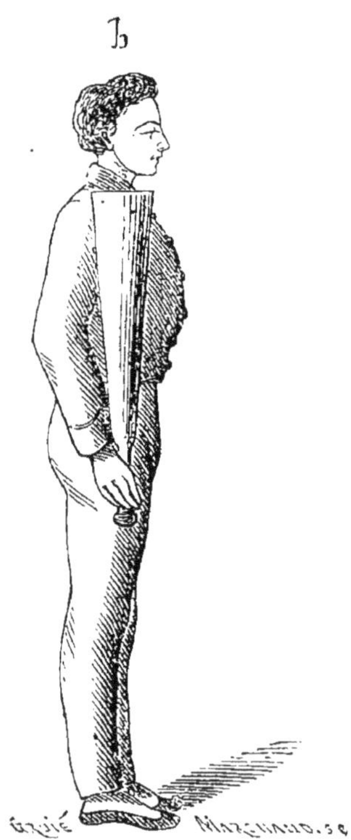

Fig. 29. — Position fondamentale.

Supposons que, le mil étant dans la position fondamentale, l'avant-bras soit plié sur le bras, le mil s'appuyant sur l'épaule est alors porté par celle-ci, à ce moment le bras se détache du tronc et commence un mouvement de circumduction, le mil glisse sur l'épaule et vient se placer verticalement le long de l'omoplate. Pour le ramener à la position fondamentale, on le fait glisser sur la face externe du bras.

Les mils peuvent être portés dans les différentes directions où le bras peut se mouvoir; les principales de ces directions sont en avant, en dehors, en dedans.

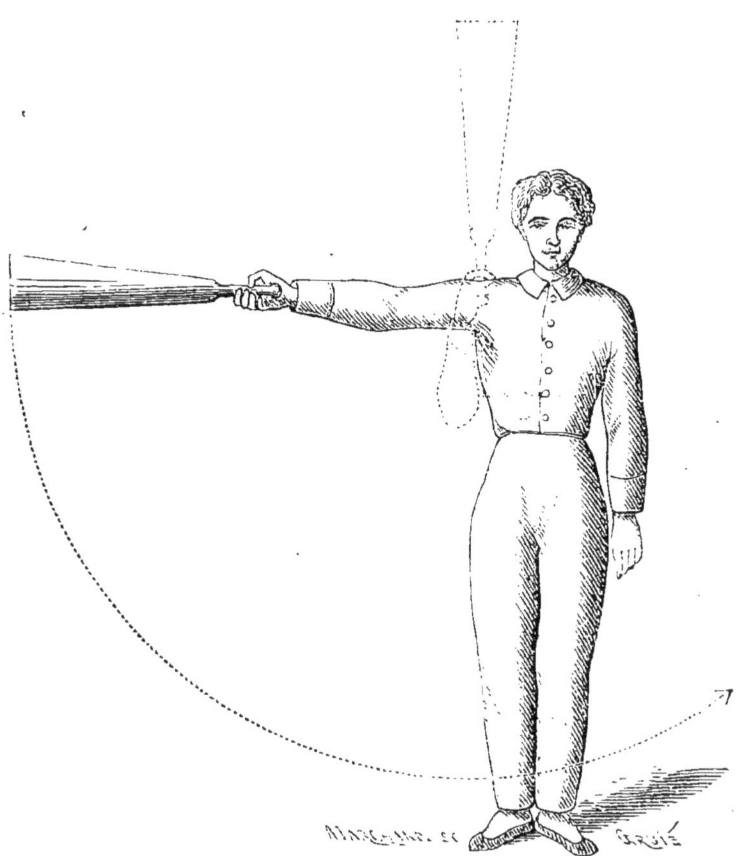

Fig. 30. — Porter le mil en dehors vers la droite.

Dans toutes ces directions, l'avant-bras est placé tantôt en pronation, tantôt en supination; on voit donc que dans ces exercices, tous les muscles des bras, et une partie de ceux de la région thoracique sont mis alternativement en jeu.

Pour porter le mil en avant, on l'enlève de terre,

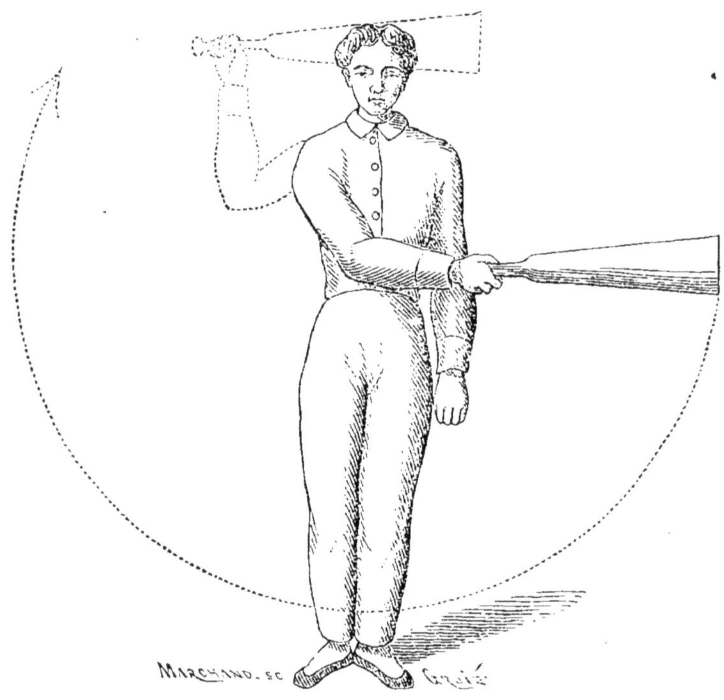


Fig. 31. — Porter le mil en dedans vers la gauche.

l'avant-bras étant en supination, c'est-à-dire la face palmaire tournée en dehors, et on l'amène à la hauteur de l'épaule ; on ouvre alors légèrement les doigts de façon à laisser aller le mil à terre, on le ramène dans la position horizontale par un effort du poignet, enfin on le replace à terre en lui faisant décrire un quart de cercle en bas.

Pour porter le mil en dehors vers la droite, par exemple, on porte vivement le mil à droite dans la position horizontale en étendant le bras droit les ongles en avant (fig. 30). On laisse alors descendre le mil vers la terre en lui faisant décrire trois quarts de cercle, le coude est ramené au corps, le bras ployé, le poignet à la hauteur et près de l'épaule droite, le dessus de la main tourné en avant le mil dans la position verticale. On renverse ensuite le mil vers la droite en le faisant passer derrière l'épaule par une impulsion du poignet, et en conservant toujours le coude le plus près possible du corps. Enfin, on ramène le mil sur l'épaule et de là à sa première position.

Pour porter le mil en dedans vers la gauche, par exemple, on porte vivement de la main droite le mil à gauche dans la position horizontale, en passant l'avant-bras près du corps. Ou l'abaisse ensuite vers la terre en lui faisant décrire trois-quarts de cercle de gauche à droite (fig. 31). A l'extrémité de ce mouvement le bras se plie et le mil passe derrière la tête, le poignet doit être à la hauteur de l'oreille. On laisse alors descendre le mil légèrement et on le ramène vers la droite en rapprochant le poignet de l'épaule droite. Enfin le mil glisse sur l'extérieur du bras et reprend sa position première.

Une autre série d'exercices consiste à faire passer le mil, soit horizontalement au-dessus de la tête, soit verticalement derrière la tête, soit autour du corps.

Lorsqu'on veut faire passer le mil horizontalement au-dessus de la tête, on le porte vivement devant soi le bras allongé, les ongles en dedans. Puis on tourne le poignet les ongles en-dessous, on enlève la main en dirigeant le mil à gauche, on le porte alors horizontalement au-dessus de la tête en fléchissant l'avant-bras. Enfin on le ramène dans sa position le poignet rasant l'épaule.

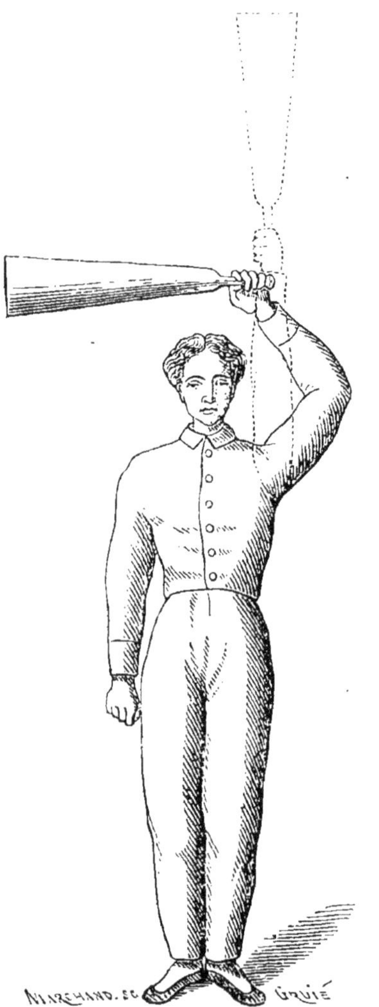

Fig. 32. — Passer le mil verticalement derrière la tête.

Pour passer le mil verticalement derrière la tête, on porte d'abord le bras et le mil dans une position verticale, puis on dirige le mil vers la droite en fléchissant l'avant-bras (fig. 32), enfin on passe le mil derrière la tête et on le ramène à sa position le poignet rasant l'épaule.

Pour faire passer le mil autour du corps, on l'abaisse d'abord en le laissant pendre naturellement, puis on le porte vers la gauche en élevant progressivement le poignet, on passe alors l'avant-bras par-dessus la tête (fig. 33), le mil pendant naturellement derrière les épaules. Enfin on tourne le poignet, les ongles en-dessus, on ouvre légèrement les doigts et on descend le mil à droite pour le ramener dans la position du premier mouvement.

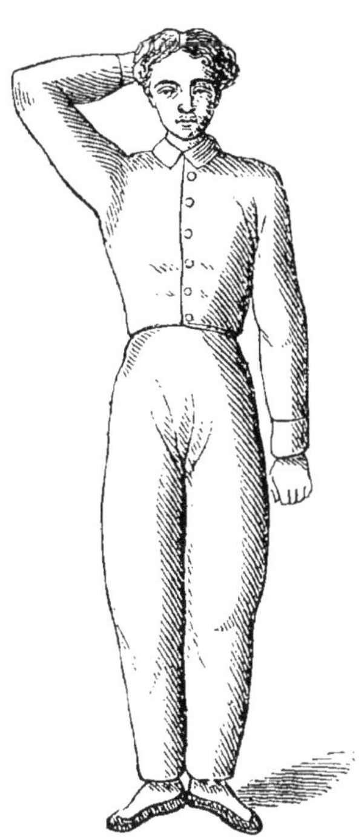

Fig. 33. — Passer le mil autour du corps.

Enfin, comme dernier exercice, nous citerons celui qui consiste à porter le mil à bras tendu et à le maintenir dans cette position le plus longtemps possible. C'est sans doute, de tous les exercices pratiqués avec le mil, celui qui exige le plus de force, aussi convient-il de ne le pratiquer que lorsque l'on est déjà exercé au moyen des exercices précédents.

## § II. — Haltères.

**Origine et utilité des haltères.** — Les haltères ont été connus dès la plus haute antiquité, mais leur forme s'est singulièrement modifiée dans la suite des temps. Sur les monuments anciens, entre autres sur les vases et les pierres gravées, on en voit qui ont la forme de rapporteurs, tandis que d'autres sont munis d'une espèce de poignée; le plus souvent l'instrument ressemble à un pilon aminci vers le milieu. Aujourd'hui les haltères sont formés de deux sphères pesantes, réunies par une tige métallique courte et rigide. Si la forme des haltères a changé, l'usage en est toujours resté le même : on les emploie encore pour développer la force des bras et des épaules. Les Anglais surtout font un très-fréquent usage de ces instruments. Les exercices avec les haltères ne présentent peut-être pas la même utilité pratique que ceux avec les mils. On admet que ces instruments donnent aux bras beaucoup de force, mais on leur reproche de donner aux articulations, principalement à celle du poignet, beaucoup de roideur, inconvénient que sont loin de présenter les mils.

**Exercices pratiqués avec les haltères.** — Les exercices généralement pratiqués dans les gymnases, avec des haltères, consistent dans les mouvements élémentaires des bras (voir chap. II). On se sert parfois de ces instruments pour charger le corps dans les exercices libres, tels que la marche, la course et surtout le saut, et pour rendre ainsi ces exercices plus pénibles; on les emploie également pour fortifier les jambes en les faisant supporter par l'articulation tibio-tarsienne. Nous avons vu des hommes très-forts et parfaitement exercés exécuter facilement une foule d'exercices avec des haltères pesant dix ou même quinze kilogrammes, soit vingt ou trente livres dans chaque main.

## § III. — Barres à sphères.

**Description.** — Les barres à sphères sont formées par deux sphères en bois d'un poids peu considérable, réunies entre elles par une tige également en bois dont la longueur varie de 0,90 centimètres à un mètre. Cet instrument ne présente pas les mêmes inconvénients que les haltères. M. Laisné, son inventeur, a parfaitement vu toute l'utilité qu'on en pouvait tirer dans l'éducation physique des jeunes filles. L'immense avantage qu'il présente, c'est de mettre en mouvement le tronc et même les jambes en même temps que les deux bras, aussi croyons-nous pouvoir dire avec raison que les barres à sphères sont pour les femmes ce que les mils sont pour les hommes.

**Quelques exercices.** — Parmi les plus utiles des exercices pratiqués avec l'aide des barres à sphères nous signalerons les suivants.

Le premier consiste à faire passer une barre à sphères de devant derrière soi, sans lâcher les mains. Pour cela, on place les mains non loin des deux sphères et on amène la barre sur les cuisses. On élève alors une des sphères, celle de droite, par exemple, jusqu'à ce que l'avant-bras droit passe au-dessus de la tête sans la toucher. Pendant toute la durée de ce mouvement, le corps s'incline en arrière et la main gauche bouge à peine; le bras droit s'abaisse ensuite et la barre descend derrière le corps.

Cette seconde position occupée pendant quelque temps, on revient à la position première; on fait monter la sphère gauche vers la droite jusqu'à ce que l'avant-bras gauche vienne passer au-dessus de la tête, puis on la descend devant le corps vers la gauche jusqu'à ce que la barre revienne à la première position.

Cet exercice est excellent pour combattre les prédispositions qu'ont certains enfants à se tenir voûtés.

Un autre exercice de la barre à sphères que nous recommandons est celui-ci. On élève la barre horizontalement au-dessus de la tête, les mains près des sphères, les bras entièrement allongés, puis on écarte les pieds le plus loin possible. On dirige alors une des sphères d'un côté et on la fait descendre de ce côté en fléchissant tout le corps jusqu'à ce que la sphère inférieure touche le sol en avant du pied, le jarret du côté où la sphère touche à terre est fléchi, le bras est au contraire allongé, l'autre bras est courbé au-dessus de la tête. Une fois que l'on a marqué cette position, on ramène le corps verticalement, la barre à sphères au-dessus de la tête. On l'incline ensuite du côté opposé en répétant pour ce côté les mouvements que nous venons d'indiquer. Cet exercice est un des plus pénibles parmi ceux que l'on pratique avec la barre, il est en effet très-difficile de maintenir le corps bien en face et en avant, tout en le courbant fortement sur le côté, et de placer exactement la jambe et le pied, du côté où la barre descend, en ligne droite avec le corps.

## § IV. — Exercices de projection.

**Les disques et les discoboles dans l'antiquité.** — Les exercices de projection ont pour but de développer tantôt la force, tantôt l'adresse de ceux qui s'y livrent; ils ont été connus dès les temps les plus reculés, et dans l'antiquité grecque ils ont pris place à côté des exercices de la lutte et du pugilat, aux jeux olympiques. Hâtons-nous de dire que le jet du disque était un exercice qui exigeait une très-grande force musculaire. Le disque était en effet une masse très-pesante, consistant en un morceau de métal d'une forme variable, ou même plus simplement en un bloc de pierre qu'on jetait devant soi le plus loin possible. Le plus souvent, le disque était circulaire, de même épaisseur sur les bords qu'au centre, ou bien il était aminci sur ses bords, et avait la forme d'une lentille biconvexe; la surface en était polie et luisante, ce qui rendait plus difficile l'action même de le tenir. Pour éviter de laisser échapper le disque de leurs mains, les athlètes se frottaient la main droite avec du sable légèrement humide Cette précaution une fois prise, ils s'avançaient dans un endroit appelé *balbis*. Pour lancer le disque en avant, ils inclinaient le corps en le faisant reposer sur la jambe droite légèrement fléchie, ils étendaient le bras droit en arrière, amenaient le disque à la hauteur de l'épaule et le laissaient un moment dans cette position; prenant alors de la main gauche un point d'appui sur le genou droit, ils faisaient décrire vivement un demi-cercle à la masse pesante;

celle-ci s'échappait par la tangente au demi-cercle décrit, de même que la pierre qui sort de la fronde, et parcourait un arc parabolique d'une plus ou moins grande étendue, suivant la force du discobole. Au moment où le palet s'échappait, toutes les forces de l'athlète, concentrées en vue de produire un certain effet, se détendaient en même temps, et le corps, se redressant vivement, était lancé en avant avec une assez grande violence.

La statue du discobole, attribuée au sculpteur Myron, qui florissait au v^e^ siècle avant Jésus-Christ, nous montre parfaitement la position du corps de l'athlète au moment précis où le palet va s'échapper de ses mains; c'est le meilleur de tous les commentaires que l'on puisse faire à ce sujet. L'œuvre de Myron ne s'est point transmise jusqu'à nous, mais il en existe un grand nombre de copies, dont la plus remarquable est celle que possède le British Museum à Londres.

**Le javelot et les moyens de s'en servir.** — L'exercice du disque dans l'antiquité était une excellente préparation à la guerre. N'était-il pas alors absolument nécessaire de savoir lancer des projectiles à l'aide des mains, puisque les instruments faisaient défaut? Les projectiles dont se servaient les guerriers n'étaient certes pas aussi pesants que les lourds palets dont se chargeaient les athlètes, mais, comme il fallait les lancer à des distances considérables, il était encore nécessaire de déployer une grande force dans leur maniement. On donnait le nom de javelot à des armes en bois d'une grande longueur (elles avaient chez les Romains du Bas-Empire huit pieds de long), munies à leur extrémité d'une pointe en fer très-longue et descendant très-avant sur le corps de l'instrument. La forme de ces armes était variable, si on en juge par le nombre de mots différents qu'employaient les Grecs pour les désigner. On se servait du javelot tantôt comme d'une pique ou d'une lance, c'est ainsi qu'Achille tua Hector sous les murs de Troie (1), tantôt au contraire comme d'un projectile, cette arme était donc à la fois offensive et défensive. Le jet du javelot exerçait une influence salutaire sur les parties supérieures du corps, il fortifiait et développait le thorax et les organes respiratoires. A ce titre, il pouvait figurer dans la gymnastique médicale à côté du disque, recommandé par les médecins aux tempéraments pléthoriques.

La position du corps, le mouvement des bras et des épaules, l'attitude de la tête n'étaient pas pour le jet du javelot les mêmes que pour celui du disque. L'athlète qui se livrait à cet exercice se tenait roide, l'épaule droite se portait en arrière à cause du bras levé en l'air, le bras gauche restait libre, la jambe gauche s'avançait en avant, tandis que le pied droit porté en arrière se soulevait légèrement de terre au moment de l'action. La main, levée à la hauteur de l'oreille droite, tenait le javelot horizontalement et le tournait en tous sens avant de le projeter au loin. Pour faciliter ces mouvements qui assouplissaient la main et doublaient la force d'impulsion, on attachait souvent au manche du javelot une courroie de cuir. Cet appendice, pensait-on, don-

(1) Homère, *Iliade*, livre XXII.

nait au jet non-seulement plus de force, mais encore un plus grand degré de précision.

**Jeux des Suisses, des Écossais et des Orientaux.** — Les exercices du disque et du javelot sont encore pratiqués, les uns par les Suisses, les autres par les peuples Orientaux ; seulement, au lieu de se servir de disques, les Helvétiens trouvent moins coûteux de se servir des quartiers de roche que la nature leur fournit à profusion. Ils jettent ces pierres à la main comme le faisaient les discoboles de l'antiquité, dont ils imitent les positions athlétiques. Les Écossais ont un jeu à peu près semblable, le *lancement du marteau* (*Throw the hammer*) qui exige également une très-grande force. Le marteau se compose d'une boule très-pesante, en métal emmanchée au bout d'un bâton d'environ un mètre de longueur. Le joueur, les bras nus, saisit cette masse, lui fait faire plusieurs tours de moulinet, et la lance au loin après avoir pris son élan. Il n'est pas moins important ici de déployer de la force et de l'adresse que de savoir s'arrêter dans son élan, afin de ne pas franchir un mat couché par terre, et près duquel vient se marquer le dernier pas. Le gagnant est celui qui lance sa masse le plus loin du point de départ.

Les Orientaux, principalement les Persans, les Arabes et les Turcs, excellent à lancer un instrument qui a quelque analogie avec le javelot antique et qu'ils appellent *djérid* ou *girid*. Le djérid est un dard fait d'un bois mince et dur qui ressemble à un long roseau. Quand ils chevauchent tranquillement, cette lance, ornée de festons et de houppes, s'élève perpendiculairement à leurs côtés, mais lorsqu'ils se précipitent au galop, ils brandissent l'arme horizontalement au-dessus de leur tête, et après lui avoir imprimé des vibrations saccadées, ils la projettent à de grandes distances. A peine le trait est-il parti, qu'ils courent de toute la vitesse de leurs chevaux et la rattrapent à la course en se baissant sans quitter la selle. Le djérid n'est généralement pas une arme de guerre, bien qu'il puisse le devenir, c'est le plus souvent un projectile inoffensif employé dans les jeux. Le jeu du djérid est le passe-temps favori de tous ces peuples, auxquels il plaît d'autant plus que c'est un exercice équestre, et que, par conséquent, il leur permet de déployer à la fois leur ardeur à décocher un trait et leur dextérité à conduire un cheval.

**La fronde et ses usages.** — L'art de lancer des pierres et des traits se perfectionnant, la fronde et l'arc furent inventés. La fronde est un instrument fait de corde ou de cuir, au bout duquel on place une pierre plus ou moins lourde pour la projeter au loin. Le principe sur lequel repose cet instrument n'est autre que la force centrifuge ; la pierre contenue dans la fronde tend à s'échapper par la tangente comme le disque lancé par la main de l'athlète.

L'antiquité de ces exercices est incontestable, et on trouve dans les Écritures saintes un grand nombre de passages où il en est question ; la tribu de Benjamin excellait à lancer des pierres par ce moyen, et c'est à l'aide d'une fronde que David terrassa le géant Goliath.

Les Grecs ne connurent qu'assez tard les avantages de cette arme, dont l'usage valut aux Acarnaniens une grande réputation. Les Romains entretinrent longtemps dans leurs armées des frondeurs qui, selon Végèce, envoyaient par ce moyen des projectiles à une distance de 600 pieds romains. L'usage de la fronde se continua longtemps encore jusqu'à ce que l'invention des armes à feu, en bouleversant la tactique militaire, la fit disparaître. Aujourd'hui en plein XIX^e^ siècle, l'exercice de la fronde, arme primitive et arriérée s'il en fut, est encore pratiqué par les enfants des campagnes et contribue à l'agrément des fêtes de quelques peuplades montagnardes.

**L'arc dans l'antiquité et dans les temps modernes.** — L'arc, qui semble originaire de l'Asie, servait à envoyer au loin des traits légers. C'était une arme assez difficile à manier, car l'adresse ne suffisait point pour faire un bon archer. Le premier point était, en effet, de pouvoir tendre l'arc, ce qui demandait une force peu commune. Aucun des prétendants à la main de Pénélope ne réussit à bander l'arc d'Ulysse, et cependant, c'était ce qui devait mettre un terme à leurs incertitudes et décider le choix de l'inconsolable veuve. Malgré toute leur ardeur, un pareil exercice était trop fort pour leurs bras débiles.

Les Grecs ont connu l'usage de l'arc de très-bonne heure, et Homère, l'historien fidèle des temps héroïques, cite en maints passages de ses œuvres les noms des guerriers qui y ont excellé. Les peuples sauvages des solitudes de la Scythie étaient redoutés pour leur habileté dans ce genre d'exercice, et, au dire de Platon, savaient également bien tirer de la main droite que de la main gauche. Les Perses enseignaient à leurs enfants, dès le bas âge, à faire usage de l'arc, et les Parthes n'étaient à proprement parler qu'une nation de cavaliers et d'archers. Les Romains considéraient l'arc comme une arme nationale, bien que les archers qui servaient dans leurs armées ne fussent que des mercenaires.

L'usage de l'arc subsista dans les armées jusqu'au moyen âge. Les croisés, au dire d'Anne Comnène, envoyaient des flèches avec une vigueur telle, qu'elles traversaient les boucliers les plus épais et s'enfonçaient tout entières dans les remparts des villes. L'invention des armes à feu fit disparaître l'arc comme la fronde. Les Anglais cependant, qui ont pour ce genre d'exercice une prédilection toute nationale, l'ont conservé pendant longtemps encore et les fastes de l'histoire de l'arc en Angleterre sont très-nombreux.

**Exercices de projection dans les gymnases.** — L'influence sur l'organisme de tous les exercices que nous venons d'examiner est évidente et l'on n'en peut nier les bienfaits; aussi a-t-on songé à les conserver comme exercices gymnastiques. Primitifs et grossiers par eux-mêmes, on en a adouci le caractère de brutalité et de violence par des modifications légères. Pour cela, il a suffi d'exiger du corps des efforts moins vigoureux, c'est-à-dire de diminuer le poids du projectile et de rendre moins pénible l'usage de l'instrument destiné à le lancer. Dans ces conditions la force physique et brutale n'atteindra pas son maximum de développement, mais le corps y trouvera plus d'avantage, en ce que les membres seront rendus plus souples et plus agiles.

Dans les gymnases modernes, on se sert, au lieu de disques, de boulets dont le poids est peu considérable. La manière dont ce boulet est lancé est la même que celle usitée par les discolobes. Le pied droit est tendu en arrière, tandis que la jambe gauche est légèrement pliée, le bras droit, dont la main soutient le boulet, décrit deux ou trois fois un demi-cercle vers la terre de manière à prendre de l'élan; le bras gauche, au contraire, est allongé et tendu près du corps. Au moment où le boulet est lancé et en vertu de la vitesse acquise, le corps est lui-même projeté en avant par un ou deux sauts. Pour que cet exercice soit véritablement profitable, il est absolument nécessaire qu'il soit également pratiqué par les deux membres thoraciques, on pourrait cependant, l'employer utilement dans le cas où on aurait à remédier à la faiblesse d'un seul de ces membres.

**Les quilles, les boules et le palet.** — Les mouvements exécutés dans les gymnases pour jeter un projectile au loin sont pratiqués dans les campagnes sous forme de jeux. Le plus connu de tous ces jeux est celui des quilles. Nous n'insisterons plus sur la succession des mouvements qu'exige cet exercice, nous ferons simplement remarquer que, pour jouer aux quilles, il est nécessaire de s'incliner et de se relever souvent, que, par conséquent les muscles des lombes entrent sans cesse en action; il en résulte que ce jeu est particulièrement avantageux aux personnes chez lesquelles il est nécessaire de faire mouvoir l'épine dorsale et les membres thoraciques. Nous dirons la même chose du jeu de palet et du jeu de boules.

**Exercice de la balle. — La paume.** — Un autre jeu qui touche à la gymnastique par sa nature est celui de la balle. L'exercice de la balle est fort ancien, puisqu'il était connu du temps d'Homère. Les Grecs l'introduisirent dans leurs gymnases parmi les exercices qu'ils désignaient sous le nom de sphéristiques. Mais, comme tous les exercices antiques, l'exercice de la balle avait principalement pour but d'endurcir le corps à la fatigue et de lui faire acquérir de la vigueur. Aussi ne se servait-on ni de raquettes ni de battoirs, mais bien des mains seules comme on le fait encore aujourd'hui dans l'exercice de la balle au mur.

Le jeu de paume, pratiqué avec ardeur en Espagne, trouve de nombreux amateurs dans nos campagnes, où il n'est pas rare de rencontrer, aux jours de fête, une douzaine de champions alertes et vigoureux combattant en champ clos pendant des heures entières et déployant autant de force que d'élégance. Ce jeu, qui est plein d'intérêt, non pas seulement pour ceux qui s'y livrent, mais encore pour les spectateurs, tient sans cesse le joueur en haleine. Tantôt fixe, tantôt bondissant dans tous les sens afin d'arrêter la balle dans son parcours ou de la chasser loin de lui, le joueur de paume est obligé d'appeler à son service tous les muscles de son corps. Quand la raquette frappe, le poignet seul agit, mais, auparavant, le bras a produit un mouvement de circumduction souvent fort gracieux pour donner à la main plus de vigueur. D'autre part, souvent le joueur est obligé de se fendre à fond pour toucher une balle mal jugée et, si la riposte est vive, il lui faut rompre non pas d'une semelle, mais de plusieurs sauts dont la rapidité est en rapport avec l'agilité de l'exécutant.

« On conçoit, dit le docteur Berthier (1), que cet exercice, pris en plein air pendant plusieurs heures et dans la bonne saison, ait le plus favorable effet sur l'organisme. Il résume tout aux yeux du médecin physiologiste : marche, course, saut, extension, flexion, même jusqu'aux muscles de la face qui, par les émotions sans nombre que le joueur éprouve, sont en mouvement; en un mot tout le système locomoteur se trouve mis à contribution. »

L'exercice de la balle convient principalement aux jeunes gens, soit à cause de l'extrême agitation et de la vivacité des mouvements qu'il occasionne, soit surtout par la force qu'il faut y déployer.

**Jeu de volant.** — Le jeu de volant, au contraire, appartient plus particulièrement au sexe féminin. Il ne faut point beaucoup de force pour faire voyager dans les airs un léger morceau de liége surmonté de plumes bariolées, mais il faut une certaine adresse qui ne s'acquiert que par la pratique. Cet exercice peut servir à développer les muscles de la région du cou et à redresser la tête. Il est vrai de dire qu'il met fort peu en action les membres abdominaux, mais ceci n'est nullement regrettable, car ces membres sont généralement assez développés chez les femmes.

(1) Berthier, *De l'exercice musculaire comme moyen thérapeutique*. Thèse de doctorat. Paris, 1862.

## § V. — Sauts avec des instruments.

**Des instruments usités généralement.** — Les sauts avec des instruments présentent plus de danger et de difficulté que la plupart des exercices que nous venons d'examiner. Tantôt, en effet, ces instruments sont destinés simplement à charger le corps, dans ce cas, la chute de celui-ci s'effectue plus rapidement ; il arrive sur le sol avec une force vive beaucoup plus considérable, qui par sa destruction rapide réagit violemment sur tous les organes. Tantôt les instruments ont pour but d'aider le corps à se soulever dans l'espace, mais alors le centre de gravité en équilibre instable au bout d'une perche se déplace, soit à droite, soit à gauche et est projeté à terre. Cette classe d'exercice convient donc principalement à ceux dont les organes ont déjà acquis une grande résistance par des exercices gymnastiques préliminaires. Nous ne parlerons pas du saut avec des masses pesantes, nous examinerons seulement ce qui se passe lorsqu'on saute avec une perche, un fusil, ou tout autre instrument du même genre.

**Sauts avec une perche.** — La chose la plus importante, c'est de bien tenir la perche et de la bien fixer à terre, aussi, dans les gymnases, fait-on longtemps répéter aux élèves des exercices préliminaires afin de les accoutumer à prendre la meilleure position. La main droite tient la perche par son extrémité supérieure, le pouce en haut, les ongles en dedans, la main gauche est placée à un mètre environ de la main droite le pouce en bas les ongles en dessus (fig. 34). La perche étant tenue dans cette position, on court quelques pas pour prendre de l'élan. L'extrémité inférieure de la perche est placée à une distance plus ou moins grande du corps, suivant la largeur qu'il s'agit de franchir. Le corps se

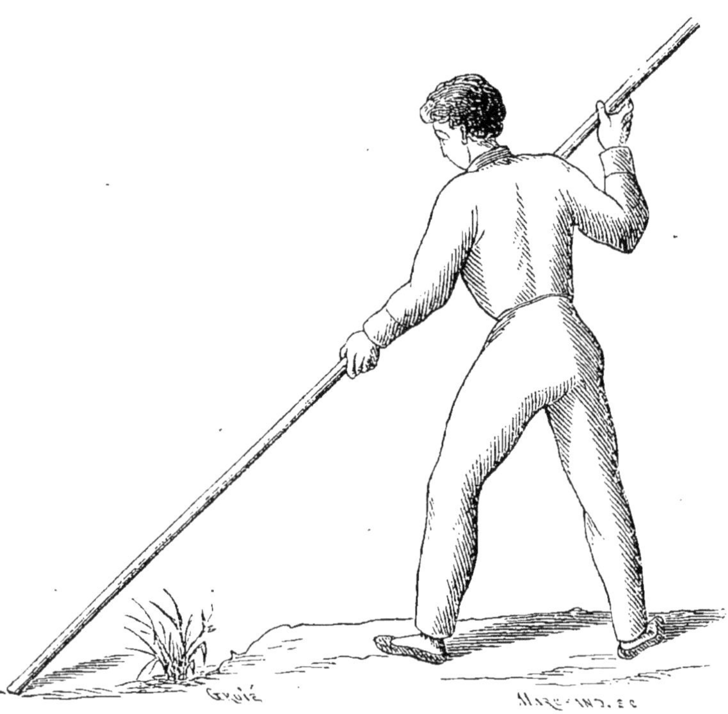

Fig. 34. — Saut avec une perche (1re position).

soulève et il est maintenu dans cette position par les mains qui tiennent fortement la perche; les jambes se placent le plus horizontalement possible (fig. 35). Au milieu du saut, lorsque la perche est perpendiculaire sur le sol, les efforts des muscles thoraciques cessent, la main droite commence à imprimer à la perche un mouvement contraire de haut en bas, sans toutefois la détacher du sol. En même temps le corps exécute un

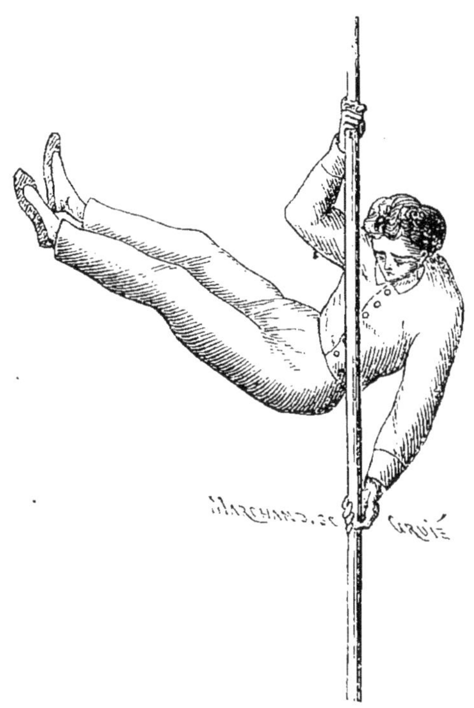

Fig. 35. — Saut avec une perche (2e position).

mouvement de rotation sur son axe vers la gauche pour que la face reste tournée vers le côté d'où l'on est venu. Les règles pour toucher la terre sont les mêmes que celles du saut ordinaire.

La trajectoire décrite par le corps est un cercle et non plus une parabole. On peut, en effet, considérer la perche, se mouvant dans un plan autour d'un point fixe, comme le rayon d'un cercle. Ce rayon doit s'agrandir proportionnellement aux dimensions de l'obstacle indiqué ; si, par exemple, un fossé a deux mètres de large il faudra placer la main gauche à plus de deux mètres du bout inférieur et ainsi de suite, de manière que l'obstacle à franchir se trouve toujours au-dessous de la circonférence que le corps doit parcourir en s'élevant en l'air.

Les sauts avec des instruments peuvent s'effectuer suivant trois directions principales, largeur, hauteur, profondeur; ils se compliquent d'ailleurs comme les sauts ordinaires (1).

### § VI. — Luttes avec des instruments.

Les luttes avec des instruments peuvent se diviser en deux classes : dans les unes, on cherche à faire avancer son adversaire, dans les autres, au contraire, on s'efforce de le faire reculer. On désigne les premières sous le nom de luttes de traction, les secondes sous le nom de luttes de répulsion. Les luttes de traction et de répulsion remplacent avantageusement les luttes antiques; elles présentent l'avantage d'exercer simultanément les bras et les jambes. La pratique de ces luttes n'est nullement dangereuse en elle-même, on peut donc dire que les exercices dont nous allons nous occuper tiennent une place importante dans l'éducation physique du corps.

**Lutte de traction, debout avec des poignées.** — Les

(1) Voir art. SAUT.

instruments les plus fréquemment employés pour ces luttes sont les *poignées*, et les *petits bâtons*. Les poignées sont formées de deux morceaux de bois réunis par leur milieu au moyen d'une corde de quinze à vingt centimètres (fig. 36). Les petits bâtons ne sont autres qu'un morceau de bois très-dur, taillé en cylindre et dont la longueur est d'environ cinquante centimètres.

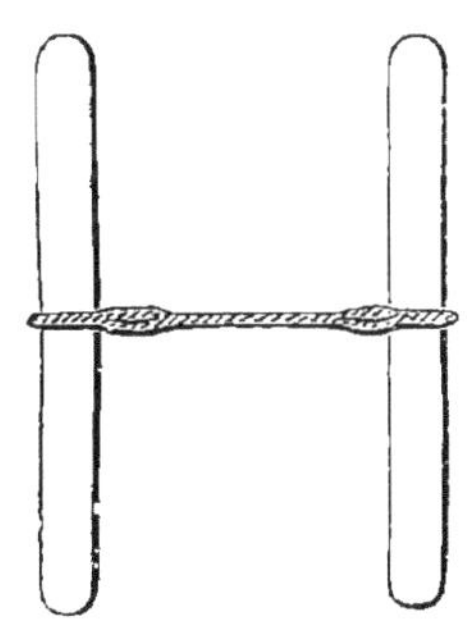

Fig. 36. — Poignées.

Lorsque la lutte aux poignées n'a lieu qu'avec une seule main, chaque lutteur tient une poignée, la corde placée entre le second et le troisième doigt, les ongles en dessous; le bras resté libre est dirigé vers la terre le poing fermé à dix centimètres environ de la hanche. Au moment où s'exerce l'effort, le bras muni de la poignée s'élève horizontalement, la jambe du même côté s'avance, tandis que l'autre est légèrement fléchie en arrière. L'effort est continu ou saccadé. Ce qu'il faut, c'est entraîner son adversaire; on ne doit jamais se jeter ni à droite ni à gauche.

**Lutte de traction, assise avec des poignées.** — Dans la lutte assise avec les poignées, chaque lutteur se place à terre, les jambes bien tendues, de manière que ses pieds s'appliquent, plante contre plante, contre ceux de son adversaire. La sangle des poignées passe entre les deux pieds et les poignées elles-mêmes touchent les tarses. Le corps est maintenu bien droit, les mains posées sur les genoux. Pour prendre les poignées et commencer la lutte, chaque lutteur s'incline en avant sans fléchir les jambes, prend la poi-

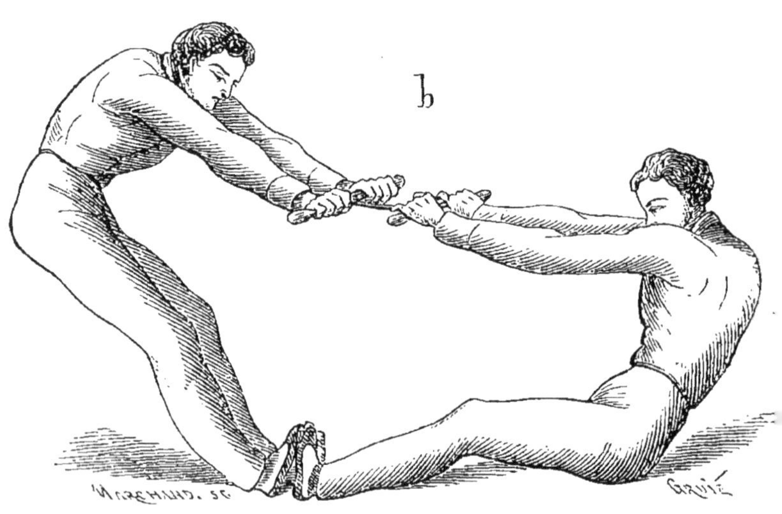


Fig. 37. — Lutte de traction assise, avec des poignées.

gnée avec les deux mains le plus près possible de la sangle, et commence à tirer des deux bras avec la même force, doucement d'abord, puis de plus en plus vigoureusement (fig. 37). En procédant ainsi, on sent tout de suite que l'appui des pieds s'arc-boutant les uns contre les autres est d'un grand secours, que les premiers effets de l'application de la force de traction a lieu sur eux et qu'il faut avoir grand soin de ne pas les déranger. Généralement, le lutteur le plus faible se penche à droite ou à gauche pour éviter d'être soulevé et vaincu, il est inutile de dire que ce procédé n'est nullement loyal et ne doit pas être employé.

**Lutte de traction avec une corde.** — Les luttes de traction peuvent s'exécuter plus simplement, à l'aide d'une corde de cinq ou six mètres de longueur et de la grosseur du petit doigt. Dans cette lutte, chaque lutteur prend la corde de la main droite, la passe par-dessus la tête, étend le bras droit vers la terre et près de la jambe droite et entortille son poignet droit d'un ou deux tours de corde ; il passe ensuite le bras gauche par-dessus la corde en l'étendant de toute sa longueur, la saisit avec la main gauche, les ongles tournés en dessous, penche le corps vers la droite en roidissant la jambe gauche placée en avant. Dans cette position, le lutteur exerce un effort continu pour entraîner son adversaire qui s'y oppose de toute sa force. Inutile de dire que cet exercice de traction peut avoir dans la vie une foule d'applications utiles, soit pour porter secours, pour tirer un bateau, un lourd fardeau, etc. On accoutume souvent les élèves dans les gymnases, à des exercices de traction générale, qui ont pour but de leur apprendre à régulariser leurs efforts.

**Lutte de répulsion avec des arcs-boutants.** — Les luttes de répulsion se font au moyen d'un arc-boutant ; on appelle ainsi un bâton d'environ $1^{m},60$ de longueur muni à ses deux extrémités d'un épauloir cintré. Pour lutter avec cet instrument, chacun se fend de la jambe gauche en avant et après avoir placé les arcs-boutants horizontalement, les épauloirs au défaut de l'épaule droite, s'efforce de faire reculer son adversaire. La meilleure position à prendre est celle-ci : la jambe gauche en avant, la jambe droite bien tendue, le pied

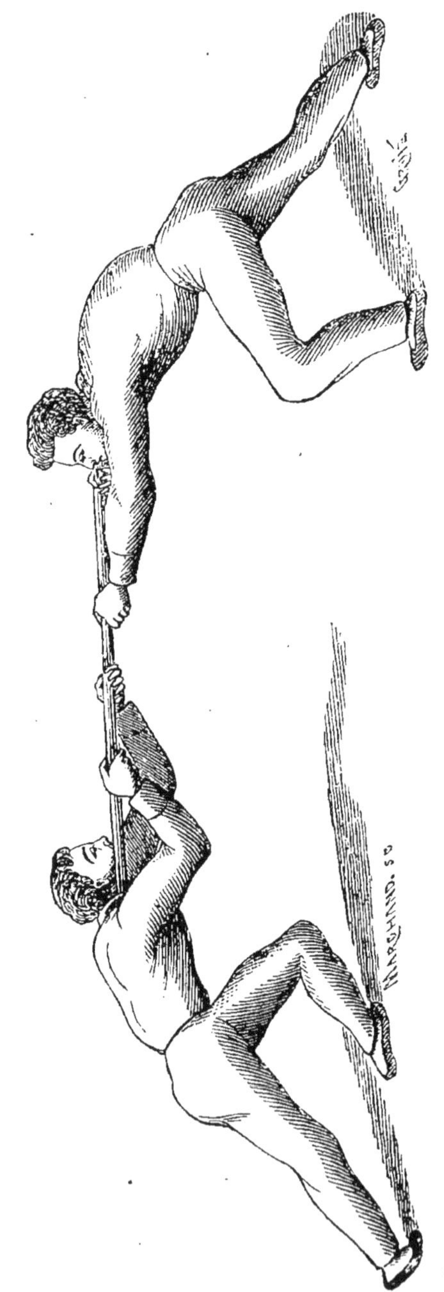

Fig. 38. — Lutte de répulsion avec des arcs-boutants.

droit cramponné à terre, la main droite fixée au bâton près de l'épaule droite, les ongles tournés en dessus, la main gauche située de la même manière en avant de la droite. Pour que la lutte aux arcs-boutants soit profitable, il faut qu'elle soit pratiquée également par chaque épaule; aussi conviendra-t-il, après avoir lutté un certain nombre de fois avec l'épaule droite, de lutter le même nombre de fois avec la gauche. Le grand avantage de cette lutte, c'est de ne jamais pouvoir causer d'accidents, quelle que soit d'ailleurs l'ardeur des lutteurs et le degré de force qu'ils développent.

## § VII. — Escrime.

**L'escrime en Grèce et à Rome.** — Les Grecs ont pratiqué l'escrime, qu'ils nommaient *hoplomachie*, de trois manières différentes. Armés d'épées obtuses, ils se livraient des assauts homme à homme, ou s'escrimaient contre des colonnes et des poteaux, ou bien enfin contre un adversaire imaginaire. De quelque manière qu'il fût exécuté, cet exercice était excessivement violent, et provoquait rapidement une abondante transpiration. Aussi Cœlius le conseillait-il comme un moyen puissant de guérir la polysarcie, ou obésité.

L'escrime prit naissance à Rome dans les jeux des gladiateurs. Ceux-ci, d'abord d'une cruauté horrible, comme l'attestent tous les auteurs de l'époque, furent transformés en combats pacifiques à la suite des édits de l'empereur Antonin. Les armes meurtrières furent supprimées et remplacées par des armes obtuses, sans danger pour les combattants. Dès lors l'escrime prit place parmi les exercices salutaires, se perpétua chez les modernes, s'y perfectionna et devint bientôt un art véritable.

**Escrime au fleuret ou à l'épée. — Son influence physique.** — Les armes dont on se sert pour l'escrime sont diverses et chacune comporte tout un apprentissage. L'escrime au fleuret ou à l'épée a été pendant bien des siècles et est encore aujourd'hui fort à la mode; c'est, avec l'équitation, l'exercice de prédilection des classes riches. Cet exercice est cependant particulièrement pénible en ce qu'il agit avec énergie sur l'ensemble des masses musculaires et organiques. Dans l'escrime, comme dans tous les exercices qui établissent une rivalité directe entre deux individus, tous les actes de la vie semblent se centupler. Le désir de triompher tient en éveil la plupart des sens et des facultés intellectuelles; la vue et le jugement acquièrent par cet exercice une précision remarquable. Malheureusement on peut reprocher deux choses à l'escrime : la première, c'est de trop développer certaines parties du corps au détriment des autres, la seconde, de rendre insolent et batailleur la plupart de ceux qui s'y adonnent. Au point de vue physique, il semble, au premier abord, que dans l'exercice qui nous occupe tout le corps soit également en mouvement. En effet, si le bras droit tient le fleuret et le fait agir, le bras gauche n'est nullement inactif, tantôt il est levé, tantôt violemment ramené vers la terre. De même pour les jambes, si le membre abdominal gauche est presque le seul qui, dans la position dite *en garde*, soutienne le poids du corps, la jambe droite lorsqu'on est fendu est celle qui éprouve le plus de fatigue. Il y a donc une apparente régularité dans la répartition des mouvements, mais, lorsqu'on examine plus à fond la nature de ces mouvements, on voit qu'il n'en est plus ainsi. Le bras droit en effet, non-seulement supporte le poids de l'épée, mais encore change à chaque instant de position, de pronation il entre en supination, d'abduction en adduction, etc. Tandis que celui du côté opposé n'agit que comme un balancier, n'exécute aucun mouvement partiel et n'est soumis qu'au mouvement de totalité qui se passe dans l'articulation scapulo-humérale. D'autre part, soit que souvent on néglige d'étendre subitement en se fendant l'articulation fémoro-tibiable, soit que dans la partie sur laquelle repose le corps lorsqu'on est fendu, les muscles soient plus tiraillés et fassent des efforts plus considérables, il est certain que les muscles du côté droit, principalement ceux de la cuisse et de l'avant-bras, prennent un développement bien supérieur à celui des muscles du côté gauche.

**Influence morale.** — Quant à l'influence morale qu'exerce l'escrime à l'épée, rien n'est plus facile à constater. Au moment où cet art atteignit son apogée de perfection et de gloire, c'est-à-dire au XVI^e siècle, à ce moment, dis-je, les duels étaient si fréquents qu'on ne comptait guère moins de quatre mille hommes tués chaque année dans ces sortes d'affaires! Pleins de confiance dans leur adresse, les jeunes seigneurs n'hésitaient pas à risquer leur vie pour le prétexte le plus frivole; combien d'entre eux ont été ainsi moissonnés à la fleur de l'âge! combien de familles riches ont été ainsi privées d'héritiers! Richelieu, en interdisant le duel sous peine de mort, rendit à la société un immense service; aujourd'hui la loi n'est plus si sévère, mais les peines qu'elle inflige au duelliste sont encore de nature à faire réfléchir les plus hardis; aussi la monomanie du duel s'est-elle singulièrement calmée, sauf chez quelques spadassins égarés au XIXe siècle.

**Escrime à la baïonnette.** — Le double inconvénient physique et moral que nous venons de signaler cesse absolument dans l'escrime dite à la baïonnette. Peu d'exercices présentent autant d'avantages que celui que nos soldats pratiquent chaque jour sous nos yeux dans les jardins publics ou dans les terrains vagues. Les jambes et les bras reçoivent à peu de chose près la même quantité de mouvements, il en résulte qu'ils reçoivent un accroissement symétrique. L'escrime à la baïonnette donne au soldat de l'assurance et de la confiance dans son arme, sans pour cela le rendre téméraire. L'utilité de cet exercice a enfin été comprise en France, et depuis quelques années, les élèves sont exercés dans les lycées au maniement du fusil.

L'escrime, soit à l'épée, soit à la baïonnette, développe plus les muscles des membres que ceux du tronc, elle donne une grande souplesse aux ligaments articulaires, une extension remarquable à la cavité thoracique et contribue d'une manière fort efficace à la correction des attitudes vicieuses.

## § VIII. — Chasse.

**La chasse en plaine.** — La chasse, dans les contrée

tempérées et civilisées, est un exercice plutôt agréable et salutaire que pénible et dangereux. Livré à toutes les jouissances que peuvent lui procurer la fortune, l'homme riche trouve dans la chasse tout le charme d'une vie aventureuse et nomade, sans en avoir les inconvénients. Il bat les plaines et les bois par les temps les plus différents, trouvant une sorte de plaisir à s'endurcir aux fatigues et aux intempéries des saisons. Sans cesse en éveil, l'oreille attentive, l'œil au guet, le chasseur ne songe qu'au coup de fusil qu'il va tirer, se réjouissant par avance du succès. En marche dès le lever du soleil, il passe sa journée en plein air à courir, sauter, se courber, se redresser et même à crier. L'appétit ne lui fait jamais défaut, et c'est avec délices qu'il savoure des mets qu'en toute autre occasion il aurait dédaignés.

**Son action physiologique.** — Tous les auteurs de l'antiquité ont été frappés par les avantages que l'on peut tirer de la pratique de cet exercice. Aristote et Galien le préconisaient; Cyrus le regardait comme l'exercice le plus apte à endurcir le corps à la fatigue. Lycurgue le conseillait aux habitants de Sparte comme le meilleur assaisonnement de leurs repas. Il est vrai de dire que la chasse, dans l'antiquité, présentait plus de difficultés qu'aujourd'hui. Telle qu'elle est actuellement, la chasse ne communique pas une grande force au système locomoteur; elle le forme par une espèce d'habitude à la fatigue, sans le rendre propre à vaincre de grandes résistances. Le fusil met faiblement en action les membres thoraciques; d'autre part, les membres abdominaux par une fatigue trop continue et une station verticale trop prolongées, deviennent le siége de stagnations sanguines et de dilatations variqueuses et n'acquièrent pas la force qui résulte des exercices dans lesquels les muscles subissent de violentes contractions entremêlées d'intervalles de repos. L'insuffisance du régime alimentaire à réparer les pertes effectuées par la transpiration pendant la durée de la chasse, cause en général un amaigrissement notable; de là la sécheresse de constitution des vieux chasseurs.

L'exercice de la chasse est avec raison regardé par tous les médecins comme propre à détourner les jeunes gens des plaisirs de l'amour. C'est aussi, dit-on, un moyen fort efficace pour détruire le penchant à l'onanisme, non pas seulement par les nombreuses distractions que la chasse procure à l'esprit, mais encore par le sommeil profond et réparateur qui ne tarde pas à s'emparer du chasseur dès qu'il se couche.

**La chasse à l'affût et au marais.** — Il existe d'autres espèces de chasse que les chasses en plaine ou sous bois, dont nous venons de parler. La chasse à l'affût, qui consiste à observer pendant de longues heures le silence le plus complet et l'immobilité la plus absolue, ne procure plus les mêmes bienfaits. Quant à celle dite au marais, pratiquée à l'époque des premières gelées et au milieu des brouillards, elle présente de grands inconvénients, dont les moindres sont les fluxions de poitrine, les catarrhes et les douleurs rhumatismales; c'en est assez pour qu'on doive la laisser à ceux qui par nécessité sont forcés de s'y livrer. La chasse à courre étant pratiquée à cheval, les effets ressentis par le chasseur ne sont autres que ceux produits par l'équitation. Nous y reviendrons plus loin.

## § IX. — Billard.

**Nature et avantages du jeu de billard.** — Le billard est un jeu tellement répandu dans toutes les classes de la société, que nous croyons devoir l'examiner en tant qu'exercice corporel. Tous les joueurs de billard, et ils sont nombreux, s'accordent à déclarer le billard le plus agréable et le plus beau de tous les jeux; pour eux, les *carambolages* ont non-seulement le pouvoir de distraire l'esprit, mais encore celui de maintenir le corps en bonne santé. Voyons sur quoi peut se baser leur opinion.

A vrai dire, le billard est incapable de donner à ceux qui le pratiquent une grande vigueur, car il n'exige aucun effort considérable; il est cependant incontestable qu'il agit d'une façon salutaire sur l'organisme. Toutes les parties du corps sont mises en action, mais d'une façon très-modérée; une marche continuelle est associée à de nombreux mouvements de flexion et d'extension des bras, à des attitudes variées, qui, exigeant de la part du tronc des courbures et des redressements alternatifs, donnent plus de jeu aux articulations vertébrales.

La pratique du billard sert merveilleusement à l'éducation de la vue, qu'elle accoutume à juger des distances et des directions. D'autre part, comme les calculs et les raisonnements que nécessite le jeu de billard ne fatiguent en rien l'intelligence, l'esprit trouve une grande distraction dans la conversation vive et enjouée des joueurs. Si donc le corps n'éprouve que des sensations douces, il en est de même de l'esprit. A ce point de vue le billard est un très-bon exercice.

**Ses inconvénients.** — Malheureusement il y a un revers à la médaille, car les circonstances qui accompagnent le jeu de billard sont telles, que les bons effets qu'il produit sont en partie supprimés. Les salles de billard, qu'elles se trouvent dans des maisons publiques, ou qu'elles soient dans des maisons particulières, présentent toutes ou presque toutes les mêmes inconvénients, c'est d'être insuffisamment ventilées. Les joueurs s'y accumulent en grand nombre et les produits de l'expiration, joints à ceux de la combustion du tabac et du gaz d'éclairage, ne tardent pas à vicier l'air d'une façon notable. L'oxygène disparaît rapidement et est remplacée par une lourde atmosphère de gaz acide carbonique mêlé à une grande quantité de vapeur d'eau. De là des maux de tête intolérables, des migraines, et si le jeu de billard a eu lieu après le dîner, des maux d'estomac et des mauvaises digestions. A vrai dire on peut éviter ces inconvénients assez facilement, puisqu'il suffit de donner de l'air, mais, généralement, surtout en hiver, comme ce besoin d'air ne se fait pas sentir à ceux qui séjournent depuis quelque temps dans cette atmosphère irrespirable, les fenêtres sont laissées hermétiquement fermées et l'air n'est renouvelé que le plus rarement possible.

Le jeu de billard, dépouillé de ces circonstances nuisibles, est particulièrement recommandable aux personnes âgées et aux femmes; inutile de dire qu'il ne convient nullement aux jeunes gens, dont toutes les forces ont besoin d'être sans cesse mises en jeu.

## § X. — Patin.

**Origine du patin.** — L'art de patiner a pris naissance dans les pays où un froid intense vient suspendre le cours des fleuves et les transformer en voies de cristal, tandis que la neige, obstruant les routes, les rend impraticables pour les simples piétons. Le patin fut donc créé par la nécessité, il semble n'avoir été formé dans les premiers temps que par les os de la mâchoire d'un animal, taillés de façon à glisser sur la glace; sa grande utilité le fit perfectionner et lui fit donner peu à peu la forme qu'il possède aujourd'hui. Chaussé de cet instrument, l'homme peut acquérir une vitesse plus considérable que celle d'un cheval lancé au galop, et parcourir de très-grandes distances dans des instants très-courts; cependant le corps emporté dans cette course rapide peut par un moyen très-simple être arrêté instantanément.

**L'art de patiner.** — Il n'est pas moins difficile pour l'homme d'apprendre à patiner que pour l'enfant d'apprendre à marcher. C'est qu'en effet, le centre de gravité du corps se trouve alternativement placé en équilibre instable sur chaque jambe, en même temps qu'il se trouve détourné à chaque instant de sa direction; il en résulte une très-grande facilité à tomber, facilité qui doit être sans cesse combattue par l'action des muscles. Considérons un patineur au moment où il prend son élan, nous voyons d'abord que son corps s'incline, ce qui a pour effet de faciliter la sortie de la ligne de gravité du polygone de sustentation, puis que la jambe gauche restant fixe et agissant comme un pilier pour soutenir le corps, la jambe droite imprime, par une extension rapide, un mouvement à tout le corps; dès qu'elle a cessé d'imprimer ce mouvement, elle se relève et le pied gauche seul décrit sur la glace une courbe qui paraît être une hyperbole. Lorsque la jambe gauche arrive à l'extrémité de cette courbe, la jambe droite se pose à son tour pour soutenir le corps. La jambe gauche imprime l'élan, puis se relève et c'est au tour de la jambe droite à décrire la même courbe, mais en sens inverse et toujours ainsi. Certains patineurs préfèrent ne point relever alternativement les jambes; ils avancent alors en imprimant aux membres abdominaux un mouvement ondulatoire, produit par un balancement régulier du tronc. Ces mouvements sont fort gracieux sans doute, leur inconvénient est de ralentir sensiblement l'allure du patineur.

Inutile, je pense, d'ajouter que ceux qui prétendent avoir vu écrire un nom sur la glace au moyen d'un seul pied se trompent, non moins que ceux qui soutiennent avoir vu un prestidigitateur enlever une muscade sous un globe sans y toucher. Il est impossible, en effet, de décrire les courbes des lettres sans prendre au moins deux élans.

**Le patin chez les peuples du Nord.** — Certains peuples ont eu le privilége de bien patiner, comme d'autres ont eu le privilége de bien nager. Les Hollandais ont eu une réputation européenne dans cet art. Les habitants de la province de la Frise ont conservé jusqu'à aujourd'hui les traditions du patin. Tous les ans, ils se réunissent pour décerner aux plus agiles d'entre eux des prix d'une valeur assez considérable. Dans quelques pays septentrionaux, on a fait servir le patin à l'art militaire. On a vu en Norwége et même en Angleterre des corps de troupes chaussés de patins exécuter sur la glace toutes les manœuvres militaires avec la même facilité que sur le sol.

L'Allemagne compte un grand nombre d'amateurs du patin; Klopstock, l'auteur de la *Messiade*, pratiqua cet exercice jusque dans l'âge le plus avancé, et Gœthe l'imita dans cet art. « C'est avec raison, s'écrie le chantre d'Hermann et Dorothée (1), que Klopstock a vanté cet emploi de nos forces, qui nous remet en contact avec l'heureuse activité de l'enfance, qui pousse la jeunesse à déployer sa souplesse et son agilité et qui tend à reculer l'inertie de l'âge. Nous nous livrions à ce plaisir avec passion. Une journée entière passée sur la glace ne nous suffisait pas; nous prolongions encore cet amusement fort avant dans la nuit; car, si les autres exercices trop répétés fatiguent le corps, celui-ci semble lui donner plus de souplesse et de vigueur. »

**Patin à roulettes.** — Dernièrement nous avons vu

(1) Gœthe, *Mémoires*.

s'introduire dans Paris un divertissement qui venant d'Angleterre, et sous un nom anglais (*skating-rink*), est devenu subitement fort à la mode : je veux parler du patin à roulettes. Ce patin, inventé par un Français, Garcin, a fait autrefois merveille dans le ballet du Prophète; il ne diffère du patin ordinaire qu'en ce que la lame d'acier a été remplacée par quatre roulettes disposées symétriquement par paire. Le sol sur lequel on patine est généralement en bitume et mieux en ciment, quelquefois en simple parquet. Quant aux mouvements exécutés avec le patin à roulettes, ils ne diffèrent de ceux exécutés avec le patin ordinaire que par la plus grande dépense de force qu'ils nécessitent. Quelque glissant que soit le bitume, il n'atteint jamais le même degré de poli que la glace et la résistance qu'il oppose aux efforts du patineur est souvent sensiblement augmentée. Il en résulte que la fatigue arrive beaucoup plus rapidement que sur la glace elle même; la transpiration devient très-abondante, surtout dans les premiers temps, lorsque l'on commence à s'adonner à cet exercice; il n'est pas rare de voir ceux qui y mettent trop d'ardeur maigrir rapidement dans l'espace de peu de jours. La jeunesse française, qui ne fait rien avec modération, s'est subitement enthousiasmée pour ce nouveau genre d'exercice. Bien des jeunes gens qui en abusent actuellement éprouveront bientôt tous les inconvénients de cet abus et cesseront absolument de le pratiquer, tandis qu'un juste milieu pourrait produire les meilleurs effets sur la santé. Il est très-regrettable que ces *skating-rink* aient succédé à des établissements de plaisir, et soient devenus le rendez-vous de toute la jeunesse oisive de Paris ; ils ne peuvent être fréquentés que par cette classe heureusement minime dans la société ; cette circonstance, pensons-nous, hâtera leur décadence.

## § XI. — Échasses.

**Les échasses en France. — Leur utilité.** — Les échasses sont fort usitées en France par les habitants des Landes, auxquels elles fournissent un moyen précieux de locomotion au travers des sables et des marécages de leur pays. Leur usage est fort ancien, comme l'attestent un grand nombre de miniatures des manuscrits du moyen âge. L'exercice des échasses doit être rangé dans la classe des jeux gymnastiques; c'est cependant celui qui semble le moins propre à développer la force musculaire chez l'homme. Les effets de cet exercice sur l'organisme semblent être ceux de la marche ordinaire. L'avantage qu'il possède sur la marche, c'est d'habituer l'homme à conserver son équilibre, même lorsque la base de sustentation du corps est très-petite.

Il existe plusieurs sortes d'échasses; on peut les réduire à deux types principaux : celles que l'on attache ou qu'on lie fortement aux jambes, ce sont celles dont se servent les habitants des Landes, et celles qui, n'étant assujetties par aucun lien, sont maintenues par les mains. Au point de vue gymnastique, ces dernières seules doivent être usitées, parce qu'elles nécessitent l'entrée en action d'un plus grand nombre de muscles.

**Monter sur des échasses.** — Le premier de tous les

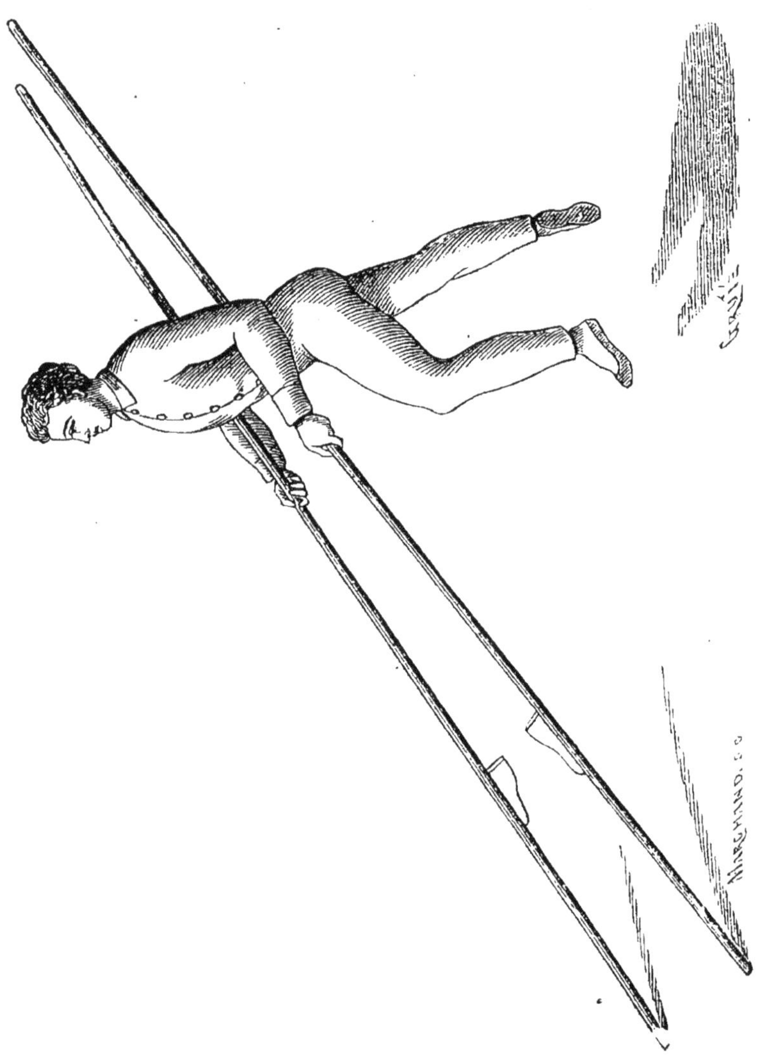

Fig. 39. — Monter sur des échasses.

exercices consiste à monter sur les échasses, et ce n'est

pas là chose facile. Les habitants des Landes ont coutume, pour chausser leurs échasses, de s'asseoir sur quelque lieu élevé, la fenêtre d'une grange, le toit d'une maison, etc. Certains sont assez agiles pour grimper sur leurs perchoirs en rase campagne à l'aide d'un autre bâton. Mais, outre qu'il peut être difficile de trouver un endroit suffisamment élevé, tout le monde n'est pas assez habile pour monter sur des échasses à l'aide d'un bâton. Aussi doit-on employer le moyen suivant. Après avoir placé les bâtons des échasses sous les bras, les goussets en dedans, on les incline en portant les extrémités inférieures en avant, dans un endroit où elles ne puissent pas glisser; on fait alors cinq ou six pas de course, et, à l'aide des mains et des bras, on s'élève en l'air (fig. 39).

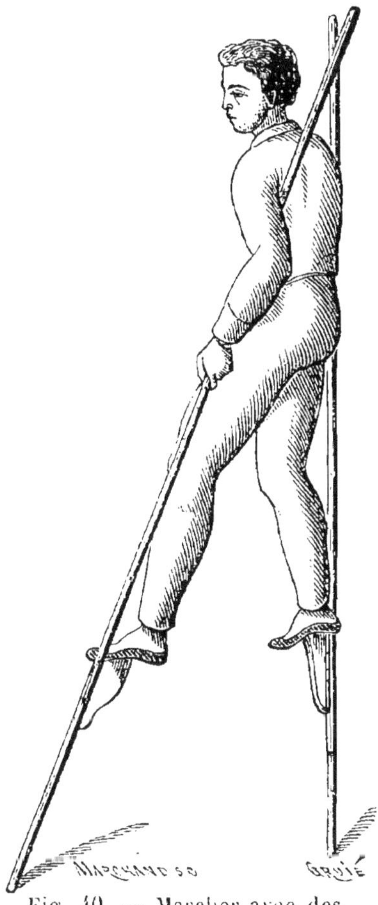

Fig. 40. — Marcher avec des échasses.

**Marcher avec des échasses.** — Une fois l'équilibre bien établi sur les goussets, on commence à marcher; les enjambées sont d'abord petites, mais on peut les allonger progressivement, et lorsque les échasses sont suffisamment longues, ces enjambées deviennent de véritables pas de géant (fig. 40). Les mains doivent toujours être placées à la hauteur des trochanters, et les jambes se fléchir alternativement. Au moment où la jambe se fléchit le bras du même côté se relève, le coude en arrière; il s'allonge lorsque la jambe se tend de nouveau.

**Descendre des échasses.** — Pour descendre des échasses, il est nécessaire de bien prendre ses mesures afin d'empêcher les échasses de glisser au moment même de la descente. Ces précautions une fois prises, on soulève le corps sur les bras, on détache les pieds des goussets, on les porte en arrière, en donnant au corps une légère impulsion dans cette direction. Le corps reste autant que possible bien droit, la chute doit avoir lieu sur la pointe des pieds; si elle avait lieu d'une grande hauteur, il conviendrait de suivre les règles posées pour les sauts en profondeur en arrière.

## ART. II. — MOUVEMENTS DEMI-LIÉS AVEC APPAREILS NON-PORTATIFS.

**Action physiologique.** — La plupart des exercices que nous allons examiner appartiennent à la classe des exercices du portique (on appelle ainsi une série d'exercices exécutés à l'aide d'instruments fixés *par une de leurs* *extrémités* à une sorte de porte en bois). Ces exercices méritent la plus grande attention de la part du médecin ; ils consistent à élever le corps, soit par les membres thoraciques seuls, soit par l'action combinée de ces membres et des membres pelviens, sur des instruments tels que l'échelle de corde, la corde à nœuds et la corde lisse.

L'action de grimper à l'aide des pieds et des mains semble exiger moins de force et présenter moins de difficulté que les autres exercices; cependant, si on considère que chez l'homme les mains seules sont propres à saisir les corps sur lesquels s'effectue ce mode de progression, on voit que la différence n'est pas aussi grande qu'on se l'imagine tout d'abord, et que, s'il faut une certaine force pour soulever le corps à l'aide des bras seuls, il ne faut guère une force moindre pour le soulever à l'aide des bras et des jambes. Quant à leur influence sur le corps, il est clair que ces exercices agissent principalement sur les muscles du bras, de l'avant-bras, de l'épaule, et sur tous ceux qui des parois de la poitrine viennent s'insérer à l'humérus ou au scapulum. L'action de ces derniers muscles qui, dans la plupart des exercices décrits jusqu'ici, n'est jamais assez forte ni assez isolée pour que la poitrine en éprouve un avantage bien appréciable, a toujours lieu dans les exercices du portique à un degré assez élevé pour que de suite son premier effet se porte directement et sur la cavité osso-cartilagineuse, dont ces muscles concourent eux-mêmes à former les parois, et sur les organes qui remplissent cette cavité, y sont adhérents et en suivent les moindres mouvements. Ces exercices sont donc imaginés non-seulement pour donner de la force aux muscles des bras, mais encore pour en donner à ceux de l'action et du développement desquels dépend directement la vigueur de certains organes (1). Si dans ces exercices les jambes sont peu exercées, tous les muscles de la moitié supérieure du tronc sont dans une action étonnante; le torse est sans cesse le siége de tiraillements considérables qui grandissent le diamètre du thorax et produisent comme résultat final le développement de la poitrine et la largeur des épaules. Le fait est facile à vérifier, car peu d'hommes ont les épaules plus larges que les marins qui exercent continuellement par le hissage les muscles du thorax. Les exercices du portique sont fatigants pour ceux qui commencent à les pratiquer; ils déterminent dans les muscles de la poitrine, des bras, du cou, du dos et des lombes des douleurs très-vives; ces douleurs passent rapidement après quelques jours de repos: d'ailleurs, à mesure que l'ont devient plus habile, elles vont en diminuant et finissent par disparaître presque entièrement. On ne doit donc pas pour cela cesser ces exercices; loin de là, on doit les continuer et chercher à y acquérir cette habileté qui supprime la fatigue.

(1) Voyez Londe, *Gymnastique médicale*. Paris, 1821.

## § I. — Échelles de corde. — Cordes à consoles. — Cordes à nœuds.

**Différentes sortes d'échelles de corde.** — Les échelles de corde sont des instruments d'une utilité incontestable, tant au point de vue de l'hygiène qu'au point de vue de leur application dans maintes circonstances de la vie.

On les distingue en deux groupes, suivant la manière dont elles sont construites; dans le premier groupe on place les échelles à deux montants; le second comprend, au contraire, celles qui n'en possèdent qu'un seul.

Les échelles de corde à deux montants, ou *échelles proprement dites*, peuvent différer entre elles, suivant que le nombre des échelons de corde est plus petit ou plus grand que le nombre des échelons de bois. Les échelles à un seul montant, ou *échelles à consoles*, affectent différentes formes; les consoles sont des tiges de bois attachées au montant par leur milieu, ou bien encore de véritables anneaux en bois traversés par la corde à laquelle ils sont retenus au moyen de nœuds.

Les exercices que l'on peut exécuter avec ces instruments sont très-nombreux; ils offrent des variations notables dans leur difficulté, suivant la manière dont sont disposées les échelles. Les échelles peuvent prendre, en effet, les quatre positions suivantes :

1° Fixées par leurs deux extrémités dans une direction plus ou moins inclinée;

2° Fixées par leurs deux extrémités, mais verticales;

3° Fixées par leur partie supérieure et vacillantes;

4° Fixées par leurs deux extrémités et horizontales.

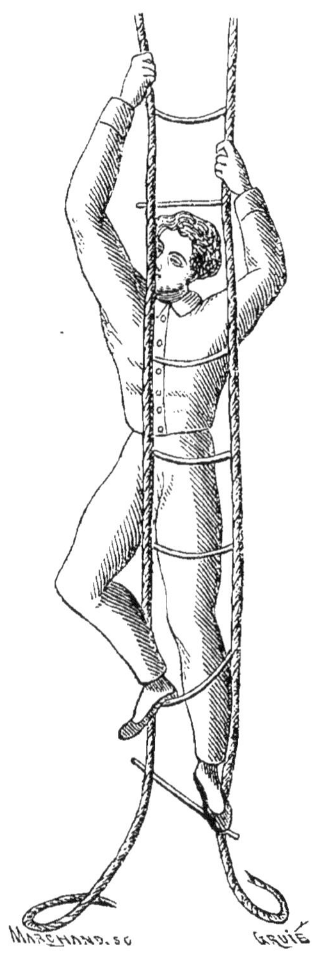


Fig. 41. — Monter à l'échelle de corde.

**Exercices sur les échelles de corde proprement dites.** — Pour monter ou descendre à une échelle de corde fixée par ses deux extrémités, il n'est pas nécessaire d'être bien agile, un peu d'attention et de bonne volonté suffisent. Il n'en est plus de même lorsque l'échelle de corde est dans la troisième position; dans ce cas, il est nécessaire de se conformer à un assez grand nombre de préceptes. Il existe bien des méthodes pour monter à une échelle de corde vacillante et verticale et pour en descendre; nous n'en décrirons qu'une seule. Étant placé debout à terre au pied de l'échelle, on pose le pied gauche sur le premier bâton inférieur, on étend les bras en haut, et on saisit les montants de l'échelle (fig. 41). Après ce premier mouvement, on soulève le corps à l'aide du pied gauche et des bras, on plie la jambe droite, le genou en dehors et on place le pied sur le second échelon, lequel est généralement en corde, en même temps on élève le bras droit comme l'indique la figure. Ces deux nouveaux points d'appui des extrémités droites servent à soulever le corps qui doit se maintenir toujours bien droit et permettent aux extrémités gauches de faire le même mouvement et de s'élever d'un nouvel échelon.

Pour descendre on observe le même procédé, mais en sens inverse, c'est-à-dire que l'on descend une jambe et le bras du même côté de la longueur d'un échelon, puis les deux autres membres et ainsi de suite jusqu'au bas de l'échelle.

On pourrait monter aux échelles en élevant, par exemple, le bras gauche et la jambe droite, puis le bras droit et la jambe gauche. La manière précédente est préférable en ce qu'elle est plus facile à comprendre et à exécuter. Dans tous les cas, il ne faut point saisir les échelons avec les mains, car ces échelons peuvent être en mauvais état et se casser, d'où des chutes qui peuvent être graves.

Lorsque l'échelle est disposée horizontalement, elle représente un pont volant sur lequel on peut passer de différentes manières. La plus facile consiste à avancer sur ce pont à l'aide des quatre membres, les genoux, les jambes et les pieds appuyés sur les échelons, les mains sur les montants. Lorsque l'échelle est bien tendue, on avance simultanément les membres du

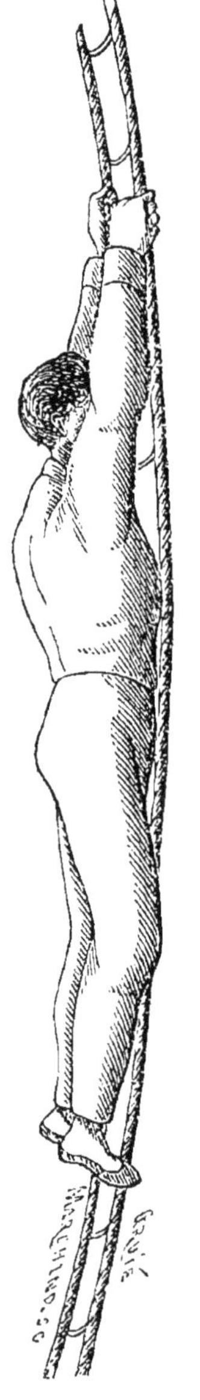

Fig. 42. — Progression sur une échelle de corde horizontale.

même côté (fig. 42); dans le cas contraire, pour empêcher l'échelle de se tourner sens dessus dessous et pour maintenir l'équilibre du corps, il est préférable d'avancer en même temps les extrémités opposées, le bras droit et la jambe gauche, par exemple, puis le bras gauche et la jambe droite.

Le même exercice pourra se répéter en quelque sorte en sens inverse, l'échelle de corde se trouve placée au-dessus du corps, et, par conséquent, celui-ci n'a d'autre soutien dans l'espace que les points d'appui qu'il prend sur l'échelle à l'aide des pieds et des mains (fig. 43). Il en résulte une difficulté plus grande et une fatigue plus considérable. Nous recommanderons ici, comme précédemment, de bien poser les mains sur les montants et non sur les échelons.

**Exercices sur les cordes à consoles.** — Les exercices

de la corde à consoles sont analogues aux précédents. On peut monter à ces cordes debout, la position est celle indiquée par la figure 44; il est facile, de cette première position, de passer à la seconde (fig. 45); il suffit pour cela d'effectuer un raccourcissement des bras qui soulève le corps; la tête, le corps et les jambes doivent toujours être bien droits. Quant aux pieds, leur mouvement est très-simple, ils s'écartent les pointes en dehors sans séparer les talons, de façon à laisser passer chaque console entre eux sans pour cela laisser échapper la corde qui est le meilleur guide pour la régularité de l'exercice.

Au lieu de monter debout on peut monter assis (fig. 46); la première chose à faire est de s'asseoir sur une console, de prendre la corde avec les mains, une main sur

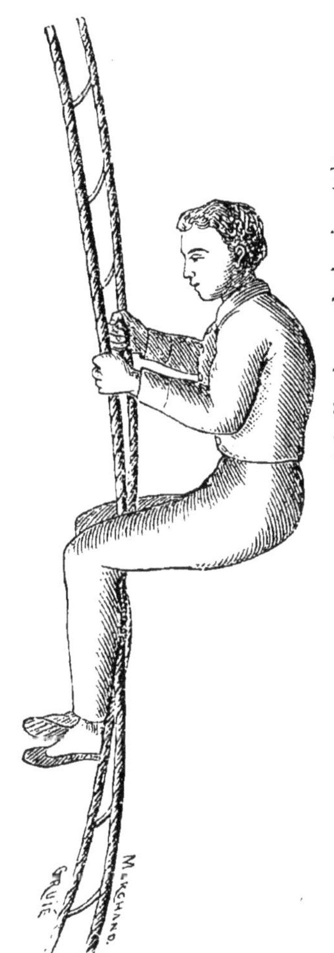

Fig. 43. — Progression sous une échelle de corde horizontale.

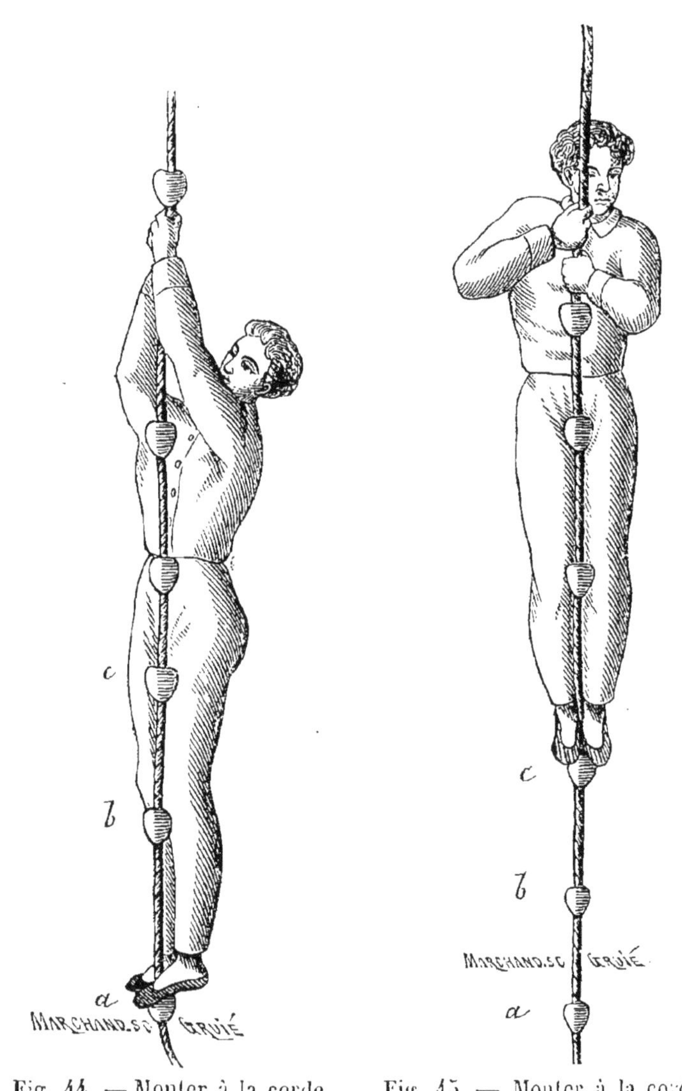


Fig. 44. — Monter à la corde à consoles (1er temps).

Fig. 45. — Monter à la corde à consoles (2e temps).

chaque console, et de croiser les jambes. Ensuite on élève les bras le plus qu'on peut pour prendre la corde au-dessus d'une console en tenant les mains bien rapprochées. Ainsi placés, les bras tirent le corps en haut en se raccourcissant fortement, le soulèvent, le détachent de la console *a* et le portent sur la console *b*, où il reprend la position assise; ces mouvements sont reproduits périodiquement, la répétition en est toujours facile, parce qu'aucun d'eux n'est perdu et qu'aucun effort n'est contraire.

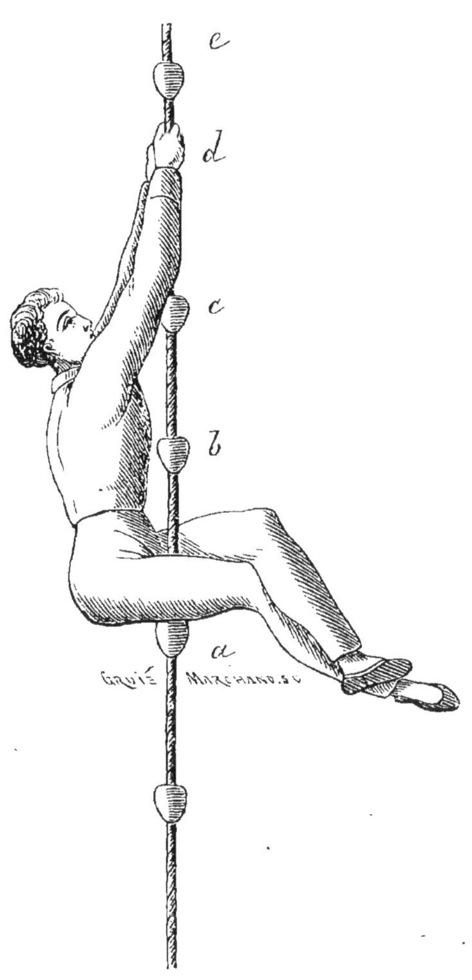


Fig. 46. — Monter assis à la corde à consoles.

La descente s'effectue en reportant les mains d'une

travée à une autre, en écartant les cuisses à la distance convenable pour laisser passer une console, en les faisant glisser le long de la corde et en les serrant pour s'asseoir sur la console inférieure. Ces mouvements sont répétés jusqu'à ce que l'on soit arrivé au bas de l'échelle.

Nous ne parlerons pas des exercices pratiqués avec le secours des cordes à nœuds, ils sont les mêmes que ceux des cordes à consoles; ils n'en diffèrent qu'en ce qu'ils exigent des efforts plus considérables pour maintenir les pieds sur les nœuds que sur les consoles.

## § II. — Cordes lisses.

**Exercices sur les cordes lisses.** — Il est inutile de décrire les cordes lisses et de dire tout le parti que l'on peut tirer de ces appareils dans maintes circonstances critiques; nous ferons seulement remarquer que les exercices exécutés sur ces cordes varient suivant que ces cordes sont :

1° Verticales, simples ou doubles;

2° Horizontales ou inclinées, simples ou doubles.

Supposons, en premier lieu, qu'il s'agisse de monter à une corde simple et verticale, on pourra employer différentes méthodes dont la préférable est celle-ci : étant placé debout près de la corde lisse, on la saisit avec les mains le plus haut possible, la main droite au-dessus de la main gauche, puis, faisant un effort des bras, on soulève le corps en l'air. Dans cette position on fait rapidement passer la jambe droite par-dessus la corde d'abord vers la gauche et ensuite vers la droite par derrière, la corde forme alors sur la jambe un tour complet de spire. La plante du pied gauche la saisit et la serre contre le tarse du pied droit (fig. 47). Ainsi placée la corde a un grand nombre de points de contact avec la jambe. Lorsqu'elle est bien serrée par la partie inférieure à l'aide d'une forte pression du pied gauche, les mains peuvent se détacher l'une après l'autre pour chercher un point d'appui plus élevé et soulever ainsi le corps. Pendant tout le temps que dure le mouvement de hissage du corps, la corde redevient libre en partie, le pied gauche est soulevé et le pied droit est tourné en dedans et en bas, de façon à empêcher la corde de s'échapper. Il faut avoir un grand soin de ne pas laisser la corde se détacher du pied droit, ni le corps glisser le long de la corde. Lorsque la chose arrive, on doit éviter de se brûler les mains. Pour cela on les porte successivement l'une au-dessous de l'autre sur la corde et on les y fixe forte-

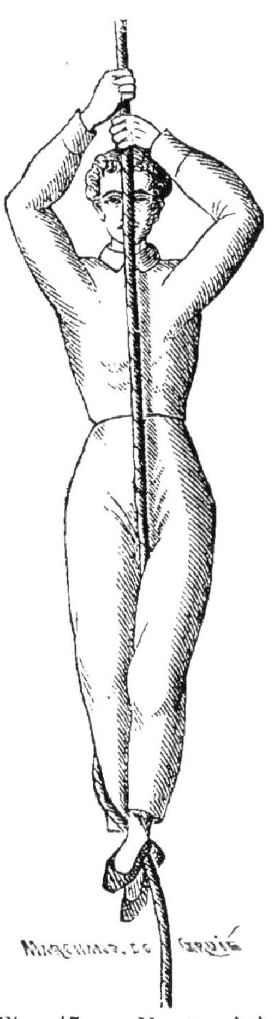

Fig. 47. — Monter à la corde lisse.

ment de façon à arrêter l'élan du corps. Le mouvement des pieds vient considérablement modérer la rapidité de la descente par le moyen d'une pression moyenne qui permet un glissement lent et méthodique.

Je suppose que l'on veuille se reposer, lorsque l'on a parcouru une certaine distance, voici comment il faudra procéder : quelle que soit la manière dont on est placé, on soutient un moment le poids du corps à l'aide des deux bras, on détache les jambes de la corde et on entortille la jambe gauche en l'élevant un peu de manière à ce que la corde vienne passer par-dessus le métatarse, la plante du pied droit appuyant vigoureusement sur la corde. On supporte alors le corps au moyen du bras droit, tandis que la main gauche se détache et va saisir la corde sous la cuisse gauche, la main renversée les ongles faisant face à gauche (fig. 48). Aussitôt qu'on tient la corde on lâche les pieds en se retenant fortement avec la main droite, puis on ramène la partie de la corde que l'on tient de la main gauche près de la partie supérieure qui se trouve au-dessous de la main droite et on l'y fixe en serrant avec les deux mains. On se trouve ainsi assis sur la cuisse gauche, tandis que la jambe droite pend naturellement (fig. 49). On peut répéter cet exercice avec le bras droit et la jambe droite; il est bon de faire remarquer qu'il exige une très-grande force musculaire; c'est un moyen de se reposer qui est lui-même très-fatigant.

Pour descendre d'une corde lisse le moyen le plus simple consiste à porter alternativement les mains l'une au-dessous de l'autre, tout en laissant la corde dans la position indiquée autour de la jambe.

On peut monter et descendre de la corde lisse au

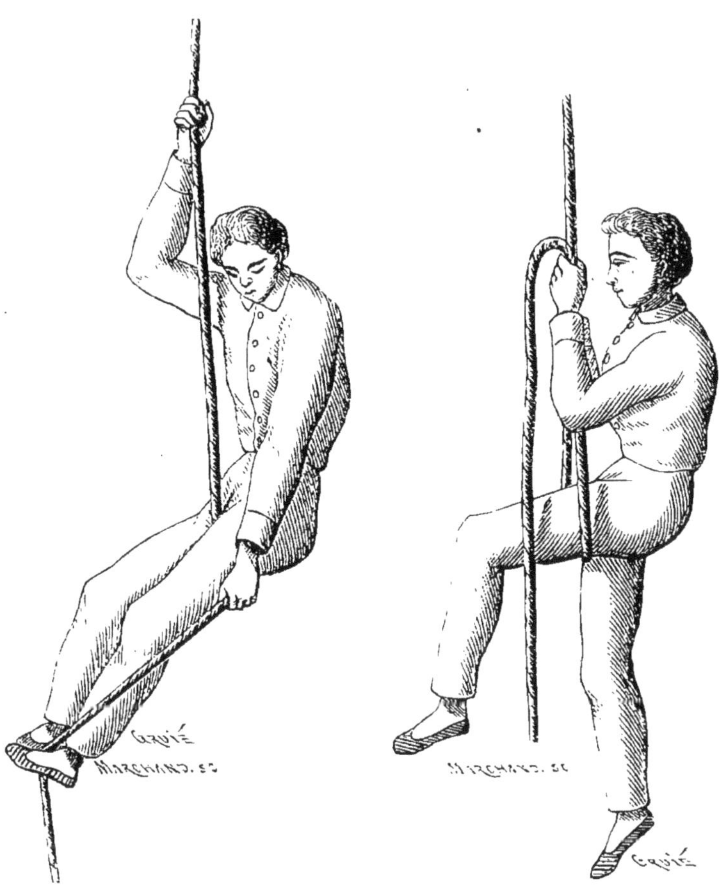


Fig. 48. — Se reposer en descendant de la corde lisse. (1er temps).

Fig. 49. — Se reposer en descendant de la corde lisse. (2e temps).

moyen des bras, sans le secours des membres abdominaux; mais, pour élever le corps à une certaine hauteur par la seule action des membres thoraciques, il faut posséder une grande vigueur. Cet exercice n'intéresse donc que ceux qui veulent acquérir une force extraordinaire; il importe peu à ceux qui ne cherchent dans la gymnastique qu'un moyen d'entretenir leur santé ou de la réparer.

Une corde est-elle placée horizontalement ou sur un plan incliné, les jambes, les bras et les mains peuvent prendre sur elle des positions différentes.

La manière la plus facile de progresser sur une corde horizontale ou en plan incliné sera celle qui donnera aux bras et aux jambes une fatigue égale. Il y a deux choses à observer dans ces exercices : la première, qu'il faut soutenir le poids du corps; la seconde, qu'il faut le transporter d'un endroit à un autre. Si on pouvait placer et maintenir le corps sur la corde à plat ventre ou à cheval et s'avancer ainsi, sans doute ce moyen serait préférable, car le poids du corps ne demanderait alors aucun effort aux bras et aux jambes pour être soutenu, une des fatigues serait éliminée et il ne resterait que celle du mouvement de progression; mais cette attitude est très-difficile à conserver, même au repos, et les efforts que l'on fait pour empêcher le corps de tourner à droite et à gauche et passer au-dessous de la corde sont plus grands que ceux que l'on ferait pour soutenir son poids. Il en est de même de la position verticale sur une corde, cette position est très-difficile à maintenir, parce que, la ligne de gravité du corps se trouvant constamment déplacée dans le mouvement de progression et étant d'ailleurs sans cesse en dehors de la base de sustentation de celui-ci, les chutes sont fréquentes et difficiles à éviter. Le seul moyen de passer d'un lieu dans un autre avec une corde lisse horizontale ou inclinée est donc de placer le corps au-dessous de cette corde et de le soutenir, soit par les bras seulement, soit par les bras et les jambes. Nous n'entrerons pas dans la description particulière de chaque méthode employée pour passer sur ou plutôt sous une corde horizontale. Ces exercices n'appartiennent que de très-loin à la gymnastique, tandis qu'ils se rapprochent davantage du funambulisme.

## § III. — Trapèze.

**Les exercices du trapèze au point de vue physiologique.** — Les tours de force exécutés sur le trapèze et en général toutes les voltiges n'ont, par rapport à la santé et à la force, aucun avantage sur les exercices précédents. Tout leur mérite consiste dans l'acquisition superflue d'une agilité qui tient du prestige, mais qui n'a d'utilité que pour les hommes qui, faisant le métier de funambules, doivent continuellement éblouir les yeux du spectateur par tout ce qui paraît au-dessus de la force humaine. Disons cependant, pour être juste, que les exercices du trapèze donnent une grande facilité pour en exécuter un grand nombre d'autres avec d'autres instruments, et que ces exercices, rapprochant les épaules en arrière et exigeant d'une manière spéciale la contraction des muscles du dos, rendent ces muscles capables de contre-balancer dans leur action les pectoraux. Nous n'examinerons

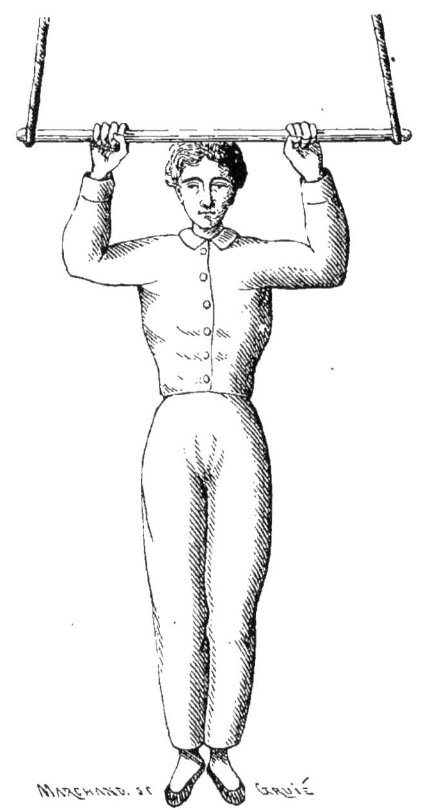


Fig. 50. — Élever le corps en faisant effort des poignets.

pas ces exercices en détail, nous nous contenterons d'en signaler quelques-uns qui ont un excellent effet sur nos organes.

**Exercices sur le trapèze.** — 1° Élever le corps en faisant effort des poignets.

Pour cela on saisit la base du trapèze, les pouces

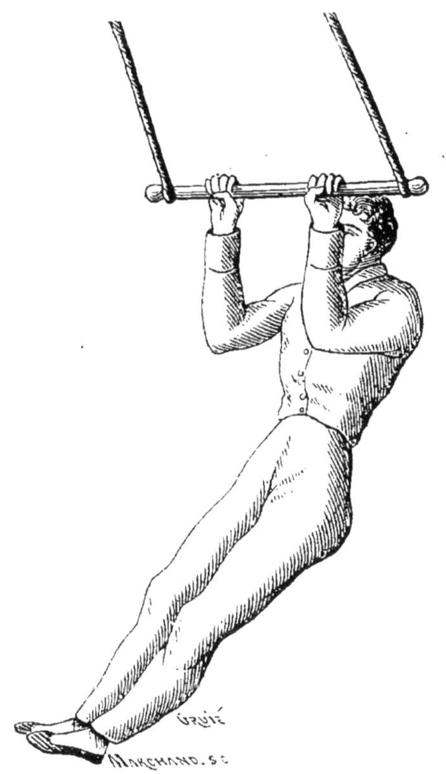


Fig. 51. — S'établir sur le trapèze en s'appuyant sur le ventre (1er temps).

en dessous, les mains séparées de 50 centimètres environ, on élève le corps en faisant effort des poignets (fig. 51), les jambes allongées, les talons joints et on revient lentement à terre. Une fois que l'on arrive à faire cet exercice facilement on passe au suivant.

2° S'établir sur le trapèze.

On peut s'établir sur le trapèze dans trois positions :

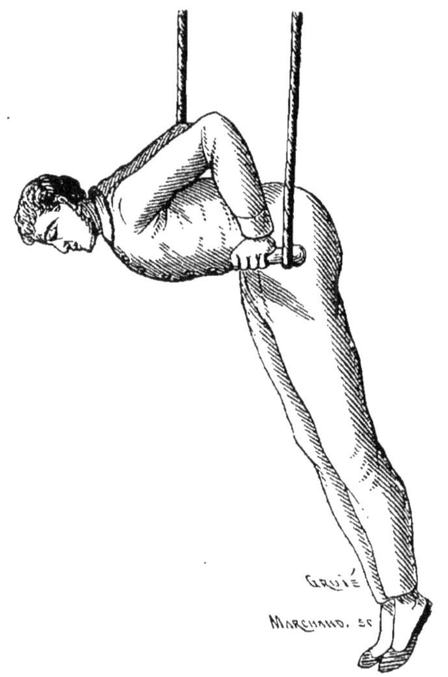


Fig. 52. — S'établir sur la base du trapèze en s'appuyant sur le ventre (2e temps).

couché sur le ventre, assis ou debout. Les deux premières positions sont assez faciles à prendre, et n'exigent pas une trop grande habileté. En effet, pour s'établir sur le ventre, après avoir élevé le corps le plus possible en faisant effort sur les poignets, on porte les jambes en avant et en l'air de façon à les faire passer par-dessus la base du trapèze (fig. 51). Le corps continue le mouvement et vient s'appuyer par le

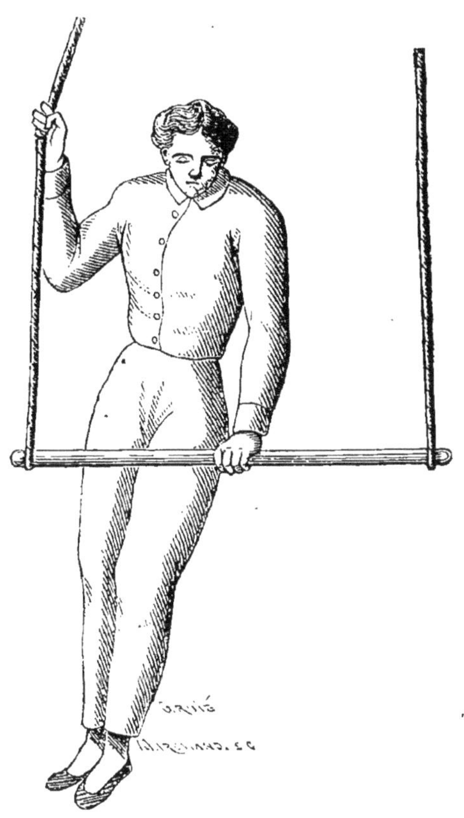

Fig. 53. — S'asseoir sur la base du trapèze et en descendre.

ventre, les mains sur la base, les bras ployés, les coudes détachés (fig. 52).

Pour passer de cette position horizontale à la position verticale assise, on porte la main droite le plus haut possible sur le montant droit, on élève le corps en faisant effort du poignet droit et en s'appuyant sur le poignet gauche (fig. 53). Lorsque le bras gauche

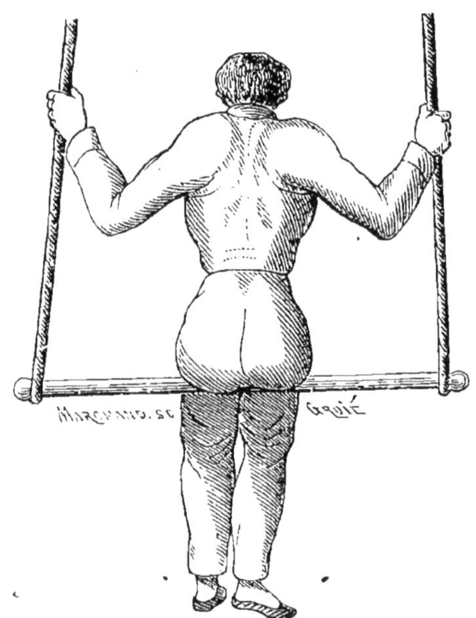

Fig. 54 — S'asseoir sur la base du trapèze et en descendre.

est bien tendu, par un mouvement imprimé au corps on s'assied sur la base, les cuisses réunies, on porte alors vivement la main gauche au-dessous de la main droite sur le même montant à la hauteur des épaules.

Cette dernière se détache et saisit l'autre montant (fig. 54).

3° Descendre du trapèze.

La descente s'effectue de deux manières principales, lorsque l'on est établi sur la base du trapèze en s'y appuyant par le ventre, il suffit de se laisser glisser lentement les bras soutenant le poids du corps, et de lâcher la base au moment où les pieds touchent le sol.

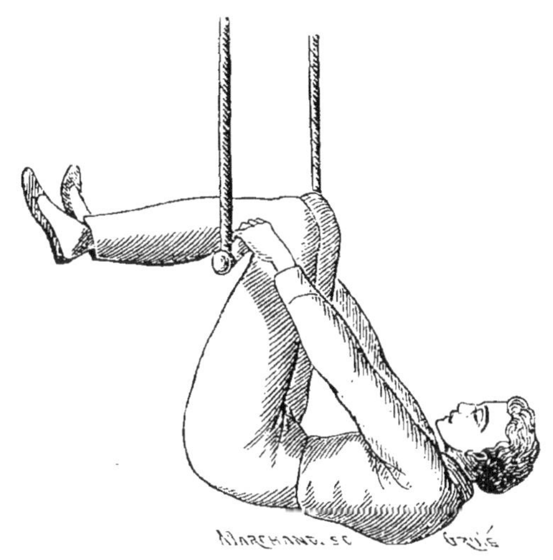

Fig. 55. — S'asseoir sur la base du trapèze et en descendre.

Lorsque l'on est assis sur le trapèze la descente s'effectue généralement de la manière suivante.

On porte le haut du corps en arrière, en laissant glisser les cuisses jusqu'aux jarrets, on descend les mains le long des montants pour saisir la base près des cuisses (fig. 55) les pouces en dessous et l'on achève de renverser le corps (fig. 56), on lâche alors simultanément les deux mains et on arrive à terre en fléchis-

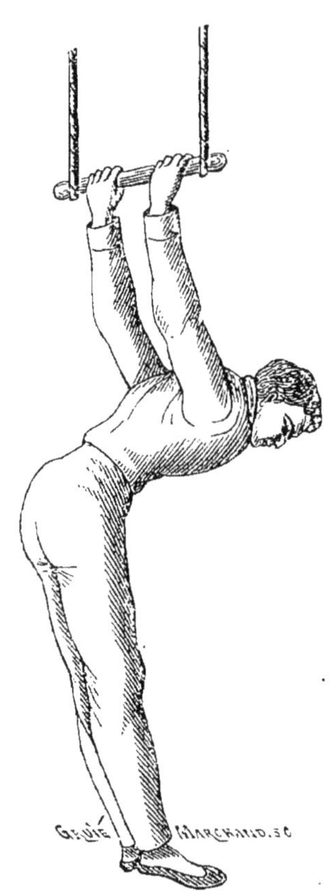

Fig 56. — S'asseoir sur la base du trapèze et en descendre.

sant sur les extrémités inférieures et en portant les bras en avant.

La position représentée dans la figure 56 n'est pas sans danger. On voit en effet que, dans cette position, le poids du corps est soutenu par les bras tournés en arrière, ce qui n'est nullement un mouvement naturel ou plutôt ce qui est un mouvement naturel trop exagéré. La conséquence de cet exercice, lorsque les épaules ne sont pas assez fortes, est facile à déterminer. La tête de l'humérus se trouve déplacée de sa cavité de réception, de là des luxations fort douloureuses.

### § IV. — Bascule brachiale.

Cet appareil se compose essentiellement d'une corde passant sur deux poulies horizontales, terminée à ses deux extrémités par deux triangles appelés basculateurs. Il a été inventé par le colonel Amoros(1) qui, l'a destiné tout d'abord aux gens de lettres et aux employés de bureaux, et en général à tous ceux qu'une position sédentaire réduit à l'inaction.

Deux hommes ou deux enfants se placent vis-à-vis l'un de l'autre, les pieds joints, appuyant à terre bien droits, et les bras bien élevés au-dessus de la tête, ils saisissent l'instrument avec les deux mains par le petit triangle. La corde sera bien tendue, quand les personnes qui vont se balancer l'auront prise et se trouveront exactement placées au-dessous de chaque poulie. Pour commencer l'exercice et passer à la seconde

(1) Amoros, *Gymnastique et morale*. Paris, 1848.

position, l'une des deux personnes pousse la terre avec ses pieds pour s'élever en l'air comme si elle voulait faire un saut vertical; l'autre fléchit bien les jambes, les genoux en avant et raccourcit les bras vers la terre autant qu'elle peut. Tandis que l'une reste pliée et se raccourcit le plus possible, l'autre reste suspendue un instant par l'effet combiné du saut qu'elle a fait elle-même pour s'enlever et de l'effort que son antagoniste fait pour la soutenir en l'air. La personne qui est en l'air tend par son propre poids à descendre immédiatement; elle doit conserver le corps, les bras et les jambes bien droits et allongés; elle doit toucher la terre avec la pointe des pieds et toujours au même endroit sous la poulie en face de son camarade. Elle doit fléchir tout de suite les jambes en avant, raccourcir les bras et porter les mains vers la terre autant que ses forces le lui permettent; l'autre, au contraire, doit se relever, se redresser, s'allonger autant qu'elle le pourra et donner une secousse à la terre ou au plancher, au moment de le quitter et de s'élever en l'air.

Ces mouvements ont un grand nombre d'avantages; le corps prend alternativement les deux positions les plus extrêmes : la plus grande flexion possible et la plus grande extension. On exerce la force des jambes, des bras, et des mains, tantôt poussant la base de sustentation inférieure, tantôt supportant le poids de son propre corps et ensuite relevant celui de son antagoniste. La faculté de fléchir, de contracter et d'étendre les muscles se développe d'une manière étonnante. Ainsi on exerce à la fois, d'une façon suffisante, la souplesse, l'agilité et la force, et cela tout en s'amusant, la bascule brachiale est donc un instrument appartenant à la gymnastique hygiénique.

Notons en passant que les exercices pratiqués à l'aide de ces appareils peuvent être appliqués à redresser les déviations de la colonne vertébrale, rétablir l'équilibre des clavicules et des omoplates, faire ressortir les côtes et le sternum.

La bascule à poulie présente un assez grand inconvénient, c'est de rendre les chutes fréquentes à la suite des ruptures de la corde produites par le frottement; pour remédier à cet inconvénient, le colonel Amoros imagina une machine formée par un double levier, appuyé en son milieu sur deux chevilles correspondantes en fer d'un mât vertical. Ce levier est terminé à chaque extrémité par une forte barre de fer, il peut être placé à des hauteurs variables, suivant la taille de ceux qui s'exercent, et servir à quatre personnes à la fois. Les exercices avec cet appareil sont les mêmes que les précédents.

## § V. — Vindas.

On appelle *vindas* un appareil formé par une poutre dressée verticalement, et surmontée d'une calotte de fer disposée de façon à tourner très-facilement. A cette calotte, à des distances égales, sont attachées quatre cordes qui descendent jusqu'à trois ou quatre pieds de terre et au bas desquelles sont fixées par le milieu autant de petits *palonniers ;* on appelle ainsi des barres de bois longues d'un pied à un pied et demi. Pour s'exercer, on saisit ces barres par les deux mains, et s'écartant du mât, on court en décrivant un cercle. Sous l'influence de la force centrifuge, le corps se détache complétement de la terre, et ne vient plus la toucher que par intervalles de plus en plus écartés ; on peut même, en relevant les genoux contre la poitrine, être transporté pendant un certain temps sans autre effort que celui de supporter le corps. Cet exercice, qui est très-actif, n'est ni moins amusant ni moins salutaire que le précédent ; il est très-fatigant lorsqu'il est prolongé pendant un certain temps ; cependant, comme il plaît beaucoup aux enfants, on voit ceux-ci s'y livrer avec une ardeur toute juvénile que l'on est souvent obligé de modérer.

---

# CHAPITRE IV

## MOUVEMENTS LIÉS

Nous avons défini les mouvements liés des mouvements exécutés à l'aide d'appareils fixes. Ces mouvements sont analogues, par leur nature et leurs effets, aux mouvements décrits dans la dernière partie du chapitre précédent. Ils comprennent deux ordres d'exercices : les uns, qui ont pour effet de développer la force musculaire ; les autres, qui ont pour but de doter le corps d'une agilité que nous considérons comme superflue au point de vue hygiénique. Si les premiers exercices appartiennent à notre sujet, les autres s'en écartent tant soit peu, et nous les laisserons de côté.

## § I. Barres de suspension.

**Suspension par les mains.** — L'exercice le plus simple et le plus élémentaire sur les barres de suspension, consiste à faire soutenir le poids du corps par la force des bras Au commencement les élèves se maintiennent dans cet état incommode de station environ vingt à trente secondes, puis lâchent la barre en se plaignant des douleurs que cette extension forcée des muscles leur cause dans les membres. Mais peu à peu ils s'habituent à résister et commencent à tenir plus longtemps. Amoros cite l'exemple d'un soldat de ligne qui restait suspendu pendant 42 minutes, à la barre de suspension. Une pareille fermeté est rare; le plus souvent, en effet, un homme ne peut se soutenir à la barre au delà de trente minutes (fig. 57).

Les exercices à l'aide des barres de suspension peuvent être très-variés, et on peut en porter la difficulté aussi loin que l'on veut. Ils exigent pour la plupart une assez grande dépense de force; on les considère généralement comme des exercices d'application.

Lorsque l'on est accoutumé à se soutenir par les deux mains ou alternativement par chacune d'elles, on peut chercher à élever la tête au-dessus de la barre; pour cela, on fait effort des poignets de façon à soulever le corps jusqu'à ce que le menton arrive au-dessus de la barre, les jambes pendant naturellement. Cette position, extrêmement fatigante, ne saurait être

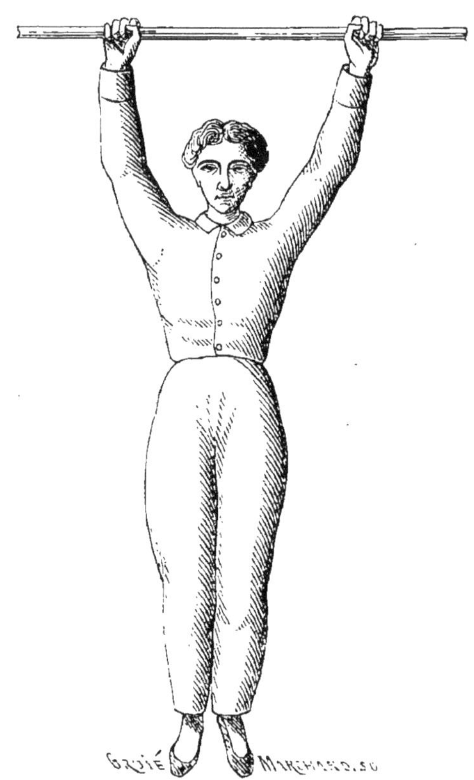

Fig. 57. — Suspension par les mains.

gardée longtemps; on peut la changer en faisant porter le poids du corps par les pieds et les mains : soit par les deux pieds et les deux mains (fig. 58), soit par un seul pied et une seule main en même temps. Pour prendre la première de ces positions, on saisit la barre des deux mains, on enlève le corps en faisant effort des poignets,

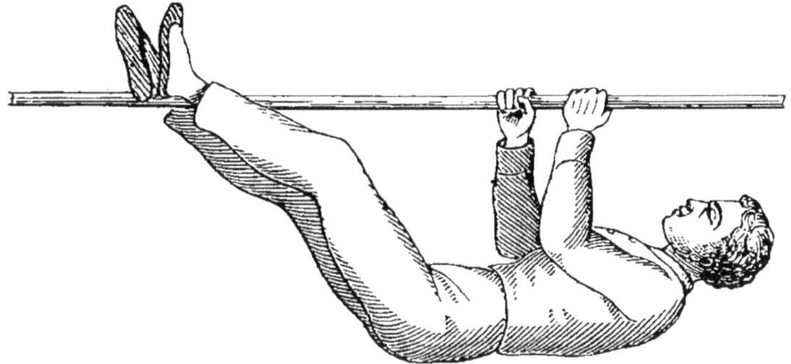

Fig. 58. Suspension par les pieds et les mains.

on lance les jambes vers la barre, et on les y accroche par les talons; on passe de cette position à la suivante, en s'accrochant par le pli du bras et de la jambe, et en laissant pendre naturellement l'autre bras et l'autre jambe. Cet exercice s'exécute avec le bras droit et la jambe gauche, ou encore avec le bras et la jambe du même côté.

Une seconde série d'exercices sur les barres de suspension consiste à trouver au-dessus des barres une position de repos ou d'équilibre, au moyen d'un rétablissement. Les rétablissements s'effectuent de plusieurs manières :

1° *Rétablissement sur la jambe.* — Cet exercice consiste à s'établir à cheval sur la barre; il comporte quatre mouvements : 1° on saisit la barre, les deux mains rapprochées, et on reste ainsi suspendu ; 2° on raccourcit les bras, on lance les jambes vers la barre, et on s'y accroche par le pli de l'une d'elles, la gauche, par exemple ; on laisse retomber la jambe droite naturellement ; 3° on pose à plat sur la barre, d'abord

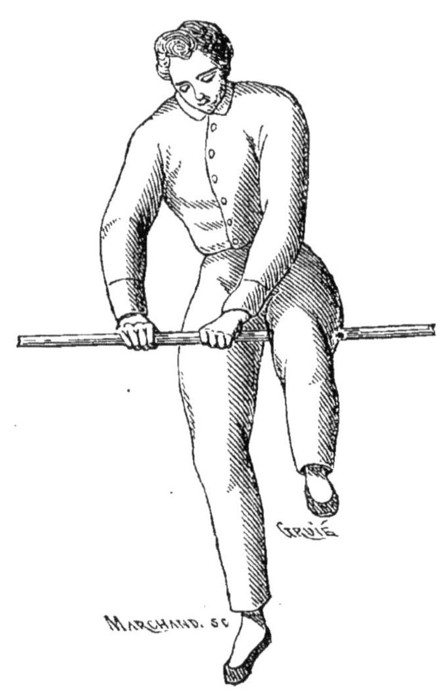

Fig. 59. — Rétablissement sur la jambe.

l'avant-bras droit, puis l'avant-bras gauche. Le coude et le genou gauches sont aussi voisins que possible, la tête est élevée au-dessus de la barre ; 4° on imprime à la jambe droite un balancement d'avant en arrière, qu'on répète trois fois en augmentant à chaque fois son impulsion. Le corps obéit au mouvement de la jambe; au troisième balancement, on fait effort sur la barre avec le bras, on penche la tête en avant et on redresse le corps presque verticalement; la cuisse gauche, placée sur la barre, supporte presque tout le poids du corps (fig. 59).

On descend à terre à volonté. On observe en tombant les principes du saut en profondeur simple. Cette règle est générale pour tous les exercices de cette section.

2° *Rétablissement par renversement.* — Cet exercice consiste à s'établir au-dessus de la barre par un renversement du corps, et à s'y placer en équilibre sur le ventre; il se compose de trois mouvements : 1° on se suspend aux barres par les mains; 2° on raccourcit les bras pour élever la tête le plus possible au-dessus de la barre, et on donne aux jambes une vive impulsion en avant, de manière à leur faire décrire un arc de cercle. Le corps, durant le mouvement, rase la barre jusqu'à ce que le ventre vienne s'appuyer sur elle; 3° on redresse le corps en allongeant les bras de toute leur longueur, et on reste en équilibre sur les poignets, le corps touchant la barre et dans une position presque verticale (fig. 60).

3° *Rétablissement sur les avant-bras.* — Cet exercice a pour but de s'établir sur la barre en faisant effort des avant-bras; il se compose de trois mouvements : 1° on se suspend à la barre par les deux mains; 2° on fait effort des poignets pour soulever le corps, et placer l'avant-bras droit dessus et le long de la barre, le coude légèrement en arrière, la main vis-à-vis le milieu du corps; on place ensuite l'avant-bras gauche de la même manière (fig. 61); 3° on porte la tête en avant, on soulève le corps par un effort des avant-bras, en s'aidant par une flexion simultanée des jambes, on écarte les mains en ramenant les coudes au

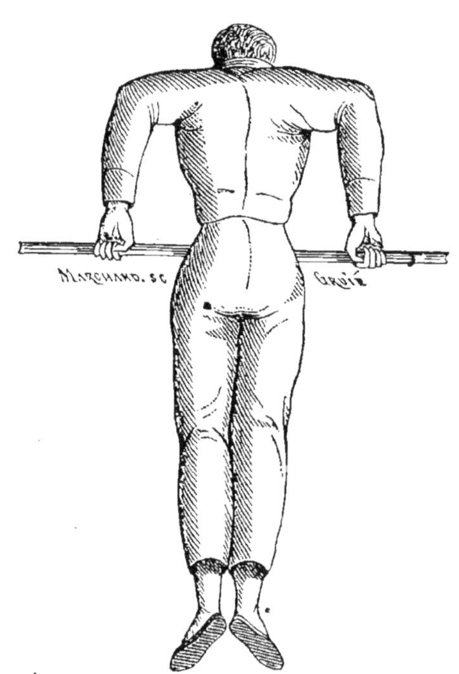

Fig. 60. — Rétablissement par renversement.

corps par un mouvement de rotation sur les avant-bras, on se place enfin en équilibre sur les barres, en s'y appuyant sur le ventre et les avant-bras.

Lorsque l'on est bien exercé, ces mouvements doivent se succéder avec promptitude, et s'accomplir en quelque sorte naturellement.

4° *Rétablissement sur les poignets.* — Il s'agit de s'établir sur la barre par un effort des poignets; cet

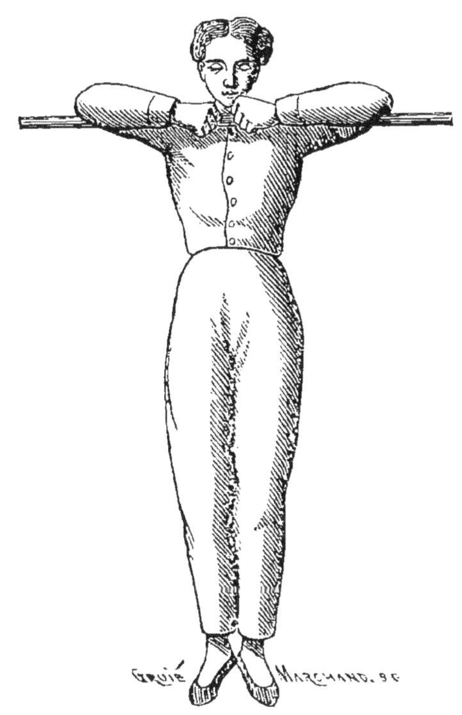

Fig. 61. — Rétablissement sur les avant-bras.

exercice comprend quatre mouvements : 1° comme précédemment; 2° on fait effort sur les poignets pour soulever le corps, et placer l'avant-bras droit verticalement au-dessus de la barre sans la lâcher, le coude élevé ; 3° on élève ensuite de la même manière l'avant-bras gauche, en portant tout le poids du corps sur le bras droit (fig. 62); 4° on achève de soulever le corps

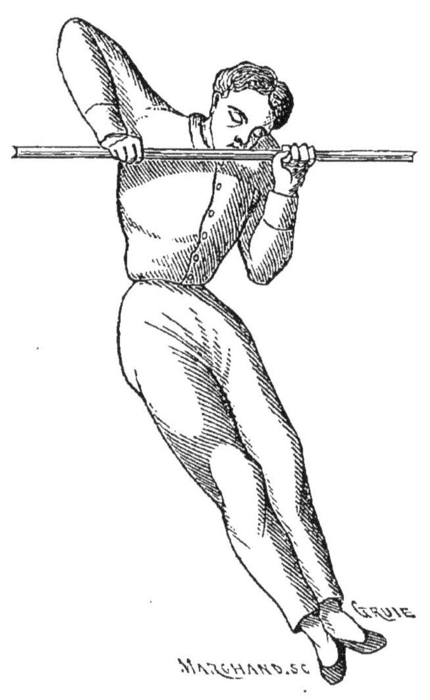


Fig. 62. — Rétablissement sur les poignets.

en étendant les bras et on l'amène contre la barre dans une position presque verticale, en se tenant en équilibre sur les poignets.

**Suspension et progression.** — Les exercices de suspension peuvent se compliquer de mouvements de progression à droite ou à gauche, en avant ou en arrière. De là une troisième série d'exercices dont le plus important porte le nom de progression par brasses. Le corps étant suspendu à la barre par les mains, une de celles-ci, la droite, par exemple, se détache, et, décrivant un demi-cercle, vient se placer le plus loin possible de la main gauche; celle-ci se détache à son tour, décrit un nouveau demi-cercle pour se placer au-devant de la droite, et ainsi de suite. Le balancement des jambes facilite beaucoup cette progression; lorsque ce balancement s'effectue régulièrement dans un plan bien vertical, et lorsque la main qui retient est bien le centre du demi-cercle que décrit la main qui lâche, l'exercice est très-gracieux, et n'exige que peu de force; bien des jeunes filles l'exécutent avec une admirable facilité, et j'ai été à même d'en voir plusieurs qui, quoique peu âgées, parcouraient de cette manière près de cent mètres, sans s'arrêter ni se reposer.

## § II. — Échelles fixes.

**Monter et descendre par devant.** — On peut tirer un parti très-avantageux des échelles fixes, soit pour développer les facultés physiques des hommes, soit pour en faire des applications opportunes dans un grand nombre de circonstances de la vie civile ou militaire. Il existe un grand nombre d'échelles fixes, d'invention et de forme différentes. Les plus communes sont connues de tout le monde, et comme ce sont ces dernières qui sont employées dans les gymnases, nous n'aurons pas à en donner la description. Les échelles doivent être bien assurées par la partie supérieure aux objets contre lesquels elles s'appuient; le terrain qui les environne doit être bien sablé, afin d'amortir les chutes lorsqu'elles ont lieu. Les échelles fixes peuvent être pla-

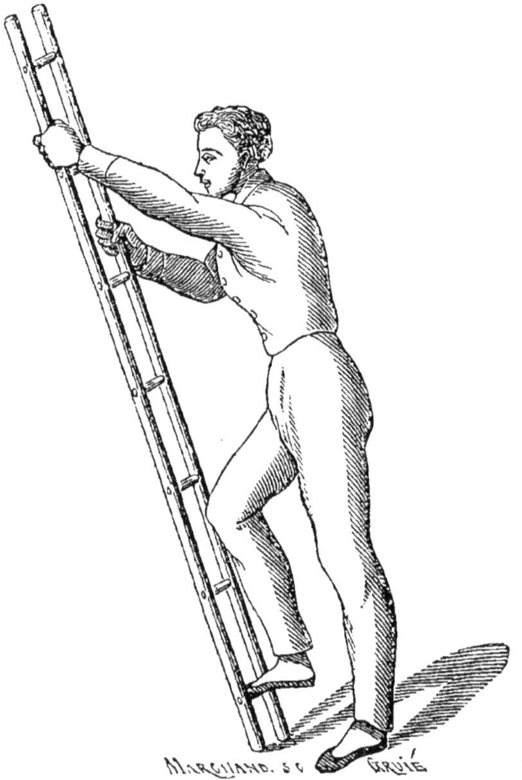

Fig. 63. — Monter à l'échelle.

cées de plusieurs manières, inclinées, verticales ou horizontales. De là plusieurs séries d'exercices, dont nous ne décrirons que les principaux.

Le premier de tous les exercices consiste à monter et à descendre d'une échelle inclinée, au moyen des pieds et des mains (fig. 63). Cette action, toute simple et toute commune qu'elle paraisse, n'en est pas moins soumise à des règles qui la rendent plus facile et plus sûre. Les pieds doivent toujours se placer sur les échelons près des montants, parce qu'à cet endroit ceux-ci sont plus solides et fléchissent moins ; on doit les enfoncer peu dans les échelons, afin de pouvoir les détacher plus facilement. Il faut bien fléchir les jambes et porter les genoux en dehors en inclinant un peu les pieds, de manière à ce qu'ils s'appuient plus sur la partie externe de la plante, que sur la partie interne. Les mains se fixeront toujours sur les montants et non sur les traverses, d'abord parce que ces dernières présentent une moins grande solidité, en second lieu parce que la poitrine se trouve mieux lorsqu'on écarte davantage les bras. Arrivé ainsi à la partie supérieure de l'échelle, on commencera à descendre. Les règles à suivre sont les mêmes que précédemment.

On peut répéter cet exercice en tournant le dos à l'échelle, au lieu de lui faire face ; l'exercice n'est que très-peu modifié dans sa nature par cette différence de position dans le corps.

Il est parfois préférable, au lieu de descendre, comme il vient d'être dit, de se laisser glisser le long des montants. Pour cela, arrivé à la partie supérieure de l'échelle, on se place comme si on allait descendre en lui faisant face, et on détache les pieds en faisant effort sur les bras. On porte alors ceux-ci en dehors des montants de façon à les serrer avec la partie intérieure, concave et latérale des pieds; les pointes sont tournées en dedans pour former une sorte de coulisse et empêcher les pieds de s'écarter des montants de l'échelle. Cette

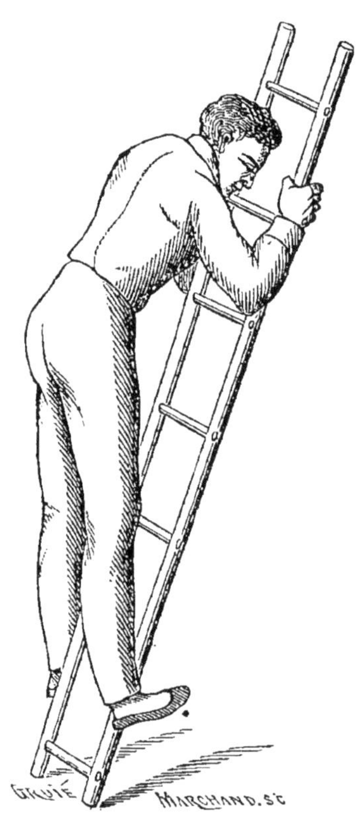


Fig. 64. — Descendre en se laissant glisser le long des montants.

attitude prise, on commence à descendre le long de l'échelle en déplaçant successivement les mains sur les montants et en se laissant aller le plus lentement possible. Pour cela, il faut beaucoup serrer les pieds contre les montants et entr'ouvrir peu les mains; les jambes sont bien tendues, les bras légèrement raccourcis. Quand on arrive à terre, les pieds se détachent pour se fixer au sol, les jambes fléchissent, mais se redressent immédiatement, de manière à maintenir le corps bien droit (fig. 64). L'habitude de pratiquer ces exercices procure des moyens puissants pour sauver sa vie dans bien des circonstances critiques; leur utilité n'est donc pas moins incontestable au point de vue hygiénique qu'au point de vue pratique.

**Monter et descendre par derrière.** — Pour monter par derrière à une échelle on peut employer les pieds et les mains; généralement on ne se sert que des mains; il existe un grand nombre de manières d'effectuer cet exercice. Ou bien, on place les mains l'une après l'autre sur le même échelon; dans ce cas, on fait effort des poignets pour élever le corps le plus possible et porter une des mains à l'échelon supérieur. Lorsqu'elle y est fixée, l'autre main se détache et vient la rejoindre; le corps conserve une rectitude parfaite, les jambes sont réunies, la pointe des pieds en bas; ou bien, les mains se portent alternativement sur des échelons différents; lorsque l'on est bien exercé, on peut à chaque mouvement franchir un échelon. Suivant que les mains sont placées, l'une sur un échelon, l'autre sur un montant, ou toutes les deux sur un montant ou alternativement sur les montants et les échelons, on obtient tout un groupe d'exercices différant peu les uns des autres. Les descentes s'effectuent identiquement de la même manière que les montées;

on peut, lorsqu'on le juge à propos, monter d'une manière et descendre d'une autre, en passant facilement de devant l'échelle par derrière, ou réciproquement.

Lorsque l'échelle est disposée horizontalement, on peut la traverser ou dessus, ou dessous. Lorsqu'on la traverse par-dessus, l'exercice diffère peu de celui des poutres horizontales, dont nous allons nous occuper bientôt. Le passage par-dessous s'effectue d'après les mêmes principes que la progression par brasses, au moyen des barres de suspension.

Notons en passant les exercices de la perche à chevilles : On appelle ainsi un instrument formé par un mât, sur les côtés duquel sont disposés, à la même hauteur ou à des hauteurs différentes, des tiges rigides qui servent d'échelons. On se sert de cet instrument à la manière d'une échelle ordinaire en lui faisant face, on peut s'en servir également en lui tournant le dos.

### § III. — Perches fixes.

**Perches verticales.** — Les perches fixes peuvent avoir plusieurs directions, dont deux principales, l'une verticale, l'autre horizontale. Les exercices pratiqués sur les perches fixes verticales sont les mêmes, à peu de chose près, que ceux pratiqués sur les cordes lisses. Ils comprennent l'action de grimper dont nous avons déjà examiné les effets sur l'organisme.

**Perches horizontales.** — Quant aux exercices sur les perches horizontales ou poutres, ils contribuent d'une manière si directe au perfectionnement de l'homme, qu'ils semblent réclamer une place importante dans l'hygiène privée. La marche sur la poutre horizontale perfectionne le coup d'œil et fournit à l'homme un moyen précieux de pourvoir à sa conservation. Ce passage difficile apprend à voir le danger sans en être effrayé, ou plutôt à ne voir qu'une difficulté très-légère dans ce qui paraît aux personnes non exercées dangereux et effrayant. Après une certaine pratique de cet exercice, il devient indifférent de marcher en plein champ ou sur le bord d'un précipice. La chose devient en effet la même dès que, par des mouvements précis et des changements d'attitude, on sait s'arranger de façon à ne pas se laisser choir. La poutre sur laquelle on pratique cet exercice vient-elle, par l'agitation de l'air ou par toute autre cause, à vaciller assez fortement pour détruire l'équilibre, on peut se placer à cheval sur elle en fléchissant les membres abdominaux, et en prenant un point d'appui avec les mains; on se relève avec la même facilité en replaçant simultanément les deux pieds sur la poutre, après un balancement préalable des membres abdominaux, et en redressant les articulations dans le même temps qu'on détache les mains de leur point d'appui.

**Passage sur la poutre.** — On passe les poutres horizontales dans deux positions, soit assis, soit debout. Pour passer la poutre dans la première position, on se met à cheval sur elle et on place les mains à

15 centimètres en avant, les pouces sur le haut de la poutre, les doigts en dehors. Pour avancer, on soulève le corps en prenant un point d'appui sur les mains, et on le porte en avant sans frotter les jambes contre la poutre, on s'assied lorsque les poignets touchent

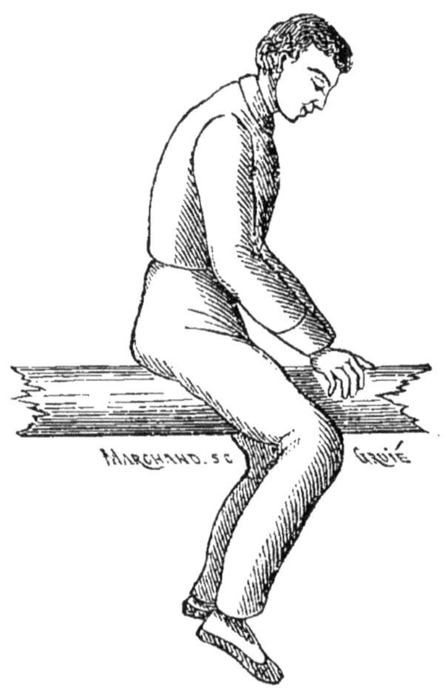


Fig. 65. — Passer à cheval en avant.

les cuisses, et on répète ce mouvement en le rhytmant jusqu'à ce que l'on soit arrivé à l'extrémité de la poutre (fig. 65).

Avant de s'exercer à passer la poutre debout, il convient de bien connaître l'attitude qu'on y doit prendre; la voici : le pied droit est un peu en avant du pied gauche, le talon vis-à-vis le milieu du pied gauche, les bras sont tendus à la hauteur des épaules, les avant-bras fléchis sans roideur, les coudes un peu en arrière, les poings presque fermés et les poignets légèrement arrondis en dedans (fig. 66). Dans cette position, les bras sont prêts à être tendus ou fléchis au besoin pour rétablir l'équilibre, et agissent à la façon de balanciers. La longueur du pas sur la poutre est très-variable ; on commence par les faire très-courts, afin de conserver plus facilement l'équilibre, et on les allonge petit à petit.

Lorsque deux hommes passant à cheval ou debout sur une poutre viennent à se rencontrer, ils s'arrêtent ; l'un d'eux se couche en travers, les bras en avant, les mains appliquées sous la poutre, l'autre se met debout s'il n'y est déjà et passe par-dessus sans le toucher.

Cet exercice, lorsque la poutre n'est pas à plus de 1$^{m}$,50 de hauteur et que les hommes sont tous deux debout, s'exécute aussi de la manière suivante : les hommes placent les pieds droits l'un contre l'autre, la pointe en dehors, le pied gauche restant en arrière. Ils se saisissent légèrement au corps et aux bras, pour se prêter un mutuel appui, pivotent sur le pied droit tandis que les pieds gauches changent de place entre eux et se séparent ensuite pour se remettre en marche dans la première direction.

Il est bon d'accoutumer les élèves à franchir la poutre, lorsqu'ils sont chargés de fardeaux lourds ou embarrassants : tels que boulets, sacs de sable, etc. On les mettra ainsi à même d'accomplir dans une occasion pressante quelque action d'éclat.

Les poutres horizontales peuvent servir à la manière des barres de suspension, dans ce cas elles sont situées

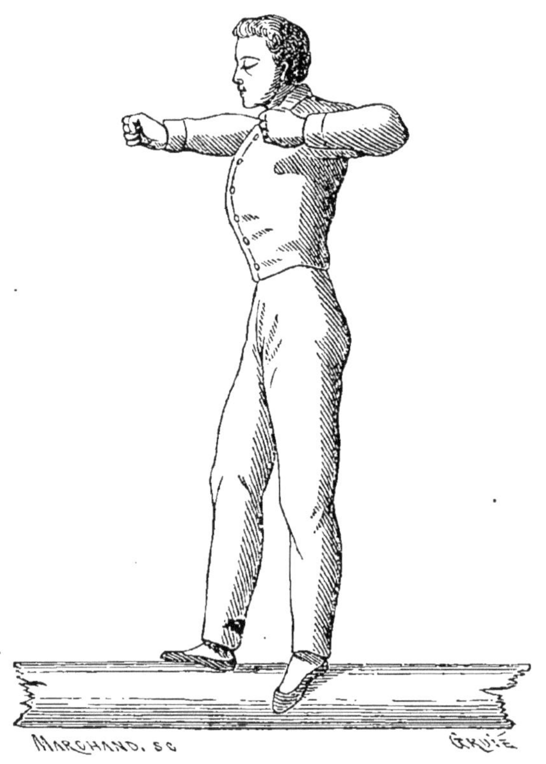

Fig. 66. — Marcher debout.

à environ deux mètres du sol. Les exercices de suspension et de progression pratiqués sur les poutres présentent plus de difficultés que sur les barres, à cause de l'épaisseur plus considérable des poutres. Les rétablissements s'exécutent comme sur les barres de suspension.

**Descendre de la poutre.** — Pour descendre de la poutre lorsque l'on est à cheval, on pose les mains sur elle, en les séparant par une distance d'environ dix centimètres, on soulève le corps et si on doit descendre à

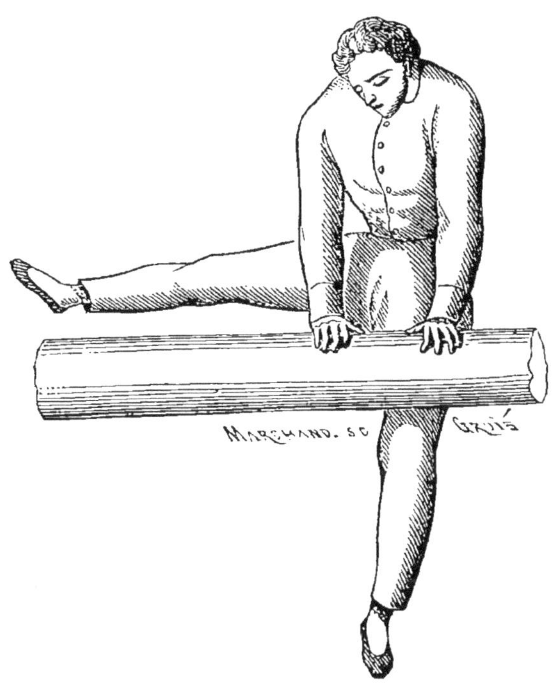


Fig. 67. — Étant à cheval, passer la jambe droite par-dessus la poutre et en descendre.

gauche, on passe la jambe droite par-dessus la poutre, le jarret bien tendu, puis on ramène cette même jambe à côté de la jambe gauche, et on descend à terre en se soutenant avec les mains (fig. 67). Lorsque l'on doit descendre à droite on emploie des moyens inverses. Si en descendant il était nécessaire de s'élancer au loin pour éviter un obstacle placé au-dessous de la poutre, on appuierait le ventre contre la poutre, on y placerait les mains solidement, puis balançant deux fois les jambes en avant et en arrière, on répéterait ce mouvement une troisième fois avec plus d'énergie, et on imprimerait aux extrémités inférieures un mouvement de projection en arrière, en poussant fortement le corps avec les mains. L'arrivée à terre doit être soumise aux règles énoncées pour le saut.

La poutre horizontale sert à différents exercices de voltige (on appelle voltige, des sauts pratiqués en prenant des points d'appui avec les mains sur un appareil fixe). Ces exercices, généralement dangereux, ne sont pas d'une utilité tellement incontestable qu'il soit nécessaire de les pratiquer; nous les passerons sous silence, car s'ils donnent au corps une grande agilité, ils n'ont pas une grande influence sur la conservation de la santé.

**Le reck.** — Cet instrument nous vient d'Allemagne, et n'est pas encore très-usité dans les gymnases. Il se compose de deux barres verticales qui en supportent une troisième horizontale; cette dernière est assez mince pour pouvoir être saisie facilement par les mains, assez résistante cependant pour ne pas plier sous le poids du corps. On répète sur le reck tous les exercices que l'on pratique sur les barres de suspension ou sur le trapèze. A proprement parler, le reck est un trapèze fixe, présentant tous les avantages du trapèze mobile, sans en avoir les inconvénients. Nous sommes persuadé que cet appareil est destiné à rendre d'utiles services, aussi nous ne saurions trop encourager son introduction dans notre pays.

## § IV. — Barres parallèles.

Les barres paralèlles ont été imaginées en Allemagne; d'une manière générale, on peut dire que cette machine très-simple est une des plus usitées dans les gymnases, et des plus fécondes en bons résultats. Le nombre des exercices pratiqués à l'aide de cet instrument est très-considérable; les barres parallèles peuvent en effet représenter des barrières, des murs dont la hauteur et l'épaisseur peuvent s'augmenter à volonté, des plans inclinés, etc.; elles peuvent également servir pour faire pratiquer les premiers mouvements de la natation et pour un grand nombre d'autres usages, car on peut placer sur elles des planches, des bascules, des perches, des cordes, etc., etc., et au-dessous des filets pour éviter les chutes. Les limites de cet ouvrage ne nous permettent pas d'entrer dans la description de toutes les modifications des exercices sur les barres, nous ne donnerons donc que les principaux, ceux qui nous semblent avoir l'influence la plus directe sur le développement des fonctions musculaires.

On peut distinguer immédiatement trois ordres d'exercices, comportant une action physiologique et des mouvements différents : 1° soulever le corps;

2° progresser entre les barres parallèles ; 3° les franchir ; ce dernier ordre d'exercices touche à la voltige de très-près.

**Suspension sur les mains.** — La suspension sur les mains consiste à soulever le corps en faisant effort des

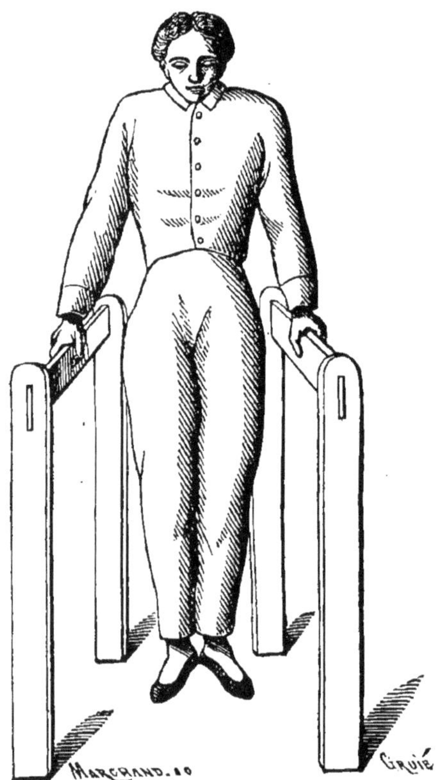

Fig. 68. — Suspension sur les mains.

poignets, et à le soutenir le plus longtemps possible la tête droite, les jambes pendantes, et les talons réunis.

Cette position (fig. 68) est très-pénible à garder, surtout pour ceux qui commencent. On la quitte aisément en fléchissant légèrement les bras et en posant simultanément les pieds à terre.

On peut se reposer lorsque l'on est dans cette position, en faisant porter le poids du corps sur les pieds et les mains. Pour cela, étant suspendu sur les mains, on lance les jambes en arrière en les élevant un peu au-dessus des barres, on les écarte aussitôt et on accroche un pied en dehors de chaque barre; on allonge le corps en l'abaissant lentement, on le relève ensuite en redressant les bras l'un après l'autre; on détache les pieds des barres et on laisse pendre les jambes naturellement comme dans la position initiale.

Les deux exercices suivants ne demandent pas moins de force musculaire que ceux qui précèdent; ils consistent : 1° à descendre et à remonter le corps par la flexion des bras; 2° à se rétablir sur les poignets étant assis à terre à l'entrée des barres. Les mouvements du premier exercice sont faciles à comprendre. L'homme étant suspendu entre les barres, fléchit lentement les bras, descend le corps en pliant les jambes pour éviter de toucher la terre, puis le remonte en faisant effort des poignets. Dans les premiers temps, la flexion des bras n'est que très-faible, mais bientôt par la pratique on arrive à descendre le corps le plus bas possible (fig. 69).

Supposons maintenant que l'élève soit assis à terre à l'entrée des barres, pour se rétablir sur les poignets, il porte les mains sur la tête de chaque poteau, et s'y cramponne fortement au moyen des dernières phalanges. Cette position une fois prise, il fait un vigoureux effort des bras et élève les jambes au-dessus du sol, puis par une seconde impulsion énergique, il ramène le corps et le fait monter au-dessus des poignets sans

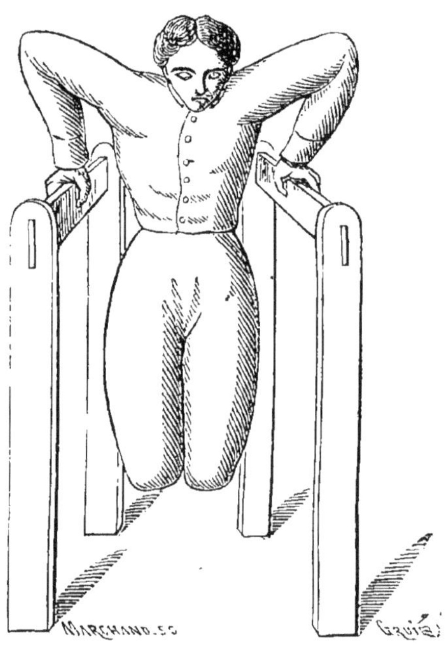


Fig. 69. — Descendre le corps et le remonter par la flexion et l'extension des bras.

que les jambes aient touché terre. Enfin, il allonge les bras et place le corps dans la position verticale, les jambes pendant naturellement.

**Progression sur les barres parallèles.** — Les exercices de progression sur les barres parallèles se font dans deux directions, en avant et en arrière, et à l'aide, soit des membres supérieurs seuls, soit des membres supérieurs et des membres inférieurs. De là quatre types d'exercices que l'on peut varier beaucoup : 1° progression en avant à l'aide des bras, 2° progression en arrière à l'aide des bras, 3° progression en avant à l'aide des bras et des jambes, 4° progression en arrière à l'aide des bras et des jambes ; on peut réduire ces quatre types à deux, si on remarque que les exercices de progression en arrière sont presque identiques avec ceux de progression en avant.

**Progression à l'aide des mains.** — La progression en avant à l'aide des mains s'effectue de deux façons distinctes : 1° en posant les mains alternativement sur les barres, 2° en les posant simultanément.

1° *Progression en avant, les mains étant posées alternativement sur les barres.* — L'élève est placé à l'entrée des barres et fait face à l'autre extrémité ; par une légère impulsion des jambes, il s'enlève sur les mains et occupe la position verticale entre les barres. Aussitôt qu'il est dans cette position, il porte un peu le poids du corps sur le poignet gauche, et profite de ce dérangement d'équilibre pour avancer la main droite autant qu'il le peut, sans essayer de forcer ce mouvement. Il porte alors le poids du corps sur la main droite, et avance la gauche à son tour et ainsi de suite jusqu'à ce qu'il soit arrivé à l'extrémité des barres.

2° *Progression en avant, les mains étant posées simultanément sur les barres.* — Supposons l'élève suspendu sur les mains à l'entrée des barres : dans cette position, il fléchit un peu les bras et penche légèrement le haut du corps en avant, puis donnant une impulsion aux jambes et fléchissant vivement les genoux, il redresse en même temps les bras et profite de l'accord de ces deux impulsions pour porter simultanément les mains le plus loin possible en avant. Avant de fléchir les bras de nouveau, il allonge les jambes, puis il répète les mêmes mouvements dans le même ordre, jusqu'à ce qu'il soit arrivé à l'extrémité des barres. Ces mouvements sont difficiles à exécuter, en ce qu'à chaque instant le corps se trouvant déplacé de sa position d'équilibre, menace de tomber, et qu'il faut le retenir dans sa chute.

**Progression à l'aide des jambes et des bras.** — Les deux exercices précédents ne mettent guère en action que les masses musculaires des bras et des épaules, l'exercice de progression à l'aide des jambes et des bras exige le concours de presque tous les muscles du corps et les soumet à des efforts très-vifs.

L'homme qui s'exerce étant suspendu sur les mains porte les jambes réunies légèrement en arrière, puis les lance en avant de manière à les élever au-dessus des barres. Au moment où elles se trouvent le plus élevées, il les écarte et les laisse descendre de façon à les poser sans secousse sur les barres, en avant des mains, chaque cuisse ne formant qu'une ligne droite avec la jambe, le pied étant placé autant que possible sur cette même ligne (fig. 70). Puis, sans mettre d'autre interruption que le temps nécessaire pour fixer les cuisses sur les barres, il donne une impulsion aux jambes vers la terre, et profite de ce mouvement pour porter simultanément les mains en avant et près des cuisses sur les barres. Il baisse alors le haut du corps

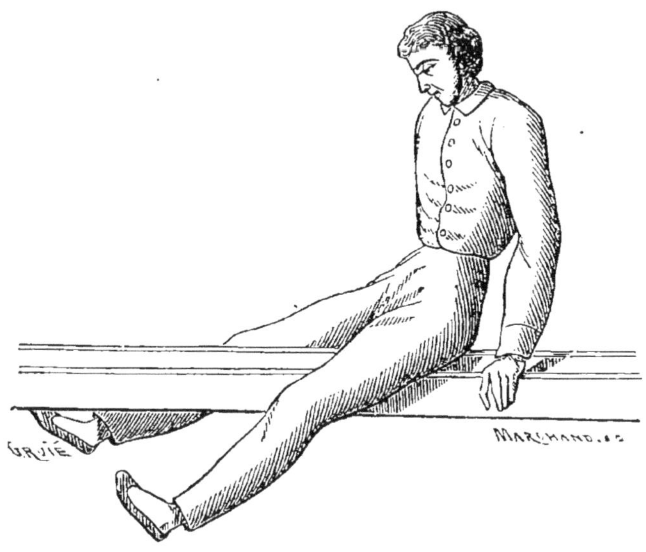


Fig. 70. — Jambes en avant.

en avant en fléchissant un peu les bras, puis il enlève les jambes en arrière, les réunit aussitôt que les cuisses quittent les barres, et les élève jusqu'à ce qu'elles soient à une hauteur telle que le corps reste un moment en équilibre sur les bras. Enfin il laisse descendre les jambes naturellement, en redressant le corps, et profitant de l'impulsion, il les lance de nouveau en avant pour recommencer le mouvement. Cet exercice est très-rude, il occasionne souvent à l'endroit où les cuisses posent sur les barres des douleurs très-vives, qui disparaissent à mesure que l'on devient plus fort.

**Franchir les barres parallèles**. — Il existe plusieurs manières de franchir les barres. On peut en effet, étant placé entre elles, sauter soit à droite, soit à gauche, ou bien étant placé en dehors d'elles, les franchir d'un seul bond. Cette dernière sorte de saut appartient entièrement aux exercices de voltige qu'une sage gymnastique doit rejeter.

Étant suspendu sur les mains, il s'agit de passer les jambes réunies, en avant et au-dessus d'une des barres,

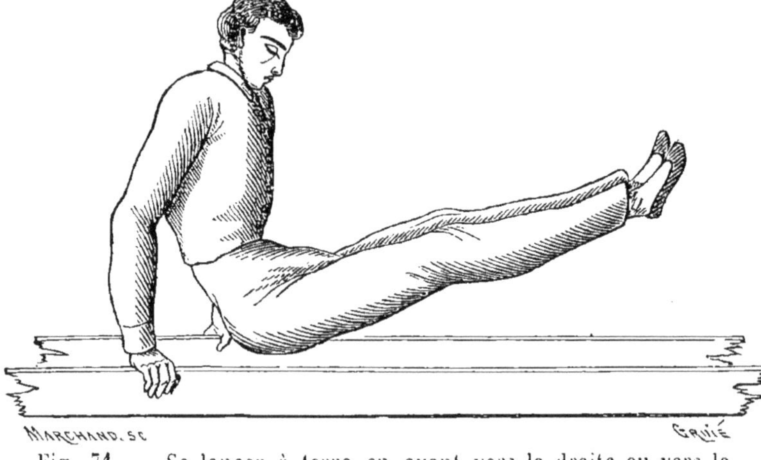


Fig. 71. — Se lancer à terre en avant vers la droite ou vers la gauche.

la barre droite par exemple. Pour cela on porte les jambes une première fois en avant et on les laisse aller en arrière, puis on les fait revenir en avant, en augmentant un peu l'impulsion et on les laisse de nouveau retourner en arrière, enfin une dernière fois on les ramène en avant en leur donnant le plus d'impulsion possible. On dirige alors immédiatement les jambes vers la droite en cherchant à porter tout le corps de ce même côté, jusqu'à ce qu'il ait entièrement dépassé la barre droite. On lâche aussitôt la main gauche qui vient se fixer près de la main droite et on tombe à terre sur la pointe des pieds, en ne conservant que la main gauche sur la barre. Cet exercice n'est nullement pénible, il exige plus de jugement que de force; le point le plus difficile, c'est de mettre le corps en équilibre sur les poignets, au moment même où l'on passe les jambes par-dessus la barre pour se lancer à terre (fig. 70).

Pour passer au-dessus de la barre en arrière les jambes réunies, on donne aux jambes un vif mouvement d'impulsion en arrière. Lorsqu'elles sont arrivées aussi haut que possible, on les dirige immédiatement vers la droite pour aller tomber à terre en dehors et près de la barre de droite. Aussitôt que les jambes commencent à se diriger vers la terre, on lâche la main gauche et on la porte en avant ou en arrière de la main droite, puis comme le corps descend toujours, on lâche la main droite et on ne laisse que la main gauche qui suffit pour guider le corps dans son mouvement. Cet exercice est tout à fait analogue au précédent.

## § V. — Planches à rainures.

Les exercices des planches à rainures sont destinés à développer autant que possible la force des bras en général et spécialement celle des dernières phalanges des doigts. On ignore le plus souvent quelle grande puissance peut acquérir cette partie du corps, si petite et si faible au premier abord, lorsqu'on la soumet à des exercices gradués. Le premier de ces exercices est la lutte des phalanges des doigts, on doit le répéter fréquemment avant de commencer les exercices des planches à rainures qui exigent une très-grande vigueur.

Les exercices à l'aide des planches à rainures peuvent être rangés dans deux ordres ou groupes : 1° se soutenir à l'aide des doigts; 2° avancer soit verticalement, soit horizontalement dans cette position.

**Suspension par les doigts.** — Pour se suspendre par les doigts, il suffit de s'accrocher avec les dernières phalanges dans la rainure la plus élevée que l'on peut atteindre, et de détacher les pieds du sol en fléchissant les jambes; on se trouve ainsi suspendu par les mains et on conserve cette position le plus longtemps possible. Dans cette position on peut exécuter plusieurs exercices, dont le principal consiste à raccourcir et à étendre alternativement les bras, c'est-à-dire à élever et à descendre le corps par la force des bras (fig. 72, *a*).

**Progression verticale et horizontale.** — Pour s'élever verticalement le long des planches à rainures, on se place d'abord dans la position que nous venons d'indiquer, puis résistant fortement du bras gauche, on porte par un mouvement brusque la main droite dans la rainure supérieure; par un mouvement semblable, on raccourcit le bras droit et on porte la main gauche dans la même rainure. On recommence aussitôt le mouvement de la main droite, et on continue ainsi jus-

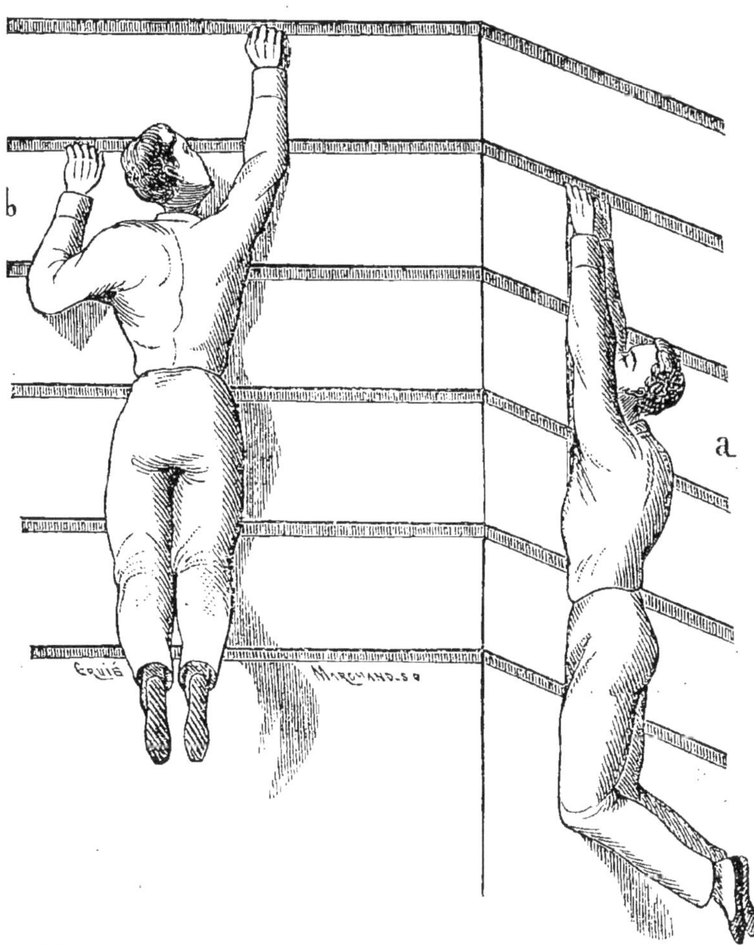


Fig. 72. — Se suspendre par les doigts en les accrochant dans une rainure.

qu'à ce que l'on soit arrivé en haut ou que les forces

12.

viennent à manquer. Pour descendre on peut employer le procédé inverse de celui que nous avons exposé, ou bien encore pratiquer un saut en profondeur. Cet exercice demande beaucoup d'énergie et de sang-froid, il est rendu malaisé par la difficulté que l'on éprouve à supporter le poids du corps à l'aide d'un seul bras, tandis que l'autre s'élève vers la rainure supérieure.

L'exercice suivant ne présente plus les mêmes difficultés; il consiste à avancer latéralement en portant alternativement les mains vers la droite ou vers la gauche. On se suspend par les mains, les bras raccourcis ou allongés peu importe, puis tirant sur le bras droit, on fait légèrement monter l'épaule gauche, et on pose la main gauche dans la même rainure à une faible distance de la main droite. On résiste alors du bras gauche, de façon à ramener la main droite près de la main gauche et ainsi de suite jusqu'à ce que l'on soit arrivé à l'extrémité de la rainure.

**Application à l'art militaire.** — Tous ces exercices peuvent trouver leur application dans l'art militaire; en voici un exemple cité par le colonel Amoros, et rapporté par le lieutenant général du génie vicomte Dode.

« Lorsque l'armée d'Orient, se rendant en Égypte, s'arrêta devant Malte pour s'emparer de cet important établissement, le général Reynier, qui commandait une division de l'expédition, eut ordre de se rendre maître de l'île de Goze qui avoisine celle de Malte et qui en dépend.

» Après avoir débarqué quelques troupes de sa division sous le feu des milices de l'île, qui en défendirent les accès, le général se dirigea avec la plus grande partie de ses forces vers le Rabato, point central de l'île, bourg et citadelle. En même temps il chargea l'un des officiers du génie attaché à sa division, de s'emparer du fort Chambray, petite place régulièrement fortifiée du côté de la terre et s'appuyant à la mer par des escarpements. Il lui donna trois cents hommes d'infanterie.

» En s'approchant de ce fort et en descendant les hauteurs qui le dominent et d'où l'on découvrait une grande partie de son intérieur, cet officier reconnut que la place, d'ailleurs pourvue d'une nombreuse artillerie, présentait du côté accessible deux fronts bastionnés avec des escarpes élevées précédées d'un fossé avec glacis et chemin couvert.

» Il n'y avait là, ni fort loin aux environs, aucune échelle, aucune pièce de bois, ni rien qui fût propre à aider à une escalade, et cependant la nuit nous gagnait, et il était à craindre que l'ennemi revenu de sa surprise, ou reconnaissant notre petit nombre et la nullité de nos moyens pour nous emparer du fort, ne fit usage de son artillerie, dont un seul coup de mitaille eût suffi pour nous obliger à la retraite, n'ayant à lui opposer que des fusils et des baïonnettes. C'est dans cette incertitude et cette position critique qu'un officier d'artillerie faisant partie du détachement remarqua que l'architecture de l'escarpe et des pieds droits de la porte offrait des rainures à la vérité d'une très-petite profondeur, mais qui régnaient jusqu'au fronton. Considérant que les trouées par lesquelles passaient les flèches du pont-levis, étaient assez larges pour qu'un homme pût y passer, il conçut l'idée d'y grimper, de s'introduire ainsi dans la place et de nous en abaisser le pont-levis.

» Déterminé à tenter cette entreprise, malgré la difficulté qu'elle présentait par la hauteur à laquelle il fallait atteindre et le peu de prise qu'offrait la saillie des pierres de taille, il commença à grimper, arriva bientôt à la trouée des flèches, descendit en dedans de la porte, et était déjà prêt à faire la manœuvre du pont-levis, quand quelques soldats maltais croyant voir déjà tout le détachement dans la place vinrent l'aider. La porte s'ouvrit et le détachement français prit possession du fort, d'ailleurs fort bien approvisionné! C'est ainsi que le courage et surtout l'adresse d'un seul individu fit tout le succès d'une entreprise pour l'exécution de laquelle on n'avait aucun moyen, et qu'on réussit sans coup férir dans une tentative qu'un retard pouvait rendre fort difficile et très-meurtrière. »

## § VI. — Chevaux de bois.

Les exercices sur les chevaux de bois sont des exercices de voltige, quelques-uns sont véritablement dangereux et occasionnent fréquemment des orchites traumatiques. Ces exercices ne conviennent qu'aux hommes faits, et encore doivent-ils être pratiqués avec une très-grande circonspection. Nous ne les rejetons pas absolument de la gymnastique hygiénique, parce que nous sommes convaincus qu'ils peuvent avoir une heureuse influence dans l'éducation physique du corps, toutefois nous croyons devoir restreindre considérable-

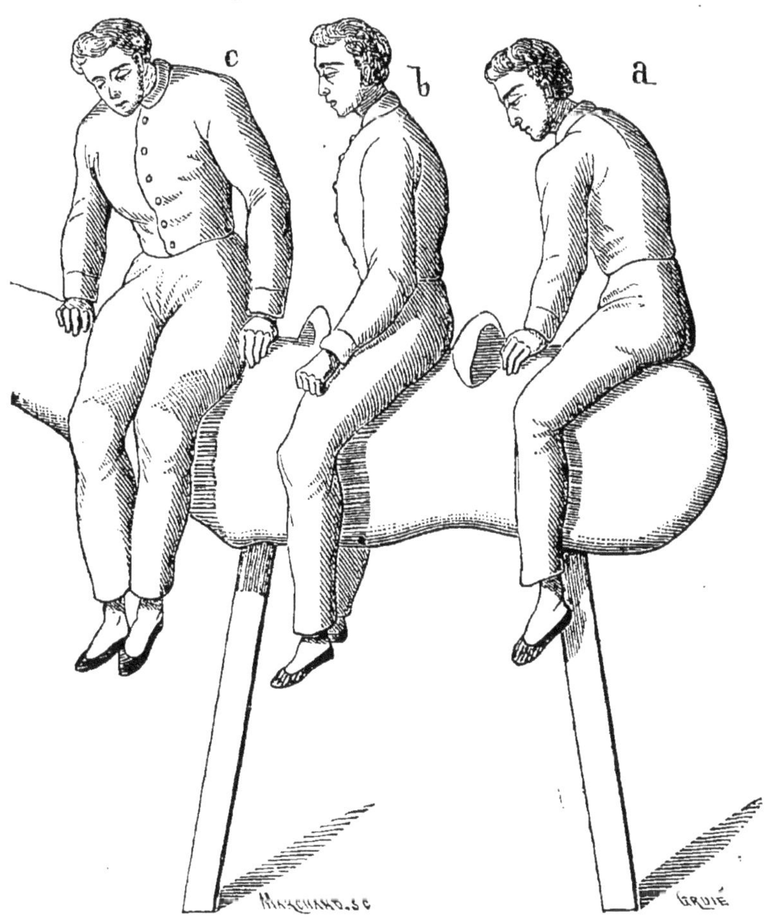


Fig. 73. — Sauter en croupe et se mettre en selle, s'asseoir sur l'encolure et descendre.

ment l'extension et l'importance que leur accordent certains gymnasiarques.

**Les exercices les plus simples.** — Les plus simples de ces exercices consistent à se placer sur le cheval et à en descendre. Pour se placer sur le cheval, on s'élance vers lui en courant et on frappe des pieds le sol ou mieux un tremplin afin de se donner de l'élan. On applique alors les mains sur la croupe et on s'élève en écartant les jambes; on retombe à cheval sur la croupe les jambes placées naturellement. De la croupe, on passe sur la selle, en prenant un point d'appui sur le pommeau, enfin, prenant un nouveau point d'appui sur l'encolure, on s'y met à cheval, on réunit la jambe droite à la jambe gauche en la passant par-dessus l'encolure et on s'assied face à gauche, les mains placées à droite et à gauche sur l'encolure. De là on s'élance à terre le plus loin possible au moyen d'un saut en largeur et profondeur (fig. 79, *a*, *b*, *c*).

Au lieu de s'asseoir d'abord sur la croupe, puis sur la selle et enfin sur l'encolure, on peut d'un seul bond prendre immédiatement une de ces trois positions et descendre.

Parfois aussi l'on peut s'établir sur la croupe, soit à genoux, soit debout. Pour descendre, lorsque l'on est dans une de ces positions, on applique les mains sur la croupe les doigts en dehors, puis on s'élève sur les poignets les bras joints au corps, et on s'élance en arrière de façon à tomber à terre d'après les règles du saut en largeur et profondeur. Ces deux derniers exercices sont sans contredit plus difficiles que les précédents, nous ne saurions admettre que l'on pousse les difficultés au delà.

# CHAPITRE V

## EXERCICES PASSIFS ET MIXTES.

### ART. Ier. — EXERCICES PASSIFS.

**Définition.** — Nous avons examiné jusqu'ici les exercices dans lesquels les mouvements sont produits volontairement par celui qui les pratique; dans les exercices passifs, les mouvements sont communiqués au corps et s'exécutent indépendamment de la volonté. Michel Lévy et le professeur Rostan ne rangent dans cette classe d'exercices que la navigation et la progression en voiture; d'après notre définition nous sommes en droit d'y faire rentrer le massage, la faradisation et les courants-continus, bien que les effets physiologiques de ces dernières sortes de mouvements soient différents des précédents. En effet, le massage et l'action électrique n'exercent qu'une influence locale, tandis que dans la navigation et la progression en voiture l'influence est générale; celle-ci s'opère sur les viscères particulièrement, celle-là se passe sur les téguments, les muscles et les articulations comme nous le verrons bientôt.

### § I. — Vectation.

**La vectation dans l'antiquité et dans les temps modernes.** — L'exercice de la vectation était dans l'antiquité un exercice des plus violents. Pour s'en convaincre il suffit de jeter les yeux sur les chars antiques, et de se rendre compte de leur lourde construction. Placé immédiatement au-dessus de l'essieu, sans l'intermédiaire d'aucun ressort, le plancher du char transmettait à son conducteur toutes les secousses que lui faisait éprouver l'état de la route, de là des efforts continuels pour maintenir le corps dans une position d'équilibre stable. Depuis bien des siècles les chars ont dépouillé ce caractère de grossièreté; nos mœurs et nos usages ont rejeté bien loin ces exercices périlleux qui faisaient la gloire des Grecs. Aujourd'hui les chars massifs de l'antiquité sont remplacés par d'élégantes voitures suspendues, et le génie des carrossiers s'efforce, par l'élasticité des ressorts et la souplesse des soupentes, de contenter notre mollesse. Le raffinement est porté si loin, que non-seulement les chocs reçus par les roues ne transmettent plus à nos organes aucune répercussion du mouvement, mais encore que les balancements les plus doux arrivent à peine jusqu'à nous. Les ressources thérapeutiques se sont-elles accrues par ces industrieux raffinements! Je ne le suppose pas. Quel bien-être éprouvent nos organes énervés par les plaisirs, ou les travaux intellectuels quand, quittant les siéges moelleux qui ornent nos appartements, nous allons nous étendre sur les banquettes ouatées de nos splendides voitures.

Il est facile de comprendre que plus les ressorts sont élastiques, moins les chocs sont réfléchis, tandis que plus la tension des soupentes est grande, plus la réflexion des chocs est considérable : il en résulte que les chariots si usités dans les travaux de la campagne, dans lesquels les ressorts sont peu élastiques et les soupentes très-fortement tendues, sont les plus convenables au point de vue gymnastique, car si d'un côté la violence des mouvements transmis doit être assez atténuée pour épargner au corps de trop rudes commotions, de l'autre, elle ne doit pas l'être assez pour annuler les légères secousses qui constituent précisément les avantages de ce genre d'exercices.

**Action physiologique.** — Dans l'exercice de la voiture tel qu'il est pratiqué aujourd'hui, la respiration est peu influencée. C'est à tort que certains auteurs ont prétendu que la circulation et la calorification étaient alors sensiblement diminuées.

« De toutes les fonctions organiques, ajoute le professeur Rostan, celle qui ressent le plus évidemment l'influence de ces exercices, c'est l'exhalation graisseuse du tissu cellulaire, et généralement la nutrition de tous les viscères. Aussi, sans vouloir expliquer par quel mécanisme la nature opère cette nutrition de l'organisme, observons-nous que les personnes qui vont habituellement en voiture sont pourvues d'un embonpoint remarquable. Si les fonctions assimilatrices, ou plutôt les organes qui les exécutent, acquièrent une haute prédominance par l'exercice dont nous parlons, il en résulte nécessairement que les fonctions encéphaliques doivent être influencées dans un rapport inverse, aussi a-t-on observé de tout temps que les affections mentales disparaissent souvent sous l'heureuse influence des voyages. Mais n'oublions pas de tenir compte des diverses circonstances où se trouve le malade : changement d'air, d'habitudes, de régime, aspect d'une nature nouvelle, éloignement des causes qui ont déterminé l'affection, tout ne concourt-il pas puissamment à des cures souvent inespérées? »

Ainsi, si l'exercice de la voiture n'agit plus par les chocs qu'il imprime à l'organisme et par la contraction dans laquelle il maintient certaines parties du corps, il agit encore par la distraction qu'il procure à l'esprit, distraction capable, d'après le professeur Rostan, de ramener le calme dans un esprit troublé par la folie. Cet exercice ne doit donc pas être rejeté de la gymnastique, puisque son action peut être dans certains cas si incontestablement bienfaisante.

## § II. — Navigation.

De toute antiquité, la navigation sur les fleuves ou sur la mer a été rangée par les médecins au nombre des moyens hygiéniques dont l'homme peut et doit disposer pour entretenir sa santé et sa vie. Antyllus, Aétius, Avicenna en ont fait l'objet de leurs observations, et Hippocrate, dans ses ouvrages, en signale quelques-uns des inconvénients.

**Navigation fluviale.** — La navigation sur les fleuves, lorsqu'on se laisse aller au courant, ou lorsqu'on laisse à d'autres le soin de guider la barque, ne transmet aux organes que des secousses trop faibles et trop insignifiantes pour qu'on doive tenir compte de leur action. On est porté si tranquillement, qu'il ne semble pas que l'on ait quitté son lit. Si donc cet exercice, qui à proprement parler n'en est pas un, procure quelque avantage, ce n'est guère que parce qu'il a lieu dans une atmosphère plus pure et plus renouvelée, et parce qu'il enlève pour un moment de l'esprit les préoccupations qui sans cesse l'agitent.

La navigation fluviale peut devenir un exercice des plus actifs, lorsqu'au moyen de rames, on cherche à faire avancer le léger esquif qui porte le corps. Sans cesse le tronc s'incline, sans cesse les bras sont étendus et raccourcis pour porter alternativement la rame d'avant en arrière : il en résulte une circulation plus active, une transpiration plus abondante, une respiration plus profonde, une augmentation dans la calorification, en un mot tous les effets des exercices actifs.

**Navigation maritime. Ses progrès.** — La navigation maritime semble avoir été créée par les Phéniciens, dont les vastes colonies s'éparpillaient sur les côtes de la Méditerranée et dont le commerce considérable reliait déjà entre elles les nations de l'Orient et celles de l'Occident ; des barques à rames et à voiles étaient le seul moyen de transport dont ces peuples faisaient usage. Les Carthaginois, les Grecs, et plus tard les Romains, affrontèrent tour à tour tous les périls de la mer, soit pour aller au loin chercher les produits qui leur faisaient défaut, soit encore pour étendre leurs conquêtes. L'expédition de Hannon, qu'elle soit ou non une fable, la vague connaissance que les Anciens conservaient d'une île atlantique située dans l'Océan, enfin l'existence sur un des îlots du cap Vert d'une statue, représentant un cavalier dont le bras et la main gauche sont étendus vers la terre, découverte plus tard par Colomb, tous ces faits, dis-je, sont de nature à nous faire supposer que la marine antique avait déjà atteint un grand degré de perfection. La chute de Rome n'entraîna pas celle de l'art de la navigation ; les Normands ravagèrent sur des milliers de barques, les côtes du nord de l'Europe et pénétrèrent par les fleuves jusque dans l'intérieur des contrées les plus éloignées. Les Génois et les Vénitiens perfectionnèrent l'art de la construction navale sous le rapport de la capacité et de la stabilité du bâtiment; les Vénitiens, les premiers, construisirent des navires pontés et en répandirent l'usage. La flotte de Saint-Louis n'était composée que de bâtiments de cette sorte, il est important de remarquer que sur cette flotte parut le premier exemple authentique de scorbut à bord des vaisseaux (1246).

Mais bientôt l'invention de la boussole, celle des armes, et plus tard l'application de la vapeur comme force motrice, firent faire à la navigation maritime des progrès immenses, et vinrent modifier considérablement les conditions hygiéniques dans lesquelles se trouvaient placés les marins, soldats ou passagers embarqués à bord des anciens navires. L'influence de la navigation maritime sur l'homme, varia aux diverses époques avec les conditions hygiéniques des navires (1); sans nous

(1) Voyez Fonssagrives, *Traité d'Hygiène navale*, 2e édition, Paris, 1877.

occuper de rechercher ce qu'elle pouvait être dans l'antiquité, nous allons examiner ce qu'elle est actuellement et passer en revue les causes de cette influence.

**Atmosphère maritime.** — Ces causes sont de deux sortes, les unes, naturelles, échappent au pouvoir de l'homme, les autres, accidentelles, peuvent être modifiées par lui et tiennent principalement au régime alimentaire ou à la construction du navire. Parmi les causes naturelles, celle qui agit le plus directement sur le navigateur, c'est sans contredit l'atmosphère maritime. Par le fait même d'habiter la mer au lieu de la terre, le navigateur sans changer de latitude change de climat. Là plus de ces émanations, tantôt peu saisissables aux sens et cependant délétères, comme celle des marais, des ports, des rades, des côtes à demie-mouillées; plus de ces particules odorantes que la végétation et la vie animale prodiguent sur les continents; tous les corps étrangers, poussières, germes, miasmes empruntés à la terre, à ses émanations, à ses végétaux, à ses animaux, se sont déposés et sont inondés par les flots. Il en résulte que l'atmosphère de la mer comparée à celle des diverses terres est d'une pureté remarquable, ce qui permettait à Rouppe (1) d'affirmer que la santé générale des équipages est meilleure à la mer que dans un port quelconque, et de dire que plus un navire est mouillé loin de terre mieux les hommes s'en trouvent.

La proportion d'acide carbonique qui à la surface

(1) Rouppe, *De morbis navigantium*, 1764.

de la terre s'élève souvent à $\frac{5}{10\,000}$ ne dépasse jamais dans l'atmosphère maritime le chiffre de $\frac{3}{10\,000}$. Ce phénomène, qui tient à la grande solubilité de l'acide carbonique dans l'eau, ne contribue pas pour peu de chose à rendre l'air plus respirable et plus pur. Ajoutons à cela que cet air, sous une même latitude, est plus frais qu'à terre, grâce à la chaleur que l'eau lui a enlevée pour se vaporiser; que la vapeur d'eau, cet élément si important dans le jeu des phénomènes vitaux, se trouve dans une proportion telle, que l'air acquiert presque son plus grand degré d'humidité; que les variations de température sont plus régulières sur la mer que sur la terre, et nous aurons une idée exacte de la constitution de l'atmosphère maritime dont l'action bienfaisante est reconnue de tous.

**Changement de climat.** — Le changement de climat est la seconde des causes naturelles qui agissent sur le navigateur. Celui-ci passant en quelques semaines des contrées les plus froides, aux contrées les plus chaudes, visitant en quelques jours les continents les plus divers par leurs qualités, se trouve ainsi soumis sans aucune gradation aux chances les plus redoutables de l'acclimatement. Rouppe signale l'heureuse influence que produit le passage d'un pays froid vers un pays tempéré, tandis que, d'autre part, il est d'observation que la transition d'un climat chaud vers un climat plus froid, détermine la mort des scorbutiques et des phthisiques. La navigation vers les contrées chaudes convient donc parfaitement aux personnes dont les organes respiratoires sont atteints par un mal, presque toujours mortel, ou dont la constitution se trouve incommodée par l'air embrumé des villes (1), tandis que « les voyages faits dans une température froide sont plus favorables aux personnes d'une constitution irritable, à fibres tendues, sèches, et grêles, puisqu'il est d'observation qu'une certaine quantité d'humidité en suspension dans l'air, relâche la fibre, diminue la transpiration et donne une sorte d'activité à ces tempéraments trop sensibles et trop ardents (2). »

**Causes accidentelles.** — Les causes accidentelles qui accompagnent la navigation n'ont guère d'influence sur les passagers. Rarement en effet la durée des voyages maritimes n'excède deux mois, et rarement l'alimentation des passagers laisse à désirer sous le rapport de la qualité ou de la quantité. Quant à l'emplacement dont chacun d'eux dispose, je sais bien qu'il n'est pas toujours très-considérable, que souvent même il est insuffisant; mais ce mal n'est presque rien, comparé à celui dont souffrent les hommes du métier, qui eux passent presque toute leur vie dans un trou, où ils ont à peine la place nécessaire pour se retourner. C'est surtout lorsque la navigation a un but commercial, que l'avidité mercantile encombre le navire de marchandises au détriment du matelot. Trop souvent, surtout en Angleterre, le matelot marchand devient la proie de l'armateur et du capitaine. Les aliments, les logements font

(1) Voyez Jules Rochard, *De l'influence de la navigation et des pays chauds sur la marche de la phthisie pulmonaire*. Paris, 1856.

(2) Londe, *Op. cit.*

défaut, les relâches indispensables n'ont pas lieu, afin d'épargner le temps du retour, aussi l'état sanitaire de la marine marchande est-il devenu de plus en plus mauvais, et le scorbut, ce fléau de l'ancienne marine, a-t-il reparu sur les navires et dans les ports anglais. Un rapport de M. Dickson(1) établit que la proportion des scorbutiques, à bord des navires marchands atteint souvent dans ce pays le chiffre énorme de 20 p. 100. En France rien de grave ne s'est manifesté depuis longtemps à bord des navires marchands, les prescriptions hygiéniques y sont mieux observées. L'alimentation est plus saine et plus copieuse; les matelots sont généralement logés sous un *spardeck* situé à l'avant, où ils ont plus d'air et de lumière que dans les anciennes cabines. Certaines causes d'insalubrité tiennent à la construction même du navire, parmi elles il faut citer la présence de l'eau, qui, suintant à travers les parois, vient s'accumuler avec des détritus organiques de toutes sortes, au fond de la cale. La présence de ces eaux stagnantes transforme le navire en un véritable marais, et détermine dans certaines circonstances l'explosion de fièvres intermittentes et rémittentes de nature paludéenne, souvent pernicieuses. La stagnation des couches d'air, la quantité de vapeur d'eau et d'acide carbonique résultant des émanations que cet air contient, l'accès généralement difficile et rare de l'air frais et de la lumière, ont une fâcheuse influence sur la santé des passagers et des

(1) *Annual Report of the medical officer of the Privy Council*, 1863.

marins habitant les différents étages d'un vaisseau. Le pont, bien qu'il soit exposé à l'eau de la pluie, de la mer ou de la rosée, et en général à toutes les intempéries des climats et des saisons, est peut-être la partie la plus salubre du navire.

**Maladies maritimes.** — Presque tous ceux qui voyagent sur mer éprouvent des nausées, des vertiges et des vomissements. Ces phénomènes ne sont pas particuliers à la navigation, et il n'est pas rare de voir certaines personnes les éprouver à la suite des exercices de l'escarpolette, de la bague ou même de la voiture. Voici la description que Kéraudren donne de ce mal désigné sous le nom de *mal de mer*. « L'abattement et l'anxiété des malades sont bientôt au comble, ils frissonnent, ils chancellent, ils s'accroupissent, ils n'ont ni la volonté, ni la faculté de se mouvoir; la menace, les mauvais traitements ne peuvent les y déterminer. Dans cet état d'anéantissement physique et moral l'homme le plus délicat, comme l'animal le plus immonde, reste au milieu des ordures répandues autour de lui; il ne prend plus aucun soin de son existence, il refuse les aliments qui lui sont offerts, il verrait avec indifférence qu'on voulût le délivrer de la vie. »

La cause de ce mal est évidemment le balancement du navire, lequel est soumis au double mouvement du tangage et du roulis; quant au mécanisme de sa production, bien des explications ont été données, qui ne sont nullement satisfaisantes. Les uns attribuent les désordres organiques aux mouvements sympathiques qui remuent tout le tube digestif, et principalement l'estomac, les autres, à l'impression que produit sur la vue le vacillement des objets, d'autres enfin, à une perturbation profonde dans la circulation sanguine. Aucun remède n'a encore été trouvé pour combattre ce mal heureusement passager; l'habitude de le braver, ou de marcher à bord, habitude connue sous le nom d'*amarinement*, semble être seule capable de le vaincre.

La navigation amène chez ceux qui la pratiquent une constipation souvent très-persistante, qui tient soit à ce que la nutrition est plus active, soit à ce que l'alimentation est insuffisante. Il est facile de constater de plus que tous ceux qui s'embarquent pour peu de temps reviennent au port dans un état de bouffissure, qui a fait dire que la mer engraissait. En se reportant à l'influence que l'humidité constante produit sur l'homme, à l'étiolement, à la faiblesse, à l'engorgement lymphatique que produit l'habitude des lieux sombres et humides, on est porté à admettre l'existence d'une anémie spéciale pour le marin, comme il en existe une pour le mineur.

La stagnation de l'air, la privation de lumière, l'alimentation insuffisante, l'humidité froide ont déterminé la production d'une maladie qui fait succomber, à elle seule, des milliers de passagers et de matelots. Le scorbut, qui à différentes époques a frappé les habitants des villes à rues étroites et tortueuses, situées le long des fleuves ou dans des vallées humides, est devenu en quelque sorte la maladie du navigateur. Les progrès amenés dans l'art de la navigation ont circonscrit les ravages de cette terrible maladie; la découverte de substances dites antiscorbutiques, telles que le raifort, le cresson, le cochléaria et surtout le suc de citron (*lime-juice* des Anglais), ont fourni au médecin des moyens puissants pour la combattre et la faire disparaître.

Certaines maladies, telles que le choléra, la fièvre jaune (*vomito-negro*), le typhus, la syphilis, peuvent être importées par les navires. Des précautions nombreuses ont été prises en vue d'empêcher cette importation, et de protéger les sociétés; les principales sont les quarantaines et les lazarets.

Les perfectionnements hygiéniques, introduits depuis quelques années dans ce qu'on peut appeler la vie marine, ont donné des résultats satisfaisants. Ces résultats sont tels, que si l'on compare la mortalité des gens de mer de vingt à trente ans, à celle des gens de terre du même âge, on est forcé de conclure que la vie active et pénible du marin, loin d'être pour l'homme une cause de mortalité, exerce une heureuse influence sur les conditions de l'existence. Pour le prouver, il nous suffira de rappeler que, parmi les exemples mémorables de longévité, les marins figurent au premier rang à côté des soldats. La profession de marin, ou l'habitude des voyages sur mer, ne doit donc point enlever à l'homme l'espoir d'atteindre une vieillesse avancée; au contraire, l'atmosphère maritime qu'il respire, aussi pure que celle des montagnes, semble capable, comme celle-ci, de lui réserver de longs jours.

## § III. — Massage.

**Massage par pression.** — On entend par massage un froissement, une malaxation, un pétrissement des muscles, exercé médicalement sur l'homme vivant. Ce mot vient, dit-on, de l'arabe *mass*, qui signifie pétrir. On distingue deux sortes de massage : le massage par pression, et le massage par percussion.

Il ne faut pas confondre le massage avec la friction, qui n'est autre qu'un frottement exécuté sur toutes les parties du corps ou sur quelques-unes seulement, ou avec l'onction qui consiste à appliquer des substances grasses sur les parties préalablement soumises à la friction. Le massage comprend tout à la fois la friction, l'onction et quelque chose de plus; il a pour effet général d'appeler le sang dans les capillaires sanguins et d'augmenter la tonicité des organes. Le massage par pression est le mode le plus employé, il consiste à pétrir et à malaxer les masses musculaires à l'aide des doigts de la main; à faire jouer dans tous les sens les surfaces articulaires, de manière à éloigner et à rapprocher mécaniquement les points d'attache des muscles et des ligaments; à frapper doucement avec le talon ou le bord extérieur de la main les parties les plus charnues des membres; à exercer sur la peau des frictions grasses et de légers pincements, à l'aide desquels on fait sortir de la cavité des cryptes sébacées l'espèce de suif qu'elle contient. Le massage s'exerce toujours à une douce température qui varie de 25 à 35° Réaumur, dans un air sec ou saturé d'humidité ou même dans l'eau. C'est au médecin à modifier, suivant les cas, le milieu dans lequel le patient doit être placé pendant l'opération du massage. Quant aux mille pratiques accessoires inventées pour satisfaire le luxe et la sensualité, elles sont parfaitement inutiles et indignes de nous occuper.

Les peuples orientaux, depuis bien des siècles, pratiquent le massage en tant que moyen hygiénique. En Algérie, pour une somme très-minime, on trouve dans les établissements de bains, des hommes qui massent avec une rare dextérité. Cette coutume se retrouve dans le nord de l'Europe. Toutes les personnes qui se soumettent à cette manœuvre prétendent en éprouver une indicible sensation de bien-être; il leur semble que l'élasticité musculaire de la jeunesse se réveille sous la main qui les presse, que les forces se rétablissent, que le jeu de toutes les fonctions s'exerce plus librement; la fatigue qui résulte de la marche, de la veille, ou des plaisirs de l'amour, disparaît pendant l'acte même du massage. Il est difficile de croire qu'un pareil moyen n'ait pas une influence puissante sur l'homme malade, aussi est-il d'expérience que dans les rhumatismes aigus non fébriles, dans les rhumatismes chroniques, dans les paralysies qui sont en voie de guérison, dans l'impuissance virile, cette médication est suivie d'un heureux résultat. On prétend même que certaines phlegmasies intenses, principalement celles de l'estomac, de l'intestin et des bronches, se liant le plus souvent à l'état de la peau, sont avantageusement modifiées par le massage.

**Massage par percussion.** — M. Sarlandière, tenant compte de l'extrême fatigue que cause à celui qui l'exerce, un massage bien fait et sachant, d'ailleurs, combien il est difficile de trouver dans notre pays des gens assez habiles dans cet art, pensa qu'une percussion molle, plus ou moins forte, plus ou moins lente, à l'aide d'un corps non contondant, placé au bout d'un levier, afin de moins fatiguer l'opérateur, atteindrait peut-être le même but que le massage. Il fit donc fabriquer pour cet usage des battoirs élastiques, dont la palette circulaire est adaptée à un manche ayant deux fois et demie sa longueur. Cette palette, rembourrée de crin, est recouverte de flanelle pour les percussions à sec, et de feutres ou de caoutchouc pour les percussions au milieu de la vapeur aqueuse. Il est curieux de remarquer que lorsque l'on a percuté ainsi pendant quelque temps, la température de la peau, loin de s'élever, s'abaisse notablement, et le succès de la médication n'est jamais si assuré que lorsqu'il est facile de constater cet abaissement de température.

La percussion comme le massage par la malaxation jouit de la propriété de délasser de la fatigue; on l'a employée avec succès dans les affections rhumatismales qui n'étaient pas accompagnées de fièvre, au contraire la percussion devient inefficace et même dangereuse dans le rhumatisme fébrile et surtout dans la goutte et l'arthritis rhumatismale, si ce n'est quand à la fin de ces maladies il ne reste plus qu'une roideur générale accompagnée d'endolorissement.

**Traitement de l'entorse par le procédé Lebâtard.** —

Le massage a été heureusement appliqué au traitement de l'entorse par M. Lebâtard et par M. Girard, qui ont donné chacun, la description du procédé qu'ils ont inventé.

Dans le procédé de M. Lebâtard (1), le malade étant assis, tient la jambe blessée étendue, la plante du pied appuyée sur le genou de l'opérateur. Si celui-ci agit sur le pied droit, il embrasse le talon dans la paume de la main gauche, le bascule de bas en haut et d'arrière en avant, exerçant de la sorte une forte traction sur le tendon d'Achille. Le pouce de la main gauche s'étend autant que cela est possible sur tout le gonflement tibio-tarsien, en cherchant à amener derrière la malléole externe tous les tissus qui en sont le siége. On procède ainsi en maintenant la même position du membre et du talon, jusqu'à ce qu'on ait ramené à sa forme naturelle l'articulation qui primitivement était tuméfiée. Le gonflement se dissipe sous l'influence de cette forte pression, dirigée du bord interne au bord postérieur de la malléole externe, le pouce de la main gauche exerce encore des pressions moins puissantes pour terminer l'opération et rendre au pied sur sa face externe sa forme naturelle. Abandonnant les tractions sur le talon, en le maintenant toutefois de la main gauche, l'opérateur exerce de la main droite, sur la face dorsale du pied entorsé, de fortes pressions qui, dirigées de son extrémité inférieure vers la supérieure, contournent l'articulation d'avant en arrière et obli-

(1) Lebâtard, *Gazette des hôpitaux*, 1856.

quement de chaque côté. Le pied, par cette manœuvre, retrouve sa forme primitive et les douleurs déterminées par les différentes pressions cessent à mesure qu'on les exerce. Le malade, paraît-il d'après les observations de l'auteur, peut aussitôt se lever et marcher; aucun appareil absolument n'est nécessaire, et le blessé reprend ses occupations le lendemain ou le surlendemain de son accident.

**Procédé Girard.** — Dans le procédé de M. Girard (1) le premier temps de l'opération consiste en frictions excessivement légères, car à peine la peau est-elle effleurée par le bout des doigts. Ces frictions sont exécutées avec la face palmaire des doigts réunis, toujours de bas en haut et de façon à ne pas éveiller la moindre douleur. Après un temps dont la durée varie de dix à trente minutes, il est rare que l'on ne puisse exercer une pression un peu plus forte dont on gradue l'intensité suivant les sensations éprouvées par le malade. Rarement a-t-on agi ainsi pendant une demi-heure, que déjà le patient accuse un soulagement notable, surtout appréciable lorsque les douleurs sont continues. Après ces frictions, et lorsqu'on a pu exercer sur le membre endolori une pression équivalente au poids de la main, alors on commence le second temps que M. Girard nomme le *massage proprement dit*. Dans les deux temps, on a soin d'enduire les doigts et mains d'un corps gras, afin de faciliter leur glis-

(1) Girard, *Des frictions et du massage dans le traitement des entorses de l'Homme*. (*Bull. de l'Acad. de med.*, 1858, tome XXIV, p. 135, et *Gaz. des hôp.*, 1858.)

sement et de rendre leur contact plus doux à la peau.

Le second temps se pratique en suivant la même gradation, c'est-à-dire d'une manière douce et moelleuse. Il faut toujours que les mains soient promenées dans le même sens, c'est-à-dire de bas en haut et qu'elles agissent, non-seulement sur les points douloureux, mais encore sur toutes les parties tuméfiées; ainsi dans l'entorse du pied et du poignet, on exerce le massage depuis les extrémités des doigts jusqu'au tiers supérieur du tibia et du radius, en mettant alternativement les mains dans la position de la pronation et de la supination.

Après ces manipulations, plus ou moins prolongées suivant la gravité de l'entorse, on arrive à faire opérer à l'articulation des mouvements dans tous les sens, mais cela seulement alors que les plus fortes pressions faites avec les mains n'éveillent plus aucune sensation douloureuse. Si les mouvements déterminent quelque douleur, on doit s'en abstenir et revenir au massage, jusqu'à ce que de nouveaux tâtonnements aient montré que la jointure peut être fléchie ou étendue sans douleur. Ces mouvements imprimés à la jointure ne peuvent qu'être très-douloureux, ils sont même dangereux, si l'on veut les déterminer dès les premiers temps de l'opération. D'après M. Girard, ces mouvements ne sont pas utiles pour la réussite du traitement, et l'on ne doit y recourir que comme moyen d'appréciation des résultats obtenus par le massage.

### § IV. — Faradisation et courants continus.

Les applications de l'électricité à la physiologie et à la médecine sont trop importantes, pour que nous puissions les passer sous silence ; les premières remontent à la découverte de la machine électrique et de la bouteille de Leyde, elles ont été faites par Jalabert (de Genève), Sigaud de Lafon, et Mauduyt. La découverte de la pile par Volta, amena une nouvelle phase dans l'application médicale de l'électricité ; les courants continus furent indiqués comme moyen thérapeutique dans quelques affections, et remplacèrent avec avantage l'électricité statique employée jusqu'alors. Mais bientôt la découverte des courants induits, et les recherches de Masson sur l'action physiologique de ces courants, imprimèrent une autre direction aux applications thérapeutiques de l'électricité et créèrent l'électrisation localisée que M. Duchenne (de Boulogne) (1) désigne sous le nom de *faradisation*.

Nous ne décrirons pas le grand nombre d'appareils employés aujourd'hui en médecine, cette tâche nous mènerait trop loin. Nous nous contenterons donc de citer pour mémoire et comme étant les plus répandus en France ceux de MM. Breton, Gaiffe, Duchenne. Parmi ces appareils, les uns reposent sur ce principe physique, que tout courant électrique, provenant d'une

(1) Duchenne (de Boulogne) *De l'électrisation localisée et de son application à la pathologie et à la thérapeutique.* 3e édition, Paris, 1872.

pile, développe au moment où il commence et où il finit, un courant induit de sens contraire, ou de même sens dans un circuit voisin de celui où il circule (Masson); les autres reposent sur les modifications magnétiques qu'éprouve une armature en fer doux, qu'on en approche, ou qu'on en éloigne un barreau aimanté (Clarke).

Ces derniers appareils portent le nom de *magnéto-électriques;* ils sont moins employés que les appareils à piles, bien qu'ils soient plus portatifs.

Dans l'un ou l'autre cas, que ce soit sous l'influence d'une pile ou d'un aimant, il se produit des courants induits de sens divers, que l'on recueille, après les avoir régularisés, sur d'autres fils métalliques terminés à leurs extrémités par deux réophores. Les rhéophores usités dans la pratique médicale sont de formes très-diverses, tantôt ce sont des cylindres métalliques creux, terminés par des éponges sèches ou humides, tantôt des plaques métalliques, tantôt enfin des tiges rigides, terminées en boules, ou simplement des boutons. Souvent, lorsque l'on veut localiser l'action physiologique de l'électricité, il est avantageux d'employer des pinceaux ou des brosses métalliques, comme dans l'électrisation cutanée, ou encore des aiguilles fines en acier ou en platine que l'on introduit dans l'épaisseur même des tissus.

Les courants électriques possèdent la propriété de développer dans les nerfs une certaine action, qui détermine la contraction des muscles. Lorsque le courant commence ou cesse de circuler, la contraction est brusque, convulsive, d'apparence tétanique; il n'en est plus de même, lorsque le courant électrique est établi et circule d'une manière continue, les muscles conservent un état apparent de repos; mais les nerfs éprouvent une modification particulière : ce qui semble le prouver, c'est que lorsqu'ils reprennent leur état normal, c'est-à-dire lorsque le courant cesse, ils déterminent dans les muscles où ils s'irradient une vive contraction. Nobili et Matteucci, frappés de l'action des courants électriques continus ont pensé à les appliquer à la guérison du tétanos; mais le succès n'a pas couronné leur attente. Du Bois-Reymond et Onimus ont généralisé et étendu la méthode d'électrisation par courants continus. Aujourd'hui, cette méthode est très-employée.

**Méthode de M. Duchenne.** — C'est à M. Duchenne (de Boulogne) qu'on doit l'explication pratique de la méthode de l'électrisation localisée. Elle repose entièrement sur ce fait, que l'on peut, à volonté, arrêter l'action électrique à la surface de la peau, ou la faire pénétrer dans l'intérieur même des tissus, suivant que les conducteurs de l'électricité sont secs ou humides, ou que la peau elle-même est sèche ou humide.

Supposons que l'on applique en deux points voisins de l'épiderme sec, deux électrodes également sèches, il se produit entre ces deux électrodes une série d'étincelles qui n'ont d'autre effet que de déterminer une sensation de brûlure, et rien de plus, l'épiderme étant mauvais conducteur de l'électricité et affaiblissant la décharge qui se produit à sa surface. Si on place en deux points de la peau deux électrodes, l'une sèche et l'autre humide, on éprouve dans le voisinage de l'électrode humide une sensation légère qui reste cutanée. Il n'en est plus de même si la peau et les conducteurs sont humides. On voit alors se manifester des phénomènes de contractilité et de sensibilité d'une intensité variable, suivant que l'action électrique porte sur des muscles, sur des nerfs ou sur des surfaces osseuses. Dans le dernier cas surtout, la douleur est très-vive, de là ce précepte de ne pas faire agir l'électricité sur les surfaces osseuses.

L'électrisation cutanée (Duchenne) se fait par trois méthodes : la première porte le nom de main électrique, elle consiste à prendre pour l'une des électrodes une éponge mouillée et pour l'autre la main que l'on promène sur les points que l'on veut exciter. La seconde consiste à promener sur les parties malades des plaques électriques; la troisième, qui est de beaucoup la plus active et qui est désignée sous le nom de fustigation électrique, consiste à prendre comme conducteurs des fils métalliques réunis en pinceau. La sensation que l'on éprouve alors est analogue à la piqûre d'un très-grand nombre d'aiguilles fines. Quant à l'électrisation musculaire, on la produit de deux manières, soit en agissant directement sur un muscle pris isolément ou sur un faisceau musculaire, soit en agissant indirectement sur le muscle, par l'intermédiaire des troncs nerveux qui s'y ramifient. Cette dernière méthode exige de l'opérateur la connaissance exacte de la distribution des nerfs.

**Applications thérapeutiques.** — Les courants induits, de quelque manière qu'ils soient engendrés peuvent être efficacement employés : 1° dans les paralysies traumatiques des nerfs, c'est-à-dire dans les paralysies consécutives à une lésion des nerfs ; 2° dans les paralysies qui accompagnent les empoisonnements par le plomb ou les substances végétales ; 3° enfin, dans les paralysies consécutives à l'hémorrhagie cérébrale. « C'est, dit M. Duchenne, un moyen dangereux dans les premiers moments de l'hémorrhagie ; mais, après la résorption de l'épanchement, l'influx cérébral peut revenir aux muscles qui ont perdu leur aptitude à réagir. La paralysie est alors localisée dans les muscles ; la faradisation localisée rend à ces derniers la propriété qu'ils avaient perdue ; » 4° dans les paralysies rhumatismales, hystériques, graisseuses ; on obtient également de bons résultats dans certaines paralysies locales. Les névralgies, sauf celles de la face, guérissent en général par l'excitation faradique. Il en est de même des troubles dans la sensibilité cutanée et des lésions de nutrition musculaire.

Là ne se borne pas le rôle de l'action de l'électricité en médecine ; on a utilisé en chirurgie, pour l'ablation de certaines tumeurs ou la cautérisation restreinte des parties profondes, l'incandescence des fils métalliques pendant le passage d'un courant électrique continu provenant d'une pile. Les avantages de cette méthode sont, d'après Middeldorf, l'absence d'hémorrhagie, la rapidité et l'énergie d'action, la limitation exacte des effets que l'on veut produire, enfin la possibilité d'atteindre certaines parties, qui sont inaccessibles aux instruments tranchants ou aux caustiques ordinaires. M. F. Regnault a déterminé, à la suite de nombreuses expériences, les cas où cette méthode devait être employée et ceux où elle offrait des difficultés presque insurmontables et même un véritable danger.

On a appliqué l'action des courants continus au traitement des anévrysmes. On a remarqué, en effet, que l'électricité possède la propriété de coaguler le sang, par suite d'un dégagement probable d'un acide au pôle positif. On introduit donc l'électrode positive au sein de la tumeur anévrysmale, tandis qu'on fait agir l'électrode négative sur la peau. Cette méthode, désignée sous le nom de galvano-puncture, présente quelque danger. Il arrive quelquefois que les bords de la piqûre par laquelle on a introduit l'électrode positive s'enflamment; cet accident peut être suivi d'ulcérations et même d'eschares.

## ART. II. — EXERCICES MIXTES.

Les exercices mixtes sont un composé de mouvements volontaires et de mouvements involontaires. Ce groupe est peu nombreux. Le professeur Rostan ne parle, comme en faisant partie, que de l'équitation, de la balançoire et du jeu de bague. Michel Lévy y range la natation; car, dit cet auteur, « le nageur exécute des mouvements volontaires, sans lesquels il ne pourrait se soutenir à la surface de l'eau, en même temps, il subit l'impulsion du courant plus ou moins rapide, les chocs de la vague, les douches de l'eau qu'il divise et qu'il refoule sur lui, etc. » Mais le nombre des mouvements volontaires l'emportant de beaucoup sur le nombre des mouvements communiqués, l'exercice actif est supérieur à l'exercice passif; aussi avons nous laissé la natation dans le groupe des exercices actifs. Le type des exercices mixtes est l'équitation.

Les effets produits par les exercices mixtes sur l'organisme tiennent à la fois de ceux des exercices actifs et de ceux des exercices passifs. Ils ne tendront jamais à détruire l'équilibre qui doit nécessairement exister entre les fonctions de la vie végétative et celles de la vie animale. Il est difficile d'ailleurs de préciser l'action immédiate de ces exercices, car leur influence sur les fonctions varie suivant que le nombre des mouvements actifs l'emporte ou non sur celui des mouvements communiqués. Cette influence sera d'autant plus excitante, que les mouvements actifs seront plus nombreux et plus intenses, et inversement.

## § I. — Équitation.

**Aperçu historique.** — L'art de l'équitation fut enseigné aux hommes par le dieu Neptune, si l'on en croit les mythologues, ou par Bellérophon, fils de Glaucus, si l'on s'en rapporte au témoignage de Pline. Il est certain que, bien avant Bellérophon, on avait déjà dressé des chevaux, car la Bible nous apprend que le Pharaon qui envoya une armée contre les Hébreux, quittant l'Égypte, possédait une cavalerie nombreuse. Certains peuples de l'antiquité excellèrent dans l'art de l'équitation : parmi eux, il faut citer les Thessaliens, qui ont donné naissance à la fable des Centaures, ces monstres moitié hommes moitié chevaux, et surtout les Scythes, qui passaient la plus grande partie de leur vie montés sur des chevaux. Les habitants du nouveau monde ignorèrent l'usage, et même l'existence de ces quadrupèdes, jusqu'à la découverte du nouveau continent par Christophe Colomb, et chacun sait de quelle utilité ces animaux furent aux Espagnols, pour la conquête de ces nouvelles contrées.

De tous les exercices qne nous avons décrits, l'équitation est un de ceux qui fûrent le plus négligés dans les gymnases antiques. La cause en est probablement qu'ils n'atteignirent point le but que les anciens avaient assigné aux exercices du corps, but qui était, non-seulement d'acquérir et de conserver une robuste santé, mais encore de doter le corps de la plus grande somme possible de force musculaire. Malgré cela, il exista en Grèce des courses de chevaux, qui n'attiraient pas moins de spectateurs que les combats des athlètes. Ces courses avaient lieu sur des chevaux montés sans étriers, et, de même que dans les courses en char, les coureurs devaient revenir au point de départ, après avoir tourné une borne située à une distance plus ou moins grande. L'usage des courses de chevaux s'est conservé jusqu'à nos jours. Dans quelque pays qu'elles aient lieu, elles attirent un immense concours de peuple. Les prix décernés aux vainqueurs sont souvent considérables, témoin le prix de Paris, qui atteint le chiffre fabuleux de cent mille francs.

**Rôle des mouvements passifs et actifs dans l'équitation.** — L'équitation, comme tous les exercices mixtes, présente, au point de vue médical, deux actes distincts : l'un, passif, par lequel l'homme placé sur l'animal reçoit, comme un corps inerte, la somme de mouvements que cet animal lui communique chaque fois qu'il se déplace ; l'autre, actif, en vertu duquel l'homme se maintient sur l'animal, épouse au contraire ses mouvements, et le dirige. Dans le premier cas, l'équitation communique à l'économie ou de légers ébranlements, ou de violentes secoussses, suivant le degré de vitesse du cheval, sa conformation légère ou pesante, le terrain sur lequel il marche ; mais surtout suivant les différents modes de progression, désignés sous le nom d'allures. Dans le second cas, le cavalier fait effort pour résister à ces ébranlements et à ces secousses, pour les modérer et les atténuer autant que possible ; cet effort est évidemment proportionnel à l'intensité même du choc transmis (1).

Lorsque le cheval marche au pas, les ébranlements communiqués au corps sont très-modérés et assez distants les uns des autres ; c'est l'allure qui convient le mieux après le repas, la seule que puissent se permettre les personnes faibles, les convalescents et les vieillards.

(1) Londe, *Op. cit.*, et Dr Fitz-Patrick, *Traité des avantages de l'équitation considérée dans ses rapports avec la médecine*, 1838.

Le trot est, au contraire, une allure très-fatigante pour le cavalier; dans ce mode d'équitation chaque jambe antérieure de l'animal agit diagonalement avec celle du train d'arrière, il en résulte des secousses très-rudes, qui désarçonnent le cavalier à chaque mouvement, et contre lesquelles il est obligé de réagir. Il n'en est plus de même dans le galop, où le cheval, s'élançant des deux pieds postérieurs sur les deux pieds antérieurs, ne fait éprouver au cavalier que d'agréables mouvements ondulatoires, qui ont lieu seulement d'avant en arrière.

Les mouvements actifs que le trot exige de l'homme varient, quant à leur intensité et à leur nombre, suivant qu'on adopte, pour monter à cheval, la méthode française ou la méthode anglaise. Dans la méthode française, les porte-étriers sont très-longs et le bassin sert de point d'appui principal, les mouvements communiqués au tronc sont très-nombreux, et les secousses qui agitent les organes renfermés dans ses trois cavités sont souvent très-fortes. Les muscles du tronc, et ceux de la partie interne des cuisses, sont maintenus dans un vif état de contraction et sont chargés, presque exclusivement, de la part de mouvement actif que l'équitation nécessite. Dans la méthode anglaise, les porte-étriers sont au contraire fort courts, les jambes et les cuisses sont fléchies, les tubérosités ischiatiques ne portent que fort peu sur la selle, le tronc se lève à chaque instant par l'action des membres abdominaux qui, au moyen du pied, prennent sur l'étrier un point fixe de résistance. Autant la méthode française est élégante et permet à l'écuyer de déployer toute sa grâce, autant la méthode anglaise semble disgracieuse, et peu faite pour faire valoir l'habileté du cavalier. L'avantage reste cependant à cette dernière méthode, parce qu'elle s'oppose bien plus efficacement à la transmission des secousses, et permet de résister plus longtemps à la fatigue qu'elles occasionnent.

**Effets physiologiques et thérapeutiques.** — Les effets physiologiques de l'équitation tiennent de ceux fournis par les exercices actifs, et les exercices passifs. Le mouvement général qu'imprime l'exercice modéré du cheval, est un des moyens les plus propres à fortifier la presque universalité des organes du corps humain; c'est cette propriété, tonique par excellence, qui le rend si avantageux aux personnes faibles de constitution, aux convalescents et à ceux que des positions sédentaires forcent au repos le plus absolu (1). Une course modérée à cheval accélère le pouls, multiplie les inspirations, facilite la digestion et augmente l'appétit; comme d'ailleurs, celui qui se livre à cet exercice, perd peu par les sécrétions, tout retourne au profit de l'assimilation, c'est ce qui explique l'embonpoint remarquable des anciens officiers de cavalerie. Lorsque la pratique de l'équitation est excessive, l'embonpoint fait place à une maigreur inquiétante; c'est ce qui a lieu si fréquemment chez les postillons et les courriers; il est vrai qu'à une équitation immodérée, il faut

(1) Dr Rider, *Étude médicale sur l'équitation* (*Ann. d'hyg. publ. et de méd. lég.* 2e sér. 1868, t. XXXI.)

ajouter les nuits passées sans sommeil, l'intempérie des saisons, et surtout l'abus des boissons alcooliques.

Sydenham (1) avait la plus grande confiance dans l'équitation comme moyen thérapeutique; il la croyait non moins efficace dans le traitement de la phthisie, que le mercure dans la syphilis, ou le quinquina dans la fièvre intermittente. Pour ce fameux praticien, l'équitation était un antiscrofuleux, un antichlorotique, un spécifique dans les névroses, et les diarrhées atoniques, enfin un moyen puissant de régénération du sang. D'autres auteurs, au contraire, se sont élevés contre cet exercice. Certains, et parmi eux Hippocrate, qui en fit la remarque sur les Scythes, ont prétendu que l'équitation déterminait l'impuissance virile à la suite de pertes séminales involontaires. Il est de fait qu'une équitation assidue amène l'inaptitude aux plaisirs de l'amour; mais cet effet n'est pas particulier à l'équitation, il est la conséquence ordinaire de tous les exercices violents et continuels du corps. L'exercice modéré du cheval produit, au contraire, par suite des frottements du périnée contre la selle, et des succussions modérées transmises aux organes sécréteurs du sperme, l'excitation des organes génitaux et la propension aux plaisirs vénériens. Des faits nombreux fournissent des preuves concluantes en faveur de cette opinion, car bien des gens qui passent une partie de leur vie à cheval possèdent une nombreuse postérité. On a reproché également à l'équitation de causer des

(1) Sydenham, *Dissert. epis.*, p. 414.

engorgements dans les articulations, de provoquer des accès de goutte et de sciatique, d'amener la production de tumeurs anévrysmales (Cabanis), d'occasionner des hématuries et des hémorrhoïdes (Tissot, Rostan). Mais tous ces inconvénients semblent plutôt provenir de l'abus de l'équitation, que de son usage, et cet exercice, pratiqué modérément, reste et restera toujours un de ceux dont on est en droit d'attendre les meilleurs effets.

## § II. — Vélocipèdes.

Nous pourrions encore ranger parmi les exercices mixtes, la progression extrêmement rapide qu'on exécute au moyen des vélocipèdes, espèce de mécanique à deux roues sur laquelle le voyageur, affourché comme sur un cheval, a le tronc projeté en avant de manière que les mains se trouvent appuyées sur une barre de fer transversale, tandis que les membres abdominaux, appuyés sur deux pédales, communiquent à cette machine une impulsion. Cet exercice exige des mouvements répétés des jambes, et devient promptement fatigant. Les chutes sont d'ailleurs fréquentes et parfois très-dangereuses, à cause de la position d'équilibre instable dans laquelle le corps se trouve continuellement placé. La pratique de cet exercice occasionne souvent des orchites traumatiques et autres affections du même genre. Il est heureux pour les jeunes gens que la faveur dont cet appareil a joui quelques années, soit tombée aujourd'hui.

## § III. — Gymnastique suédoise.

**Définition et exercices.** — La gymnastique suédoise diffère de la gymnastique ordinaire par une abstention relativement grande des mouvements actifs (mouvements que l'on exécute seul et par soi-même sans le secours d'une autre personne), par le développement et un usage rationnel des mouvements passifs; mais surtout, et dans la pluralité des cas, par l'emploi de mouvements que M. Meding désigne sous le nom de *synergiques*, ou *doublés*, et qui tous s'exécutent, soit avec la résistance de l'élève, soit avec la résistance du professeur. On appelle les premiers *semi-passifs*, les seconds *semi-actifs*. Un mouvement semi-actif est donc celui que l'élève exécute contre une opposition plus ou moins considérable du professeur, tandis que le mouvement semi-passif est celui que le professeur fait exécuter à l'élève contre une opposition plus ou moins grande de celui-ci.

Les mouvements synergiques, semi-actifs (résistance du professeur P. R.) ou semi-passifs (résistance de l'élève E. R.) ont l'avantage de provoquer la localisation de l'effort musculaire dans tel ou tel point que l'on voudra. Cette localisation n'est pas toutefois aussi complète qu'on le pourrait supposer, car la physiologie enseigne que la contraction d'un muscle ou d'un groupe musculaire est accompagnée, lorsque l'excitation périphérique est suffisamment intense, de la contraction d'un très-grand nombre d'autres muscles, phénomène qui constitue l'effort.

Voici un exemple qui fera mieux comprendre ce qu'il faut entendre par mouvements synergiques. L'élève étant couché tout de son long sur une surface plane, le professeur l'invite à élever la jambe droite tout entière, roide et sans fléchir aucune articulation autre que celle de la hanche. Au moment où l'élève commence à élever la jambe en flexion sur le tronc, le professeur pose quelques doigts de sa main droite sur la pointe du pied et oppose de cette façon une résistance légère, mesurée et uniforme. Tantôt il ne laisse pas élever la jambe du tout, tantôt, et c'est ce qui a lieu le plus souvent, il cède au mouvement ascensionnel de la jambe. Dans ce dernier cas, tous les muscles antérieurs du membre sont contractés proportionnellement à la dose de résistance fournie par le professeur. Veut-on exciter le groupe opposé à celui dont nous venons de parler, il n'y a qu'à agir en sens contraire. Le professeur, en mettant sa main sous le talon de la jambe restée en l'air, s'opposera quelque peu à l'abaissement de la jambe, on aura alors le relâchement des muscles antérieurs et la contraction des muscles postérieurs.

L'invention des mouvements synergiques est due au savant académicien suédois Ling, le fondateur de l'institut national de gymnastique à Stockholm, considéré aujourd'hui comme une des gloires de la Suède. L'application de ces mouvements à l'art de guérir est évidente; nous en parlerons plus loin.

# DEUXIÈME PARTIE

## GYMNASTIQUE HYGIÉNIQUE

---

## CHAPITRE PREMIER

### ORGANES DU MOUVEMENT

Tous les êtres organisés ont une origine commune et primordiale : la *cellule*, qui se compose d'une enveloppe amorphe, d'un contenu granuleux et transparent, dans lequel on a constaté l'existence d'une vésicule, appelée nucléus (*noyau*), qui renferme elle-même un autre noyau (*nucléolus*). La cellule affecte des formes et des propriétés diverses, suivant les organisations qu'elle concourt à former. Dans les organisations inférieures, elle a spécialement pour but les actes de la nutrition ; chez les animaux plus parfaits, il n'en est plus ainsi, non-seulement la cellule est le siége des actes nutritifs, mais encore, par des modifications particulières, elle devient le siége de la motilité, c'est-à-dire qu'elle acquiert la propriété d'engendrer le mouvement.

Les modifications dont nous parlons donnent naissance à trois sortes d'organes : les uns donnent l'impulsion : ce sont les *nerfs ;* les autres, sous l'influence de cette impulsion, se contractent : ce sont les *fibres musculaires* ; les troisièmes, sous l'influence de la contraction, se déplacent, et traduisent par des actes divers l'impulsion reçue par la fibre musculaire : ce sont les *os*. *Système nerveux*, *système musculaire*, *système osseux*, tels sont les appareils du mouvement ; c'est sur ces différents appareils que nous devons maintenant porter notre attention.

### ART. I<sup>er</sup>. — SYSTÈME NERVEUX.

**Constitution élémentaire du système nerveux.** — Les éléments du système nerveux, ou plutôt, pour nous servir de l'heureuse expression de M. Serres, les *organites* qui le composent, sont au nombre de deux : la cellule et la fibre nerveuse.

Les cellules nerveuses présentent en général de très-petites dimensions, environ 1 à 8 centièmes de millimètre ; elles ne possèdent pas toujours d'enveloppe, mais le noyau qu'elles renferment et son nucléole sont toujours très-apparents. Le plus souvent, ces cellules sont étoilées, c'est-à-dire munies de prolongements dont le nombre varie de un jusqu'à dix. Ces prolongements constituent les fibres nerveuses : ce sont des tubes pleins, qui ont de $\frac{15}{1000}$ à $\frac{8}{1000}$ de millimètre de diamètre, et dans lesquels on distingue : 1° un tube primitif (gaîne de Schwann), sorte d'étui élastique, homogène, transparent, rempli d'une substance médullaire demi-fluide; 2° un cylindre axile, fil continu de substance albuminoïde placé au centre de la moelle; 3° une substance médullaire (myéline), composée en grande partie de substances grasses.

La myéline et son tube, ne sont autre chose que des organes protecteurs du cylindre axile, qui est, à proprement parler, la fibre nerveuse; ces organes manquent fréquemment, surtout vers les parties centrales et périphérique des nerfs.

Les tubes nerveux, principalement ceux qui se rendent aux organes de la vie renfermés dans les cavités du tronc, affectent une forme particulière; ils ont l'apparence de fibres plates, pâles, amorphes, ou à peine fibrillaires, munies de noyaux très-volumineux, ce qui les a fait considérer par plusieurs histologistes, comme appartenant au tissu conjonctif; mais l'histoire du développement de la fibre nerveuse, l'étude des éléments nerveux pâles des animaux inférieurs, tout indique la nature nerveuse de ces fibres qui portent le nom de fibres de Remak.

Les éléments nerveux se groupent, en s'entourant de tissu conjonctif; une première couche de ce tissu vient se déposer au-dessus du tube primitif, de façon à le recouvrir d'une substance homogène, légèrement striée dans le sens de la longueur : c'est le *périnèvre* (Ch. Robin); une nouvelle couche entoure ces tubes réunis en faisceau, et les recouvre d'une enveloppe lâche, dans laquelle rampent les capillaires nourriciers des nerfs : c'est le *névrilème*. Enfin, tous ces faisceaux, réunis en un tronc nerveux total, sont eux-mêmes compris dans une *enveloppe générale*; cette enveloppe reçoit des filets nerveux, qui semblent être aux nerfs, ce que les petits vaisseaux sont aux gros vaisseaux, dans les parois desquels ils se ramifient, et à la nutrition desquels ils servent.

**Centres nerveux.** — Les fibres nerveuses sont en communication directe avec les globules qui leur donnent naissance. La réunion de ces globules en masses plus ou moins volumineuses constitue les *centres nerveux*. On distingue deux masses centrales principales : 1° l'encéphale, comprenant le cerveau, le cervelet et la moelle allongée; 2° la moelle épinière, à laquelle il faut adjoindre les ganglions qui se trouvent disséminés dans les cavités viscérales, tout en conservant des rapports intimes avec elle. Ces deux sortes de centres nerveux sont le siége de phénomènes spéciaux que nous analyserons brièvement.

**Fonctions générales des centres encéphaliques proprement dits.** — La substance cérébrale perçoit les influences des agents extérieurs, dont l'action lui est transmise par les nerfs périphériques et par la moelle. Les phénomènes de perception donnent naissance à des sensations spéciales, dont le siége se trouve dans les organes des sens, et à des sensations générales, qui nous avertissent des modifications de notre organisme, sans nous renseigner sur la nature des agents qui amènent ces modifications. Les sensations générales sont de deux sortes : les unes vagues, comme la faim, la soif, le malaise, affectent tout l'organisme; les autres localisées, comme la sensation d'une piqûre ou d'une brûlure en un point quelconque du tégument cutané. Ces dernières sont produites par une action extérieure portée en un point déterminé de nos surfaces, et transmise aux centres nerveux par des nerfs également déterminés. Il est remarquable que, lorsqu'une cause agit en un point quelconque du trajet de ces nerfs, cette cause provoque la perception d'une sensation qui semble provenir de la surface où les nerfs en question vont aboutir. C'est ainsi que lorsqu'on comprime brusquement le nerf cubital vers la partie postérieure et interne du coude (*gouttière épitrochléo-olécrânienne*), la sensation douloureuse est localisée dans la partie interne de la main, et surtout dans le petit doigt. Pour une raison analogue, les malades frappés d'apoplexie cérébrale se plaignent de douleurs périphériques dont la cause est entièrement centrale.

Les cellules nerveuses du cerveau possèdent la propriété curieuse d'emmagasiner en quelque sorte les sensations perçues, de façon à les faire reparaître plus tard, indépendamment des causes qui les ont excitées. Ce phénomène constitue la *mémoire*. Les expériences de Flourens tendent à prouver (Cuvier) que les lobes cérébraux sont le réceptacle principal où les sensations sont transformées en perceptions capables de laisser des traces durables, c'est-à-dire qu'ils servent, en un mot, de siége à la mémoire, d'où à l'intelligence et à la plupart des instincts.

Quant au phénomène de la volonté, sa nature physiologique a échappé jusqu'ici aux patientes recherches des physiologistes et des philosophes. On sait toutefois que le siége de la volonté se trouve dans le cerveau, car on sait que les lésions de cet organe détruisent les manifestations dites volontaires. On sait, de plus, que les lésions agissent d'une manière croisée, c'est-à-dire que les mouvements du côté gauche, par exemple, sont paralysés par une lésion siégeant dans la partie droite (*hémisphère droit*) du cerveau. Les nerfs qui partent de cet organe central s'entre-croisent donc avant de gagner la périphérie. Il est curieux de remarquer que le mouvement central, qui détermine l'acte volontaire étend souvent sa sphère d'action sur les centres voisins, il s'irradie, comme l'on dit; il en résulte des mouvements volontaires associés à des mouvements involontaires; c'est ainsi que, lorsque l'on éternue, les yeux se ferment énergiquement, et que le muscle frontal se contracte lorsqu'il s'agit d'effectuer un travail pénible, tel que soulever un poids, etc. Le plus souvent, et même en général, on peut dire que tous les mouvements exécutés sous l'influence de cet agent inconnu, désigné sous le nom de volonté, sont des mouvements associés; car presque jamais nous ne pouvons contracter à part un muscle. La contraction s'exerce toujours sur un groupe musculaire, et c'est précisément ce qui constitue l'association. Cette association est tout entière faite dans la moelle, dont le cerveau ne fait qu'exciter les globules et les fibres.

On a cherché depuis bien des années, à localiser les facultés intellectuelles et morales dans les différentes parties de l'encéphale. De nombreux travaux ont été entrepris dans ce sens; malheureusement, ces tentatives ne sont pas encore parvenues à fournir à la science des résultats bien précis. Dans l'état actuel de la science, il n'y a encore qu'une seule localisation qui semble très-probable : c'est celle de la faculté de la parole. Broca, dans ses travaux sur la perte de la parole (aphasie), par suite de lésions cérébrales, paraît avoir prouvé que cette faculté particulière à l'homme réside dans une des circonvolutions cérébrales à laquelle on a donné le nom de *circonvolution de Broca*.

Les fonctions du cervelet sont encore inconnues; de nombreuses observations et expérimentations ont fourni des résultats si contradictoires, qu'il est difficile de donner une solution, même approximative, à cet important problème de physiologie. Lorsqu'on enlève cette partie de l'encéphale, les facultés dites intellectuelles ne semblent pas être atteintes; la sensibilité, la mémoire, l'instinct, la volonté persistent intégralement; mais, d'après les recherches de Flourens, ce qui est détruit, c'est la possibilité de coordonner les mouvements d'ensemble, en mouvements de locomotion. Le cervelet joue donc, d'après cela, un rôle très-important dont Lussana a même exagéré l'étendue, en attribuant au cervelet le rôle d'organe central de la sensibilité musculaire. Les couches profondes de la substance du cervelet semblent d'ailleurs agir seules sur l'acte de locomotion; car, lorsque la lésion de cet organe n'est que superficielle, on n'observe aucun résultat analogue et les fonctions de la locomotion demeurent intactes.

**Structure de la moelle épinière.** — La moelle épinière fait suite à l'encéphale; elle s'étend depuis le collet du bulbe en haut jusqu'au niveau de la dernière vertèbre lombaire en bas; chez le fœtus, la moelle s'étend jusqu'au coccyx; mais, comme son accroisement n'est pas en rapport avec celui de la colonne vertébrale, elle semble remonter successivement jusqu'à l'âge adulte.

La moelle est d'apparence cylindrique, bien que légèrement aplatie d'avant en arrière. Son diamètre n'est pas constant sur toute sa longueur, elle se renfle une première fois à la hauteur de la dernière vertèbre cervicale, et une seconde fois à la hauteur des dernières vertèbres dorsales. Ces deux renflements portent les noms de *renflement cervical* et de *renflement abdominal;* ils correspondent au point d'insertion des nerfs des membres supérieurs et inférieurs. Coupée dans le sens transversal, la moelle épinière présente à la vue (fig. 74) une substance blanche dont le centre est occupé par une substance grise, sur les fonctions de laquelle nous reviendrons bientôt.

Longtemps on a considéré la moelle comme n'étant formée que par des éléments nerveux cellules et fibres. Mais Virchow et Bidder ont démontré l'existence d'un tissu réticulaire qui sert en quelque sorte de substratum à ces éléments nerveux. Ce tissu qui porte le nom de *névroglie* et qui sert de charpente à la moelle épinière, a été comparé par Bidder à une éponge dans les cavités de laquelle se trouveraient les éléments nerveux. La substance blanche contient une plus petite quantité de ce tissu que la substance grise.

La substance blanche de la moelle paraît presque exclusivement formée de fibres nerveuses; ces fibres, dépourvues d'enveloppe et d'étui médullaire, sont

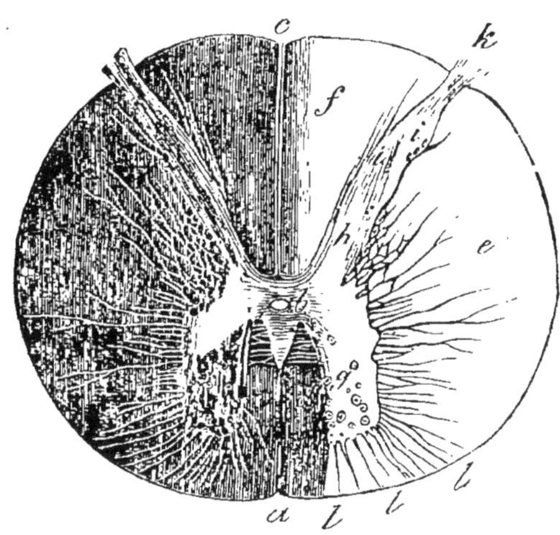


Fig. 74. — Section transversale de la moelle épinière de l'homme.

Région cervicale (grossis. 10 diam.) ; — *f*, cordons postérieurs ; — *ii*, substance gélatineuse de la corne postérieure ; — *k*, racine postérieure ; — *l*, racines antérieures ; — *a*, sillon médian antérieur ; — *c*, sillon médian postérieur ; — *b* canal central de la moelle ; — *g*, cornes antérieures ; — *h*, cornes postérieures ; — *e*, cordon antéro-latéral.

réduites à des cylindres axiles d'une ténuité extrême. La substance grise, outre des fibres nerveuses analogues aux précédentes, renferme un grand nombre de cellules dont les dimensions varient; ces dimensions sont généralement en rapport avec le volume des nerfs qui en partent (Gratiolet). C'est ainsi que les cellules des renflements abdominal et cervical sont plus grosses que celles des autres parties de la moelle. Toutes ces cellules envoient des prolongements qui s'anastomosent entre eux et qui, par conséquent, n'ont jamais d'extrémités libres. D'ailleurs, elles ne sont pas éparpillées au sein de la substance grise ; mais, réunies en masse plus ou moins volumineuses, elles se superposent les unes sur les autres pour former ce que l'on a appelé les *colonnes cellulaires*. Des colonnes latérales de la substance grise partent des fibres nerveuses qui s'irradient dans la substance blanche et dont le trajet est fort compliqué.

**Origine et mode d'action des nerfs rachidiens.** — La moelle épinière donne naissance à trente et une paires de nerfs qui, traversant la colonne vertébrale par des trous appelés trous de conjugaison, vont s'épanouir dans les différentes parties du corps. Ces nerfs se présentent sous forme de cordons blanchâtres de consistance variable ; ils sont composés de fibres nerveuses, renfermant toutes les parties élémentaires que nous avons déjà examinées, et qui s'étendent sans interruption depuis le centre nerveux qui leur donne naissance, jusqu'aux organes où elles vont aboutir. Ces fibres prises isolément sont indépendantes les unes des autres ; mais elles se groupent à leur tour en se juxtaposant et en s'entourant d'une enveloppe d'un tissu résistant (*névrilème*). L'origine des nerfs rachidiens paraît être à leur point d'émergence du centre nerveux, en fait il n'en est rien, et l'origine réelle de ces nerfs se trouve située dans la substance grise, dans ce que l'on a appelé les colonnes cellulaires. Dès 1811, Charles Bell (1) entrevit que les fibres nerveuses conductrices du mouvement et celles conductrices de la sensibilité ne sont pas les mêmes, mais qu'elles sont groupées isolément. Cette première observation a ouvert la voie à une des plus belles découvertes de la physiologie, dont toute la gloire revient à Magendie.

L'anatomie avait mis hors de doute que les nerfs rachidiens naissent de la moelle épinière par deux racines, l'une postérieure, l'autre antérieure, qui vont se réunir à peu de distance de leur point d'émergence pour constituer un nerf mixte; mais le rôle de chacune de ces racines était absolument ignoré. Aujourd'hui il est prouvé, grâce aux expériences si nombreuses et si variées de Magendie, de Valentin, de Longet, etc., que les racines postérieures sont spécialement réservées à la transmission des sensations, tandis que les racines antérieures sont exclusivement motrices.

La moelle épinière étant mise à nu sur un animal vivant, on découvre les racines antérieures et postérieures des nerfs qui en naissent, et on fait l'expérience suivante. On pique ou on presse la racine antérieure, l'animal reste impassible, mais les muscles où va se distribuer le nerf correspondant entrent en contraction. Si on excite de même les racines postérieures, l'animal par ses cris témoigne une vive douleur. Dans le premier cas, on voit que l'influence ner-

(1) Charles Bell, *Exposition of the natural system of the nerves*, 1824.

veuse va du centre à la périphérie, elle est *centrifuge ;* dans le second cas, elle vient de la périphérie au centre, elle est *centripète.* Il se produit donc dans deux ordres de nerfs, qui, au point de vue anatomique, ne présentent aucune différence, deux ordres de courants distincts : l'un qui, venant des organes, marche vers le centre et qui est un courant de sensibilité ; l'autre qui, partant du centre nerveux, se dirige vers les muscles dont il détermine la contraction et qui est un courant de motilité.

Nous avons vu qu'après leur émergence du canal médullaire, les racines sensibles et les racines motrices s'unissaient entre elles pour ne plus former qu'un seul tronc commun, où les deux éléments restent confondus. Il en résulte des nerfs mixtes qui marchent en se subdivisant ; mais près de leurs terminaisons ces nerfs tendent de nouveau à s'isoler selon qu'ils se rendent aux organes moteurs ou sensitifs ; cette séparation ne se fait jamais complétement. Les nerfs qui se rendent dans les muscles sont terminés par des plaques qui ont tout à fait l'aspect gránuleux de la substance du cylindre axe des nerfs (Rouget, Kuhne) ; elles sont en effet caractérisées par une agglomération de noyaux que l'on observe à leur niveau. Quant aux nerfs qui se rendent à la peau, aux organes des sens, aux muqueuses, ils se terminent par leur extrémité libre en petits corps qui ont reçu le nom de *corpuscules du tact*, ou de Meisner, du nom du physiologiste qui les a étudiés. Ces corpuscules sont très-nombreux sur les lèvres, la langue, le mamelon, le clitoris, le gland, la paume de la main et la plante des pieds. Quelques nerfs semblent purement moteurs, tels sont le facial, le spinal, l'hypoglosse; d'autres, au contraire, sont particulièrement sensitifs; parmi ceux-ci on peut citer le nerf olfactif, le nerf optique, le nerf auditif.

**Fonctions de la moelle. 1° conduction sensitive et motrice.** — Les nerfs centripètes arrivent à la moelle par les racines postérieures; après avoir pris une plus ou moins grande part à la constitution de la substance blanche, ils se mettent en rapport avec la substance grise, qui semble spécialement affectée à la conduction des sensations douloureuses jusqu'à la masse encéphalique. Lorsqu'en effet on sectionne l'axe gris chez un animal vivant, celui-ci perd toutes les sensations de douleur, tandis que toutes les sensations de tact peuvent encore arriver au cerveau; le chloroforme produit les mêmes effets physiologiques. L'excitation sensitive de la fibre nerveuse se transforme dans le cerveau en une excitation motrice qui, gagnant les racines antérieures des nerfs rachidiens par l'intermédiaire de la substance grise, se transmet aux organes périphériques et les fait entrer en mouvement. La substance grise n'est donc qu'un intermédiaire, une commissure, comme l'on dit, entre les nerfs périphériques et l'encéphale. L'étude des dégénérescences de la moelle consécutives des sections de celle-ci ou de ses altérations pathologiques, ont jeté une grande lumière sur le mécanisme de cette transmission. Elle a prouvé que les fibres nerveuses sensitives qui viennent se perdre dans la portion de l'axe gris, désignée sous le nom de cornes postérieures, émettent des prolongements qui s'élèvent dans cet axe jusqu'à l'encéphale (Turck), tandis que, d'autre part, les fibres motrices pénétrant par les cornes antérieures de l'axe gris, vont aboutir à un point de l'encéphale appelé *corps strié*.

**2° Actes réflexes. — Transformation de l'excitation sensitive en excitation motrice par l'axe gris.** — La moelle épinière ne joue pas seulement le rôle de conducteur, comme nous venons de le voir, mais encore celui de centre nerveux, et à ce nouveau point de vue, elle présente encore un grand intérêt. On a constaté sur des animaux que, si l'on sectionne la moelle au-dessous du cerveau, les nerfs périphériques ne cessent point d'être en communication avec un centre nerveux qui joue le même rôle que le cerveau. Il en résulte

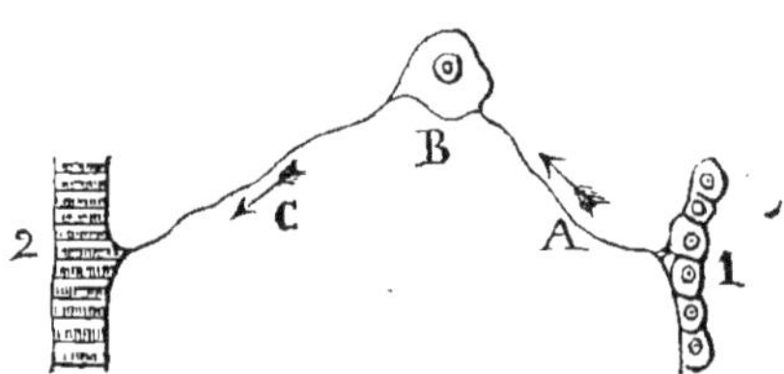


Fig. 75. Schema d'un réflexe simple.

1 surface (épithélium); 2 muscle. — A, fibre centripète; — B, cellule nerveuse centrale; c, fibre centrifuge; A, B, et C, forment l'*arc nerveux* qui préside au réflexe : *arc* distaltique de Marshall-Hall; dans la nomenclature de cet auteur A représente la *fibre eisodique*, B, le *centre excito-moteur* et C, la *fibre exodique*.

que l'action périphérique transmise par les nerfs centripètes ou sensitifs est reportée directement aux nerfs centrifuges ou moteurs sans que le cerveau serve d'intermédiaire, d'où on a conclu que la substance grise de la moelle suffit à elle seule pour *transformer la sensibilité en mouvement*. Cette action propre de la moelle se manifeste lorsque, par exemple, après avoir séparé l'encéphale, on titille la plante du pied; on voit alors se produire le mouvement des extrémités excitées; ce mouvement cesse dès que la cause excitatrice cesse d'agir.

Les impressions des nerfs de sensibilité ne remontent donc pas toujours vers l'encéphale; elles peuvent se métamorphoser en passant dans la substance grise de la moelle en incitations motrices. Mais le mouvement qui succède à une sensation, restant absolument étranger au cerveau, devient inconscient. De là l'expression de *sensibilité inconsciente*, employée par quelques auteurs pour désigner ce phénomène. On caractérise mieux ce pouvoir propre de la moelle du nom d'*action excito-motrice*, ou simplement d'*action réflexe*.

Les mouvements réflexes sont très-nombreux et parfois très-compliqués; tels sont, pour ne citer que les plus communs, les mouvements de progression : marche, saut, natation, etc. Le plus souvent, en effet, ces mouvements s'effectuent sans l'intervention de l'intelligence ni de la volonté, et sont spécialement le fait de la moelle épinière. Cependant à certains moments le cerveau peut intervenir quand, par exemple, il s'agit de changer la direction, de modérer ou de hâter l'allure du pas, etc. Un autre exemple d'acte réflexe est le mouvement respiratoire; l'air extérieur introduit dans les vésicules pulmonaires et l'air chargé d'acide carbonique, qui en est expulsé, impressionnent continuellement les surfaces sensibles de la trachée et des vésicules; ces impressions transmises à la moelle épinière sont réfléchies par elle et transformées en mouvements qui prennent un rhythme régulier, comme dans la marche.

D'autres réflexes s'accomplissent tout à fait à notre insu au sein même de notre organisme. Tels sont principalement les phénomènes de sécrétion. En thèse générale, on doit admettre que toute sécrétion est produite par une impression périphérique transmise à la glande par l'intermédiaire d'un centre nerveux réflecteur. Telle est, par exemple, la sécrétion salivaire, qui se produit lorsqu'une sensation gustative agit par un nerf centripète sur la *moelle allongée*, et se réfléchit de là, par un nerf centrifuge, jusqu'aux glandes dont il détermine la mise en action.

**Intensité des réflexes.** — Les actes réflexes sont soumis à différentes lois, suivant le degré d'intensité de la cause excitatrice. L'excitation périphérique sensitive est-elle faible, les muscles seuls où se rend le nerf excité entrent en mouvement; devient-elle plus intense, le mouvement se propage aux muscles correspondants situés de l'autre côté; enfin l'excitation est-elle très-forte, non-seulement les muscles correspondants, mais encore l'ensemble de tous les muscles entre en action (Pflüger, Chauveau). La réaction motrice semble d'ailleurs se trouver sous la dépendance des causes qui agissent sur le pouvoir réflexe de l'axe gris. Ce pouvoir réflexe peut, en effet, être exagéré ou diminué par l'action de différentes substances. C'est ainsi que la strychnine, la thébaïne, la narcotine l'exaltent, tandis qu'au contraire, l'acide cyanhydrique, le bromure de potassium, la codéine, la narcéine, la morphine, émoussent l'impressionnabilité de la moelle pour l'action réflexe.

Le cerveau paraît exercer une influence modératrice sur le pouvoir réflexe, car après la décapitation des animaux ce pouvoir s'exalte.

La température ambiante agit sur le pouvoir réflexe de l'axe gris; la température chaude le déprime, tandis que le froid lui donne une plus grande intensité (Brown-Séquard). Certaines causes pathologiques diminuent l'intensité des réflexes (anémie); d'autres, au contraire, l'augmentent (infection septique, urémie, ictère grave).

**Nerf grand sympathique.** — On admettait autrefois l'existence d'une troisième sorte de centres nerveux, que l'on désignait sous le nom de ganglions. L'ensemble de ces ganglions et des nerfs qui en partent porte le nom de système grand sympathique; Bichat l'appelait système nerveux de la vie organique.

De part et d'autre de la colonne vertébrale sont disposés des amas de cellules nerveuses, dont chacun envoie des prolongements à celui qui le précède et qui le suit, et à tous les viscères en général. Ces amas cellulaires sont entourés d'un tissu résistant (tissu connectif), qui forme à leur intérieur des cloisonnements très-fins, entre lesquels se trouvent les cellules et les fibres nerveuses. Les cellules nerveuses des ganglions du système grand sympathique, diffèrent de celles du système rachidien par leur petite dimension et par le nombre de prolongements qu'elles émettent. Rarement ces prolongements sont plus de deux, le plus souvent ils sont réduits à un, parfois même ils manquent absolument. Quant aux fibres nerveuses, elles sont privées d'enveloppes (gaîne de Schwann et Myéline) et se trouvent réduites, par conséquent, à une sorte de substance pâle, amorphe et munie de noyaux (fibre de Remak). La constitution de ces fibres, qui entrent en grande partie dans la composition des nerfs du sympathique, donne à ceux-ci un aspect particulier qui permet de les distinguer assez facilement des nerfs rachidiens.

Pendant longtemps on a cru, et Bichat partageait cette opinion, que le système du grand sympathique était absolument indépendant du système encéphalo-rachidien. On lui attribuait alors la production d'un grand nombre de phénomènes mystérieux que l'on nommait, avec plus ou moins de raison, sympathies. Les progrès de l'anatomie et de la physiologie ont démontré aujourd'hui, d'une façon irréfutable, que des connexions nombreuses existent entre la moelle et les nerfs sympathiques. Ces connexions sont même tellement intimes, que plusieurs auteurs refusent d'admettre les ganglions nerveux du système qui nous occupe parmi les centres nerveux, et considèrent avec raison ces ganglions comme n'étant autre chose que des appendices du système encéphalo-rachidien. Quant aux sympathies, il est parfaitement reconnu que ce ne sont que des réflexes dont la nature est un peu plus compliquée que celle des réflexes déjà décrits. Nous n'examinerons pas ces réflexes, qui déterminent spécialement les mouvements organiques des viscères, (tels que les mouvements pérsistaltiques de l'intestin et les mouvements du cœur), car ils n'offrent aucun intérêt au point de vue de la production des mouvements du corps, les seuls qui doivent nous occuper ici.

**Vie du système nerveux.** — Les éléments nerveux possèdent une vie particulière au milieu même de l'organisme; cette vie se manifeste par le pouvoir de transmettre, au moyen de conducteurs centripètes, des impressions aussi diverses que peuvent l'être celles de la lumière, du son, du goût, de la douleur et du plaisir; de transformer dans des centres nerveux les impressions sensibles en mouvements; de transmettre les mouvements jusqu'aux organes par des conducteurs centrifuges. Mais toute vie a nécessairement besoin d'aliments pour être entretenue, c'est ce qui arrive pour le système nerveux : les centres nerveux, composés essentiellement de cellules, ont besoin d'une quantité énorme de matériaux, et rendent aux milieux ambiants, par l'intermédiaire du sang, une grande quantité de déchets.

Nous verrons, bientôt lorsque nous parlerons des muscles, que les matériaux consommés par leurs éléments physiologiques pendant leur fonctionnement, sont surtout composés de carbone et d'hydrogène (sucres, graisses). Les éléments nerveux paraissent au contraire exiger principalement des matériaux albuminoïdes, composés de carbone, d'hydrogène, d'azote, et plus le travail nerveux est intense, plus les déchets de la combustion des albuminoïdes sont abondants dans les excrétions : l'urée surtout se trouve en plus grande quantité dans les urines. Byasson (1) a démontré (1868) que la quantité d'urée excrétée varie suivant que l'activité des centres nerveux est nulle, d'intensité moyenne ou portée au plus haut degré; représentée par 20 dans le premier cas, elle monterait à 22 dans le second et à 23 dans le troisième. D'après Flint (de New-York), le produit excrémentitiel, formé par la désassimilation du cerveau et des nerfs, serait plus spécialement représenté par la cholestérine séparée du sang par le foie, et déversée dans l'intestin avec la bile. Cette manière de voir, basée sur de nombreuses expériences, montre que l'excrétion de la cholestérine est proportionnelle à l'activité nerveuse.

Les actes nutritifs produisent dans les nerfs des dégagements de forces, qui se manifestent par une élévation de température, et par la production d'électricité. Schiff a démontré par des expériences récentes que tout nerf qui fonctionne donne naissance à un dégagement de chaleur qui se fait sentir jusque dans les centres nerveux. D'autre part, Du Bois-Reymond, au moyen d'un galvanomètre de 10 à 15 000 tours, a pu constater que, à l'état de repos, les nerfs sont parcourus par des courants électriques allant de la surface vers l'intérieur, et se comportant comme si les nerfs étaient formés de deux éléments emboîtés, la gaîne

(1) Küss et Duval, *Op. cit.*

étant positive et le centre négatif. Chaque fois, en effet, que l'on réunit, à l'aide d'un conducteur métallique, la surface naturelle d'un nerf avec sa surface de section, il se produit un faible courant, qui va de la surface naturelle à la surface de section, de la périphérie au centre. Ce phénomène électrique, appelé *force électro-motrice du nerf* disparaît ou s'affaiblit dès que la fibre est soumise à une irritation, dès qu'elle sert de conducteur, en un mot dès qu'elle fonctionne; c'est cette disparition du pouvoir électro-moteur que l'on nomme *oscillation négative*. On a supposé qu'à ce moment la nutrition s'arrêtait, et avec elle la production du courant normal de l'état de repos. On comprend dès lors aisément comment la fibre nerveuse peut se fatiguer, et pourquoi une irritation prolongée la détruit (1).

## ART. II. — SYSTÈME MUSCULAIRE.

Nous avons vu que les nerfs qui sortent de la moelle épinière vont se rendre dans les organes situés à la périphérie, dont ils déterminent la mise en action. On donne le nom de *muscles* à ces organes pris en particulier, et de *système musculaire* à leur ensemble. L'étude des muscles doit maintenant nous occuper; nous la diviserons en trois parties : nous examinerons successivement la constitution des muscles, les phéno-

(1) *Vide.* Küss et Duval, *Op. cit.* — Beaunis, *Nouveaux éléments de Physiologie humaine.* Paris, 1876. — Béclard, *Physiologie humaine.* Paris, 1866. — Longet, *Physiologie.* Paris, 1868. — Wundt, *Physiologie.*

mènes physiques et chimiques dont ils sont le siége à l'état de repos, en dernier lieu les phénomènes physiques et chimiques dont ils sont le siége lorsque, quittant l'état de repos, ils entrent en action sous l'influence de l'excitant physiologique transmis par les nerfs, et connu sous le nom de volonté.

**Constitution des muscles. — Éléments musculaires.** — Les éléments musculaires dérivent par des métamorphoses plus ou moins complètes des cellules embryonnaires; ils présentent trois types qui caractérisent différentes espèces de muscles, et jouissent tous de la propriété singulière de changer de forme. De ces trois types un seul mérite d'attirer notre attention; c'est celui qui entre dans la composition des muscles locomoteurs; quant aux deux autres types, ils sont spécialement réservés aux muscles de la vie végétative, et n'intéressent que les physiologistes.

Les muscles soumis à l'excitation volontaire, ou muscles locomoteurs sont formés d'un très-grand nombre de fils cylindriques ayant presque toujours même longueur que le muscle où on les trouve; ces fils cylindriques présentent un caractère remarquable, qui permet de les distinguer tout d'abord des deux autres éléments musculaires, je veux parler d'une série de stries disposées transversalement sur toute leur longueur. Ces stries ont fait donner le nom de *fibres striées* aux fils cylindriques dont nous parlons, et de muscles striés à leur réunion en faisceaux. Les fibres striées peuvent être considérées comme produites par des cellules, renfermant à l'origine un protoplasma consistant et un noyau. Ces cellules se sont allongées, et le protoplasma qu'elles contenaient, après s'être divisé en fibrilles dans le sens de la longueur, s'est raréfié ou condensé en certains points, de façon à donner naissance aux stries que l'on observe. Le noyau, qui lui aussi s'est allongé, se divise en un grand nombre de petits noyaux qui sont espacés dans toute l'étendue de la fibre striée. Enfin la membrane de la cellule se transforme en un tube membraneux que l'on appelle *sarcolemme* et qui enveloppe le faisceau primitif.

Le mode de division de ces éléments musculaires a donné naissance à beaucoup d'interprétations. Tantôt on a cru voir prédominer, sous le microscope, la division en fibrilles longitudinales, comparables à des hélices dont les tours seraient plus ou moins rapprochés suivant l'état du muscle; tantôt, au contraire, la division en disques et en rondelles, qui, se groupant en séries perpendiculaires ou parallèles à l'axe de la fibre (Bowman), donnent des muscles à stries transversales ou à stries longitudinales. Ces différences de vues ont donné naissance à des opinions différentes sur le phénomène de la contraction dont nous parlerons bientôt. L'enveloppe élastique des fibres striées est, avons-nous dit, le sarcolemme; lorsque plusieurs fibres se réunissent pour former un petit faisceau, celui-ci se recouvre d'une enveloppe à mailles lâches, nommée *perimysium*. Enfin la réunion de ces faisceaux constitue un muscle qui possède aussi une membrane de nature fibreuse; c'est l'*aponévrose*.

**État de repos. — Propriétés physiques du muscle**

strié. — 1° *Couleur.* — La *couleur* des muscles striés est d'un rouge plus ou moins vif; pâles chez les individus anémiques, chez les enfants et chez les femmes, ces muscles sont d'un beau rouge chez les adultes et les individus vigoureux. Cette coloration semble due à une matière spéciale, comparable, mais non identique à celle qui donne au sang sa couleur, et qui possède la propriété de rougir au contact de l'oxygène de l'air.

2° *Élasticité.* — Les muscles sont élastiques, c'est-à-dire, ont la propriété de se laisser écarter de leur forme primitive et d'y revenir dès que la cause qui les distend cesse d'agir. A ce point de vue, on peut dire que si les muscles sont faiblement élastiques, ils le sont parfaitement, c'est-à-dire que s'ils se laissent allonger par de très-petites tractions, ils reprennent ensuite exactement leur forme primitive. L'élasticité du muscle est sous la dépendance de la vie, on a constaté, en effet, que les muscles longtemps tenus à l'état de repos et qui, par conséquent, se sont mal nourris, perdent de leur élasticité; c'est ce qui explique pourquoi l'extension devient si difficile et si pénible dans un avant-bras longtemps tenu en écharpe.

3° *Tonicité.* —L'élasticité du muscle est toujours sollicitée sur le vivant par les rapports que le muscle présente avec ses points d'insertion; c'est ainsi qu'à l'état de repos, un muscle se trouve toujours dans un certain état de tension facile à constater par l'expérience : il suffit en effet de couper un muscle par le milieu pour voir les deux fragments s'écarter l'un de l'autre, c'est-à-dire pour voir le muscle se raccourcir d'une petite quantité. Cet état de tension permanente détermine une traction constante sur les deux points d'insertion du muscle; on désigne cet état sous le nom de *tonicité musculaire*. La tonicité musculaire, d'après quelques auteurs, est sous la dépendance de l'innervation médullaire. On a constaté, en effet, que quand on coupe les nerfs qui se rendent à un muscle, sa tonicité disparaît et le muscle devient flasque et mou, tandis qu'en même temps les phénomènes d'échange et de nutrition deviennent moins actifs (Cl. Bernard). Cette influence des nerfs sur la tonicité du muscle semble venir de l'axe gris de la moelle. On admet généralement aujourd'hui que la tonicité est de nature réflexe, et implique par conséquent l'intervention non-seulement des nerfs moteurs et de la substance grise, mais encore celle des nerfs sensitifs. Il suffit, en effet comme l'a fait Broudgest, de pratiquer la section des nerfs sensitifs provenant d'une partie dont les muscles sont en parfait état de tonicité, pour faire immédiatement disparaître celle-ci.

L'élasticité et la tonicité des muscles doivent être invoquées pour résoudre la question suivante que les physiologistes se posent souvent, et à laquelle ils donnent des solutions différentes, à savoir si, dans les membres, les fléchisseurs l'emportent en force sur les extenseurs ou inversement. Beaucoup d'auteurs admettent que les fléchisseurs sont plus forts que les extenseurs, et ils invoquent à l'appui de leur opinion ce fait facile à constater, qu'après la mort les membres sont dans une demi-flexion : or on ne saurait concevoir qu'il en soit ainsi, puisque les muscles sont au repos et non en lutte. On ne peut donc de cette observation conclure qu'une chose, c'est que les fléchisseurs sont plus courts que les extenseurs, et que l'extension met en jeu l'élasticité des fléchisseurs; mais supposons que l'état de repos cesse et que la lutte s'établisse comme dans le tétanos on voit alors tous les membres et le tronc lui-même dans l'extension, d'où l'on est en droit de conclure que les extenseurs sont plus puissants que les fléchisseurs.

4° *Pouvoir électro-moteur.* — L'existence des phénomènes électriques dans les muscles à l'état inactif est un fait qui a été mis hors de doute et étudié dans de grands détails par M. Du Bois-Reymond. Nous dirons seulement que lorsqu'on met en contact, par l'intermédiaire d'un fil métallique, la surface naturelle d'un muscle avec sa surface de section ou son tendon, il se produit un courant électrique allant de la surface à la tranche ou au tendon, tandis qu'à l'état actif du muscle ce courant disparaît. Quelques auteurs ont cru voir dans le pouvoir électro-moteur du muscle la clef de toutes ses propriétés et notamment du passage de l'état de repos à l'état d'activité; il semble plus juste et plus vraisemblable de ne considérer le pouvoir électro-moteur que comme une résultante des phénomènes chimiques dont le muscle est le siége, d'autant plus que l'on a pu observer des propriétés électro-motrices analogues dans des morceaux de tissus vivants quelconques, tels que, par exemple, des morceaux de pulpe de pomme de terre.

**Phénomènes chimiques.** — Nous avons dit que la fibre musculaire primitive était composée de deux parties principales : une substance contractile et une substance engaînante (ou *sarcolemme*). Au point de vue chimique, le sarcolemme ressemble au tissu élastique. Quant à la substance contractile, elle est essentiellement formée de *syntonine* ou de fibrine musculaire, associée à une matière colorante rouge se rapprochant de la matière colorante du sang. Le suc musculaire, obtenu lorsque l'on comprime fortement un muscle détaché d'un animal, renferme principalement les produits de la décomposition musculaire (créatine, créatinine, acides lactique et inosique); la chair musculaire renferme des sels, on y trouve également de l'albumine, de la graisse, etc., provenant des tissus accessoires intimement liés aux fibres musculaires et dont on ne peut les séparer que par l'analyse chimique.

Telle est la composition chimique d'un muscle détaché de l'animal. Sous l'influence des phénomènes de la nutrition et de la respiration qui caractérisent la vie, cette composition chimique varie incessamment. C'est ainsi que le muscle absorbe de l'oxygène et dégage de l'acide carbonique, lequel est entraîné par le sang veineux et rejeté au dehors par les organes respiratoires. Mais l'oxydation du muscle à l'état de repos est toujours incomplète et insuffisante pour produire des acides capables de neutraliser l'alcalinité du sang. Nous verrons qu'il n'en est plus ainsi lorsque le muscle est à l'état actif.

**État actif. — Propriétés physiques.** — Le muscle

possède la propriété de changer de forme sous l'influence d'un excitant quelconque tel que l'influx nerveux; on désigne cette propriété sous le nom de *contractilité*, c'est elle qui produit le phénomène de la contraction musculaire caractéristique de l'état actif des muscles.

Lorsqu'un muscle entre en contraction, de fusiforme qu'il était, il devient globulaire, c'est-à-dire qu'il se raccourcit d'environ les 5/6 de sa longueur primitive. Mais, chose remarquable, ses dimensions transversales augmentent proportionnellement à la diminution de ses dimensions longitudinales, de telle façon que rien n'est changé dans son volume. C'est ce qu'il est facile de constater, en plongeant un muscle à l'état de repos dans un vase gradué rempli d'eau et en le faisant entrer en contraction; le niveau du liquide reste constant. Puisque le volume d'un muscle reste le même à l'état actif et à l'état passif, nous devons, pour faire l'étude comparée de sa forme active, le considérer dans quelques autres de ses propriétés.

Lorsqu'un muscle se contracte, si rien ne vient s'opposer à sa contraction, on constate qu'il est aussi mou et aussi élastique qu'à l'état de repos. Ce phénomène a été remarqué par quelques chirurgiens, dans les cas de contractions musculaires de nature tétanique, à la suite d'une amputation. Comme alors rien n'empêche ces muscles de réaliser complétement leur forme active, puisqu'ils n'ont plus qu'un point d'insertion, on les voit se retirer vers la racine du membre et y former une masse molle et fluctuante. D'ailleurs, si on cherche à allonger un muscle ainsi contracté, on n'éprouve aucune difficulté, et après avoir été étiré, on le voit revenir facilement à sa position première; le muscle contracté est donc élastique au même degré que le muscle à l'état de repos. Cette propriété des muscles contractés, d'être mous et élastiques, semble singulièrement en contradiction avec ce que l'expérience de chaque jour nous apprend. Qui ne sait, en effet, que le biceps, par exemple, possède à l'état d'activité une très-grande dureté et semble singulièrement élastique? Les hommes aux bras robustes aiment à faire constater aux autres cet état musculaire, qui provient de ce que le muscle tendant à se raccourcir d'environ les 5 6 de sa longueur, et ne pouvant s'étendre du côté des os, se trouve soumis à une forte tension analogue à celle d'une bande de caoutchouc violemment tendue.

Le pouvoir électro-moteur du muscle à l'état de repos disparaît lorsque celui-ci entre en contraction. Ce phénomène, désigné sous le nom de *variation négative*, n'a pas encore reçu d'explication suffisante. Certains admettent qu'il est dû à un affaiblissement du courant normal, permettant la manifestation d'un courant en sens contraire dû principalement à la facilité avec laquelle se polarisent les électrodes (Du Bois-Reymond). D'autres, au contraire, pensent qu'il est dû à une *complète inversion* du courant normal (Matteucci) (1).

(1) Voyez Du Bois-Reymond, *Untersuchungen über thierischen Electricität* (*Berliner Monatsbericht* 1862). —Kuss et Math. Duval, *Op. cit.* — Beaunis, *Nouveaux éléments de Physiologie humaine* Paris, 1876.

**Phénomènes chimiques.** — La contraction d'un muscle est toujours accompagnée d'une action chimique dont l'intensité varie proportionnellement à l'énergie de la contraction. Nous avons vu qu'à l'état de repos, le tissu musculaire absorbe l'oxygène charrié par le sang et le transforme en acide carbonique; mais cette combustion, qui à l'état de repos est très-faible, devient beaucoup plus intense lorsque le muscle est sous la forme active : en même temps que l'acide carbonique, des dérivés azotés, tels que la créatine, l'acide urique, mais principalement des acides hydrocarbonés, tels que les acides formique, acétique, butyrique, lactique, sont formés et éliminés.

L'élimination de ces produits acides n'est jamais absolument complète, d'où il résulte que, si la consommation de l'oxygène prend plus d'activité par l'effet de contractions musculaires nombreuses, le suc musculaire, ordinairement alcalin, devient acide ou même s'épuise. La présence de substances acides dans le tissu musculaire provoque la fatigue des muscles; il est facile de démontrer ce fait expérimentalement, car on connaît des substances acides qui, injectées dans le tissu musculaire produisent artificiellement la fatigue; tandis qu'on sait que les substances alcalines, telles que le sang, par exemple, font rapidement disparaître cet état de fatigue et ramènent les muscles à leur état normal.

Les matériaux des combustions chimiques, qui s'opèrent au sein même du tissu musculaire, sont fournis par le sang; ils consistent principalement en matières hydrocarbonées (sucre, graisse), appelées par

Liebig *aliments respiratoires*; les aliments azotés, qui par leur combustion fournissent de l'urée, sont au contraire fort peu oxydés pendant le travail musculaire.

Les hydrocarbures en brûlant fournissent de la chaleur, laquelle, comme l'ont démontré les travaux de Rumford, de Tyndall, de Joule, de Mayer, se transforme avec la plus grande facilité en travail mécanique dans le rapport de 1 à 425 (1). A ce point de vue, le muscle n'est qu'une machine, comme toutes celles que l'homme a construites; mais c'est une machine beaucoup plus parfaite que celles employées dans l'industrie, car sous un poids bien moindre, elle transforme en travail une bien plus grande quantité de chaleur produite par les combustions intra-musculaires. Malheureusement, tout le travail musculaire produit n'est pas employé à l'état utile, car dans un grand nombre de cas (comme, par exemple, lorsqu'un homme se livre à un exercice même peu violent auquel il n'est pas habitué) un grand nombre de muscles se contractent sans bénéfice pour le mouvement à accomplir; il en résulte un dégagement de chaleur qui n'étant pas transformée en travail, provoque une sueur abondante par tout le corps.

**Travail musculaire.** — On évalue le travail méca-

(1) La calorie, c'est-à-dire la quantité de chaleur nécessaire pour élever de 0° à 1° la température de 1 kilogr. peut produire un travail $t = 425$ kilogrammetres, c'est-à-dire un travail capable d'élever un poids de 1 kilog. à 425 m. de hauteur en une seconde. Voy. Gavarret, *Physique médicale*, Paris, 1855, et P. Bert, art. CHALEUR du *Nouveau Dictionnaire de médecine et de chirurgie pratiques* de Jaccoud, tome VI.

nique d'une machine quelconque en kilogrammètres et on le calcule de la manière suivante : soit P le poids que soulève la machine, H la hauteur à laquelle ce poids est soulevé pendant l'unité de temps, T le travail effectuée, c'est-à-dire la force dépensée pour accomplir ce travail; on a $T = PH$, équation que l'on traduit ainsi : *le travail est égal au produit du poids par la hauteur*. Supposons maintenant que pour accomplir le travail PH, la machine ait employé le temps $t$. Il suffira de diviser le produit $\frac{PH}{t}$ pour obtenir le travail effectué par la machine pendant l'unité de temps $T = \frac{PH}{t}$. Cette question simple va nous permettre de déterminer les conditions du travail musculaire.

Tout d'abord il est évident que l'intensité et la vitesse de la contraction musculaire agissent de manière à augmenter le produit. Mais après chaque contraction le muscle doit reprendre de nouveaux éléments chimiques, éliminer le suc altéré et retrouver dans le sang un nouveau fluide nourricier. Si l'intensité du travail produit $\frac{PH}{t}$ l'emporte sur le renouvellement du suc musculaire, il y a épuisement et par suite amoindrissement dans la production d'un nouveau travail. Si au contraire les temps de repos et les moyens d'alimentation sont suffisants, le travail reste constant et peut même atteindre un maximum. En règle générale, pour demander aux muscles la plus grande somme de travail avec la moindre fatigue, il faut régler les temps de repos et élever plus souvent des poids moins considérables.

On appelle *force absolue* d'un muscle le poids que ce muscle peut soutenir sans diminuer de longueur; dans ce cas, toute la force développée est utilisée sans produire de changement dans la forme du muscle. Il est clair que dans cette expérience il n'y a pas de travail produit, car dans l'équation $T = \frac{PH}{l}$, H devient égal à zéro, d'où $T = 0$. D'après E. Weber, le muscle du mollet possède une force absolue de 1 kilog. par centimètre carré.

La force absolue du muscle est donc proportionnelle à la surface de section.

D'une façon inverse, on calcule H, c'est-à-dire la hauteur, au moyen de la quantité dont le muscle peut se raccourcir lorsqu'il n'est chargé d'aucun poids. Cette quantité peut aller jusqu'à 60 ou 75 p. 100 de la longueur du muscle. Dans ce cas, le travail produit est encore nul, car $P = 0$ d'où $T = 0$. Le travail produit résulte donc bien de deux facteurs réels. Il est proportionnel à la fois à la force absolue du muscle, c'est-à-dire à sa grosseur, et à son étendue de mouvement, c'est-à-dire à sa longueur. En somme, le travail musculaire est proportionnel au volume du muscle, à égale contractilité de fibres. Mais comme le produit $T = PH$ est maximum, lorsque $P = H$, il en résulte que le maximum de travail fourni par un muscle s'obtient en combinant sa demi-force absolue avec son demi-raccourcissement.

**Analyse de la contraction.** — Connaissant les deux formes sous lesquelles les muscles se présentent, connaissant également les propriétés dont ils jouissent sous ces deux formes, il est facile de nous faire une idée assez exacte de la manière dont se comporte et dont fonctionne l'élément musculaire au sein de l'organisme, c'est-à-dire de la manière dont il se contracte.

On a longtemps discuté pour savoir si le muscle pouvait se contracter indépendamment de toute action du système nerveux, sous l'influence d'une excitation mécanique ou chimique quelconque, ou si les excitants qu'on lui appliquait n'agissaient sur lui que par l'intermédiaire des terminaisons nerveuses qu'il contient. Les opinions sont partagées à ce sujet. Nous n'en parlons que pour mémoire.

Mais il est un cas où cette action du système nerveux est incontestable, et c'est le seul qui nous intéresse ici : c'est celui où la fibre musculaire reçoit l'excitation de la volonté.

Sous l'influence de la volonté, le muscle passe de l'état de repos à l'état actif, et revient ensuite à l'état de repos lorsque l'excitation vient à cesser. C'est cet ensemble de phénomènes entraînant dans la constitution du muscle les changements de forme que nous connaissons, que l'on désigne sous le nom de *contraction musculaire*. Comme on le voit, la contraction musculaire comprend plusieurs temps (fig. 76) : un premier temps pendant lequel le muscle passe de l'état de repos à l'état actif; un second temps pendant lequel il se maintient dans l'état actif, un troisième temps pendant lequel il revient à la forme passive. Ces trois temps sont précédés d'un espace de temps très-court pendant lequel, bien que l'excitation volontaire agisse sur le muscle, celui-ci reste en repos; on appelle ce premier temps *excitation latente* (Helmholtz). De nombreux appareils enregistreurs

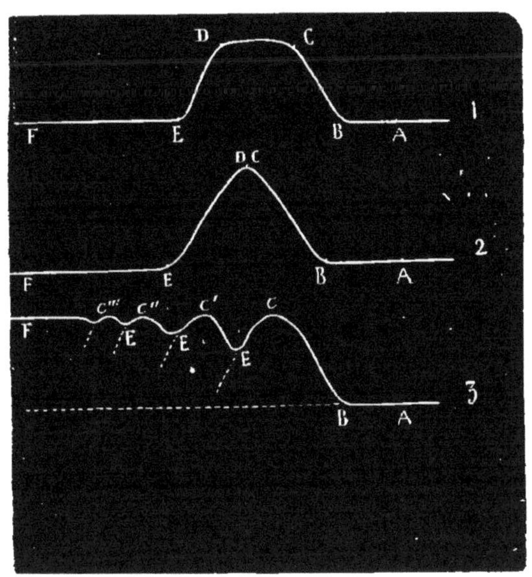


Fig. 76. — Tracés graphiques de la contraction musculaire.

1. Analyse d'un tracé de la contraction musculaire. — AB, excitation latente; BC, ligne d'ascension; — CD, ligne tracée pendant que dure la forme dite active; — DE, ligne de descente et retour à la forme de repos (EF).
2. Forme ordinaire d'une secousse; — AB, excitation latente, de B en CD, ascension ou passage de la forme du repos à la forme active; — celle-ci ne se maintient qu'un instant en CD et aussitôt se produit la ligne de descente DE ou retour à la forme de repos (EF).
3. Tétanos physiologique. — AB, excitation latente; — BC, ascension, EC descente interrompue par une nouvelle ascension; les secousses ainsi produites successivement (C C′ C″ C‴) se succèdent ensuite assez rapidement pour se fusionner; de sorte que le muscle se maintient sous la forme active et trace la ligne F.

ont été construits afin d'étudier le phénomène de la contraction. On leur donne le nom de *myographes*. A l'aide de ces appareils, on obtient un tracé graphique de la contraction musculaire. La figure 76 donne trois de ces tracés ; le premier tracé est celui d'un muscle dont la contraction a duré quelque temps ; le second, celui d'un muscle dont la contraction a été instantanée ; le troisième donne le tracé du tétanos physiologique.

Le phénomène de la contraction musculaire est accompagné de la production d'un son particulier ou ton musculaire, dont la hauteur est d'environ 36 vibrations par seconde ; mais plus la contraction devient énergique, plus le ton musculaire devient élevé ; d'après Marey, il peut s'élever d'une quinte. Ce son semble produit par une série de secousses qui, en se fusionnant, donnent au muscle la forme active, forme pendant laquelle son tracé graphique est une droite.

Quant à l'intensité de la contraction, nous savons qu'elle est toujours en rapport avec l'énergie de l'excitation volontaire et avec l'état du muscle. Sous l'influence d'une passion violente, lorsque la volonté atteint son maximum d'intensité, la contraction musculaire atteint son maximum d'énergie ; mais si le muscle est déjà fatigué par des contractions antérieures, quelle que soit l'intensité de la volonté, il perd passagèrement une grande partie de son excitabilité, par l'effet de la présence de produits acides accumulés dans son tissu. L'arrivée d'un liquide alcalin tel que le sang, neutralise ces acides et rétablit le muscle dans son état normal.

Le phénomène de la contraction a été interprété de plusieurs manières. Dumas et Prévost pensaient que sous l'influence de la volonté les fibres musculaires se plissaient en zigzag. Leur opinion, longtemps admise, est abandonnée aujourd'hui, et deux théories l'ont remplacée.

Les uns, comme le professeur Rouget, pensent que la fibre musculaire peut être assimilée à un véritable ressort qui, distendu pendant l'état de repos du muscle, revient sur lui-même au moment de la contraction. Les autres, au contraire, admettent que le contenu semi-liquide de la fibre musculaire est le siége d'une série de mouvements ondulatoires dont la présence produit le raccourcissement du muscle (Marey, Weber, Æby). Cette dernière opinion, basée sur ce que deux styles placés à des hauteurs différentes sur un muscle qui se contracte, n'enregistrent pas au même moment son gonflement, semble la plus probable. M. Marey est même arrivé à calculer la vitesse de cette onde musculaire, qu'il évalue à un mètre par seconde. Cependant cette importante question est loin d'être parfaitement tranchée, et occupe encore aujourd'hui un très-grand nombre de physiologistes.

Enfin, pour terminer cette étude sur les propriétés des muscles, nous ajouterons que ceux-ci possèdent une sensibilité particulière par laquelle nous avons conscience de l'effet produit, et nous apprécions l'intensité et la rapidité de la contraction. Cette sensibilité ou sens musculaire se distingue de la sensibilité nerveuse; on n'est pas encore bien fixé sur sa nature mais les expériences de Cl. Bernard en ont mis l'existence hors de doute.

## ART. III. — SYSTÈME OSSEUX

Les muscles, en se contractant, exercent une traction, qui, transmise par l'intermédiaire de cordes résistantes ou tendons à des parties solides, se transforme en mouvement. On appelle *os* chacune de ces parties dures sur lesquelles viennent s'insérer les muscles; leur ensemble constitue le *squelette*. Le nombre des os du squelette est variable; il est plus considérable chez l'enfant que chez l'adulte, car, par les progrès de l'âge, plusieurs pièces d'abord distinctes tendent à se réunir pour n'en former qu'une seule. Abstraction faite des dents, que tous les anatomistes considèrent aujourd'hui comme des produits de sécrétion, on admet que le squelette, lorsqu'il a atteint son développement complet, ce qui a lieu de 25 à 30 ans, se compose de 204 os répartis comme il suit :

| | | | |
|---|---|---|---|
| Tronc : | tête, crâne | | 8 |
| | Face | | 14 |
| | Colonne vertébrale | 24 | 30 |
| | Sacrum et coccyx | 6 | |
| | Côtes et sternum | | 25 |
| | Os hyoïde | | 1 |
| Membres : | supérieur | | 64 |
| — | inférieur (y compris la rotule) | | 62 |
| | Total | | 204 |

Parmi ces os, les uns doivent être considérés comme des *organes de support;* les autres, au contraire, comme des *organes de mouvement*. Ce qui distingue les premiers des seconds, c'est que lorsque les os servent spécialement d'organes de support, ils sont réunis entre eux d'une manière fixe, soit directement, soit indirectement, tandis que lorsqu'ils servent d'organes de mouvement, ils sont articulés les uns aux autres et peuvent ainsi se déplacer les uns par rapport aux autres. A l'étude des os considérés à ce second point de vue se rattache l'étude des *articulations*, en même temps que celle des *tendons* et des *ligaments*, organes qui présentent, d'ailleurs, avec les os de grandes analogies de constitution.

**Structure et dimensions des os.** — La structure des os est très-complexe; leur charpente est constituée par des lamelles emboîtées les unes dans les autres, de façon à laisser entre elles des cavités. Ces lamelles sont essentiellement formées par un tissu très-dur parsemé d'incrustations calcaires, et que l'on appelle tissu osseux. Quant aux cavités circonscrites par ce tissu, elles sont de deux sortes; les unes sont larges, ont la forme de canaux anastomosés, et portent le nom de canaux de Havers; elles contiennent des vaisseaux et des cellules graisseuses; les autres sont plus petites, communiquent entre elles par des canalicules très-fins, et servent à loger les cellules osseuses et leurs prolongements. Le tissu osseux se présente sous deux aspects; tantôt il est compacte, tantôt il est spongieux. Le tissu compacte constitue essentiellement le corps de l'os; le tissu spongieux se présente plutôt vers ses extrémités. Dans le tissu compacte, les canaux de Havers sont à peu près parallèles entre eux et à l'axe longitudinal de l'os; et communiquent entre eux par des branches latérales, de façon à former un réseau canaliculé pénétrant toute l'étendue du tissu compacte. Les dernières extrémités de ce réseau viennent s'ouvrir, d'une part à la surface de l'os, d'autre part à son intérieur, dans le canal médullaire. Dans le tissu spongieux, les canaux de Havers disparaissent, et sont remplacés par un système irrégulier de canaux beaucoup plus larges, renfermant des vaisseaux sanguins et de la moelle.

La moelle est une substance molle, semi-liquide, pulpeuse, qui, chez l'adulte, est de couleur jaunâtre; elle existe principalement dans les os longs et renferme environ 96 p. 100 de graisse. Au sein de la moelle se trouve un tissu fin et délié qui constitue comme une trame délicate servant de support aux vaisseaux, aux nerfs, aux cellules médullaires et aux cellules graisseuses, ainsi qu'aux autres éléments de la moelle.

Autour de l'os est une membrane fibreuse qui l'entoure complétement, sauf en quelques points où les tendons viennent s'insérer directement sur les os. L'épaisseur de cette membrane est très-variable; elle est généralement en rapport avec le volume de l'os qu'elle recouvre; on la nomme *périoste*. L'union du périoste avec l'os sous-jacent se fait au moyen de prolongements que celui-ci émet et qui pénètrent dans les canaux de Havers; cette union est d'autant plus intime que le périoste est plus épais.

Les os renferment un grand nombre de vaisseaux

sanguins qui les traversent de toutes parts et pénètrent jusqu'au canal médullaire. Ces vaisseaux sont de deux sortes : des artères, qui amènent le sang du centre vers la périphérie, et les veines, qui ramènent le sang de la périphérie au centre, après qu'il a eu servi à la nourriture du tissu. Des nerfs accompagnent en général les vaisseaux sanguins, et vont se rendre à la moelle; ces nerfs proviennent aussi bien du système cérébro-spinal que du grand sympathique.

Les os ont des dimensions variables; on les a divisés en trois classes d'après ces dimensions. Les os longs sont ceux dans lesquels un diamètre l'emporte sur les deux autres; ils sont formés de deux parties : le *corps* de l'os, habituellement rectiligne, parfois tordu, presque toujours de forme prismatique, est creusé à son intérieur d'un canal cylindrique renfermant la moelle; les extrémités ont l'aspect de renflements plus ou moins volumineux, et présentent des surfaces articulaires de forme variable; elles sont pourvues de saillies qui servent à l'insertion des muscles ou des ligaments. Les *os plats*, dans lesquels deux diamètres prédominent sur le troisième, présentent deux faces dont l'une est ordinairement concave, l'autre convexe. Enfin, les *os courts*, dont tous les diamètres sont courts, ont plus ou moins la forme d'un cube; leur constitution intérieure diffère peu de celle des os plats.

**Composition chimique.** — Au point de vue chimique, on distingue dans les os deux ordres de substances, les unes organiques, les autres minérales. Les substances organiques sont nombreuses; les deux principales sont :

l'osséine et la graisse. Quant aux substances minérales qui communiquent à l'os sa très-grande dureté, ce sont des phosphates et des carbonates de chaux ou de magnésie, auxquels il faut ajouter une petite quantité de fluorure de calcium, et quelques traces de chlorures. Il est facile d'isoler ces deux ordres de substances. Il suffira de faire macérer un os dans de l'acide chlorhydrique affaibli, pour faire disparaître tous les principes minéraux et obtenir la matière organique. Par la calcination, au contraire, on priverait l'os de la matière organique et on le réduirait à ses principes minéraux.

**Articulations.** — Les différentes pièces du squelette sont rattachées les unes aux autres par ce que l'on appelle des articulations. On en distingue de plusieurs sortes qui toutes portent un nom particulier, nous n'avons à nous occuper ici que de celles qui servent de centres de mouvements. Dans ces dernières, les choses sont disposées de manière à ce que les frottements soient atténués autant que possible; en conséquence, les parties qui revêtent les surfaces articulaires sont plus ou moins compressibles et élastiques, elles forment de véritables coussinets protecteurs, ayant pour but de tempérer les chocs et de résister aux pressions; ces coussinets sont d'ailleurs sans cesse lubrifiés par un liquide particulier filant et onctueux, la *synovie*. D'apparence jaunâtre, parfois incolore, ce liquide se distingue des liquides séreux par une viscosité caractéristique due à la présence de la mucosine (1). La quantité

(1) Ch. Robin, *Leçons sur les humeurs normales et morbides*, 2e édition. Paris, 1874.

de mucosine contenue dans la synovie n'est pas constante, elle est moindre pendant le repos qu'après un exercice prolongé. Dans ce dernier cas, la synovie devient épaisse et gluante, et adhère très-fortement aux surfaces qu'elle enduit. Dans certains cas pathologiques, la synovie disparaît, le frottement se produit alors sur les surfaces articulaires qui ne tardent pas à se détruire ou à se déformer. La synovie est renfermée dans une membrane mince, la *synoviale*, qui, sous sa forme la plus simple, représente une sorte de tube ouvert aux deux bouts, ou de manchon allant d'un os à l'autre, et inséré par ses deux ouvertures à la limite des surfaces articulaires et de la membrane qui entoure les os (*périoste*).

Les articulations sont complétées par des ligaments dont les uns, situés en dehors de l'articulation et allant d'un os à l'autre, ont pour but de renforcer la synoviale et d'empêcher les surfaces osseuses de s'écarter; les autres, interposés entre les surfaces articulaires, agissent surtout par leur résistance à la pression.

**Mécanique musculaire. Leviers.** — Les muscles et leurs tendons, agissant sur les os, constituent de véritables appareils mécaniques, identiques aux leviers.

On définit un levier une barre rigide courbe ou droite, tournant autour d'un point fixe. On distingue trois points dans un levier : 1° le point d'appui; 2° le point d'application de la force ou puissance; 3° le point d'application de la résistance. Selon la position respective de ces trois points, on divise les leviers en trois genres.

Dans le levier du premier genre, le point d'appui se trouve situé entre la puissance et la résistance, soit à égale distance de l'une et de l'autre, soit plus près de la puissance que de la résistance, soit enfin plus près de la résistance que de la puissance. Dans le levier du second genre, la résistance est placée entre le point d'appui et la puissance. Enfin dans le levier du troisième genre la résistance est à une extrémité, le point d'appui à l'autre, la puissance entre les deux. On appelle *bras de levier* la perpendiculaire abaissée du point d'appui sur la puissance ou la résistance. Lorsque le levier est droit, cette perpendiculaire se confond avec le levier lui-même. On admet en mécanique que l'équilibre du levier a lieu lorsque les forces qui agissent sur lui sont en raison inverse de leurs bras de levier. Autrement dit, si, par exemple, le bras de levier de la puissance est deux fois plus long que celui de la résistance, il suffira d'une force deux fois plus petite pour déplacer la résistance et maintenir le levier en équilibre. D'après cela, on voit que dans le levier du second genre, où la puissance se trouve placée à une extrémité et la résistance entre la puissance et le point d'appui, le bras de levier de la puissance est toujours plus long que celui de la résistance, par conséquent il faudra moins de force pour vaincre une plus grande résistance. Le contraire arrive dans le levier du troisième genre, où le bras de levier de la résistance est plus long que celui de la puissance.

Le levier du premier genre est le plus favorable à l'équilibre; le levier du second genre est le plus favorable pour vaincre une résistance, le levier du troisième genre est celui qui favorise le plus la rapidité et l'étendue des mouvements. Ces trois sortes de levier se retrouvent dans le corps humain, et sont soumis aux lois que nous venons d'indiquer.

**Rôle des leviers dans l'organisme.** — Le levier du premier genre est, à proprement parler, celui de la station, et il est assez rare de le voir employé dans les mouvements du corps. L'équilibre de la tête sur la colonne vertébrale nous en offre un bon exemple. En effet, le point d'appui de la tête (A), situé au niveau de son union avec la colonne vertébrale, se trouve placé entre la puissance représentée par les muscles de la nuque qui s'insèrent à la moitié inférieure de l'occipital (P) et la résistance (poids de la tête) dont le siége est au centre de gravité de la tête, c'est-à-dire un peu au-dessus et en avant du point d'appui (R). Semblable levier se trouve employé pour maintenir le tronc en équilibre sur les têtes des fémurs.

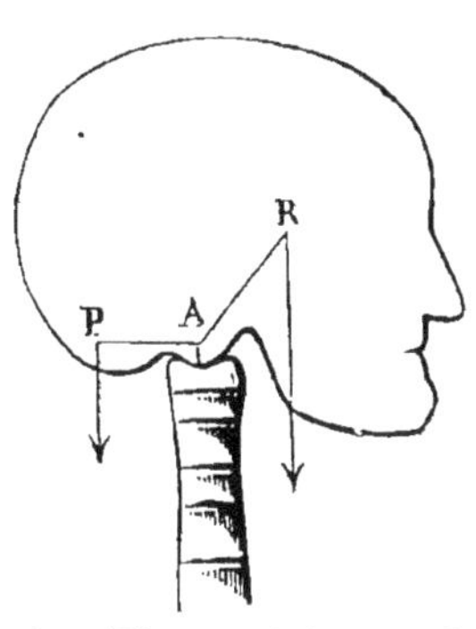


Fig. 77. — Schéma de l'équilibre de la tête sur la colonne vertébrale.

Levier du 1er genre. A, point fixe. R, résistance (centre de gravité de la tête); P, puissance (les flèches indiquent la direction dans laquelle agissent la puissance et la résistance).

Les deux autres genres de leviers se trouvent surtout réalisés dans les mouvements de la locomotion.

Le levier du second genre, dans lequel le bras de levier de la puissance est toujours plus long que celui de la résistance et où, par conséquent, la puissance est toujours moindre que la résistance, est peu usité chez l'homme. Il ne se rencontre guère que dans le mouvement de la marche, lorsqu'on soulève le poids total du corps en s'élevant sur la pointe du pied. Dans ce cas, le point d'appui se trouve situé sur un axe transversal passant par la série des têtes des métatarses, au niveau de leur jonction avec les phalanges. La résistance, c'est-à-dire le poids total du corps, est appliquée au niveau de l'articulation de la jambe et du pied (tibio-tarsienne); la puissance, représentée par les muscles du tendon d'Achille, a son point d'application sur le talon (calcanéum), à l'extrémité du levier. Il résulte de cette disposition que la puissance déployée par les muscles du mollet pour soulever le corps peut être inférieure au poids du corps lui-même, ainsi que l'indique la loi des leviers du second genre.

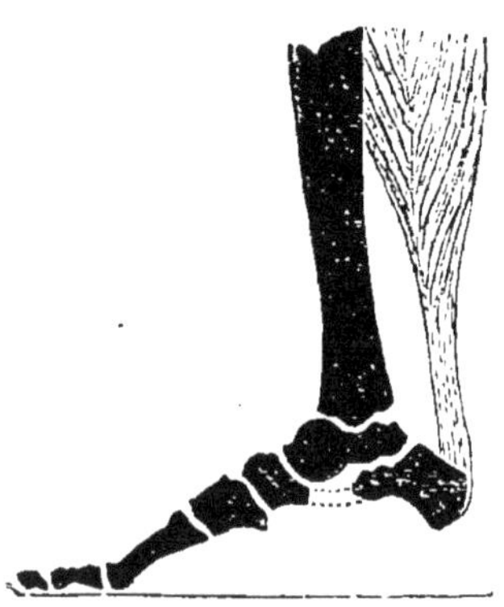

Fig. 78. — Schéma du pied et de la cheville, le talon étant soulevé par le tendon d'Achille (Dalton).

Le levier du troisième genre est celui qui se trouve le plus fréquemment employé dans l'économie animale; on le rencontre dans la plupart des mouvements partiels ou d'ensemble, et spécialement dans les mouvements de flexion et d'extension. Nous avons vu que dans les leviers de ce genre, grâce à la position de la résistance, le bras de levier de la résistance est plus long que celui de la puissance, d'où il résulte que la puissance est plus grande que la résistance; mais par compensation la vitesse est augmentée. C'est ainsi qu'une contraction musculaire qui déplace très-peu l'os sur l'articulation, fait parcourir un chemin considérable à l'extrémité du levier où est appliquée la résistance. Les exemples de ces leviers sont nombreux, nous ne citerons que l'articulation du coude et celle du genou.

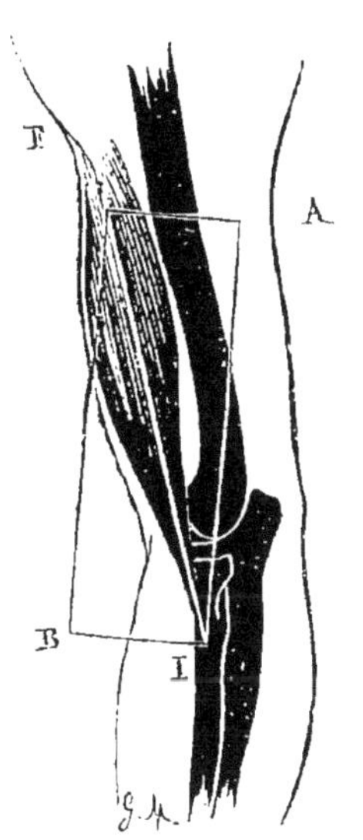

Fig. 79. — Levier du 3e genre. Articulation du coude.

Il est très-important de considérer la direction suivant laquelle s'insère la puissance sur un levier. L'effet de la puissance sera d'autant plus considérable que sa direction se rapprochera davantage de la perpendiculaire au levier. Lorsque cette dernière condition est remplie, la totalité de la force est employée à surmonter la résistance, tandis que dans les directions obliques une partie de cette force est détruite par le point d'appui. Examinons en effet les différentes positions qu'un muscle en contraction fait prendre à un os mobile par rapport à un os fixe, nous trouverons les trois cas suivants :

1° L'angle que fait le muscle avec l'os mobile est un angle aigu. MM'A (fig. 80).

Dans ce cas, le muscle MM' tire le point mobile M'

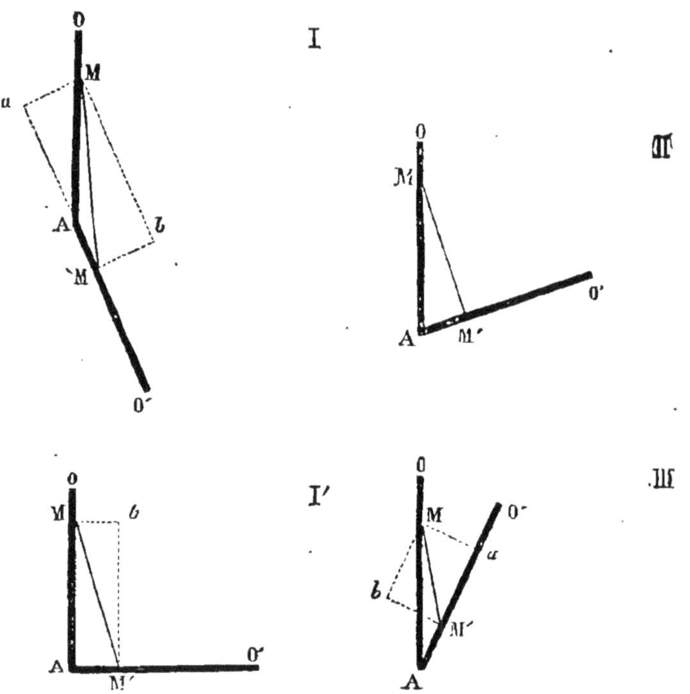


Fig. 80. — Position d'un os mobile par rapport à un os fixe.

dans la direction MM', mais cette force MM' peut être décomposée en ses deux composantes. L'une de ces composantes M'$a$ agissant parallèlement à l'os, tend à le faire adhérer plus fortement au point A. l'autre composante M'*b* est seule utilisée pour déplacer le point mobile dans la direction M'*b* c'est-à-dire pour déterminer son mouvement autour du point A. On voit que plus l'angle MAM' est obtus, moins cette force est considérable; tandis qu'à mesure que l'angle se rapproche de 90°, la force va en grandissant (fig. 80, I').

2° L'angle que fait le muscle avec l'os mobile est un angle droit (fig. 80, II). A ce moment, toute la force développée par le muscle est utilisée, et le point mobile M' se trouve sollicité dans la direction même du muscle MM'. On désigne ce maximum d'effet produit sous le nom de *moment du muscle.*

3° L'angle fait que le muscle avec l'os mobile est un angle obtus (fig. 80, III).

Dans ce cas comme dans le premier, on peut décomposer la force MM' en deux composantes. L'une, M*a*, agissant dans la direction de l'os mobile, tend à l'écarter de l'os fixe, et est perdue pour le mouvement. L'autre, M*b*, tire le point mobile dans la direction M*b*, et par conséquent produit seule un effet utile.

On voit donc d'après cela que, suivant qu'un muscle est au commencement ou à la fin de sa contraction, il tend soit à presser l'une contre l'autre les surfaces articulaires, soit au contraire à les séparer. Il arrive souvent qu'un muscle ne passe pas par les trois positions que nous venons d'examiner et cesse d'agir avant même d'avoir atteint son moment, c'est-à-dire le point où il agit perpendiculairement à l'os. Quoi qu'il en soit, les mouvements qu'il imprime peuvent toujours être ramenés aux précédents.

**Action des muscles sur les os.** — En général, un muscle n'agit jamais seul. Lorsqu'il s'agit, par exemple, de produire un effort considérable, tous les muscles entrent en contraction, de manière à maintenir toutes les pièces du squelette dans le plus grand état de fixité possible, et à fournir ainsi un point d'appui plus solide aux muscles spécialement chargés du mouvement. Mais lorsque l'effort demande peu d'énergie, la contraction musculaire est si faible qu'elle passe inaperçue. D'autre part, le déplacement d'un os sur un autre est généralement le fait non pas d'un muscle, mais d'un groupe de muscles dits congénères qui agissent simultanément. Lorsqu'un seul muscle agit, on a constaté que malgré son homogénéité apparente, toutes les fibres ne concourent pas à produire le même effet. C'est ainsi que certaines restent inactives, tandis que d'autres agissent même en sens inverse. Suivant que le nombre des fibres actives est plus ou moins grand, l'intensité du mouvement produit varie; si le muscle entier se contracte, les actions contraires s'annulent; il n'en est plus de même lorsqu'un muscle n'agit qu'accessoirement, c'est-à-dire quand il ne fait que contribuer pour une petite part à un mouvement exécuté plus spécialement par un autre muscle.

Remarquons enfin que le jeu des muscles est singulièrement facilité par la disposition des os. Ceux-ci sont creusés d'une cavité remplie d'une substance légère. Il en résulte que leur poids est moindre, tandis que leur surface est suffisante pour l'insertion des nombreux muscles qui doivent déterminer leurs mouvements. La résistance de ces leviers à la flexion ou à la brisure n'est nullement atténuée, loin de là, car la mécanique nous apprend qu'à poids égaux de matière, une colonne creuse est toujours plus résistante qu'une colonne pleine. Ce principe, suivi par la nature dans la construction de la charpente osseuse des animaux, trouve sans cesse son application dans les constructions sortant de la main des hommes, on peut même dire sans crainte que l'application de ce principe naturel a été l'origine des progrès accomplis dans l'art de construire.

---

# CHAPITRE II

## INFLUENCE DES EXERCICES SUR LES ORGANES DE LA VIE

Nous avons déjà dit quelques mots de cette influence lorsque nous avons décrit les différents groupes des exercices du corps; mais ce sujet est trop important pour que nous n'y insistions pas davantage, aussi allons-nous maintenant examiner en particulier quelle action produit l'exercice sur chacun des organes de la vie.

Tout d'abord il est facile de reconnaître que cette action est double en quelque sorte; locale si on la considère par rapport à un seul organe ou à une seule fonction ; générale si, au contraire, on la considère par rapport à l'ensemble des organes qui constituent le corps. Sous l'influence de la volonté, un muscle se contracte et se gonfle ; bientôt, si la contraction est permanente, une sensation pénible, premier degré de la douleur musculaire, se manifeste, le muscle se lasse et se fatigue ; la contraction est-elle plus fréquemment répétée, plus énergique, le muscle perd une grande partie de ses propriétés vitales, ses fonctions sont interrompues, et il se produit une véritable inflammation ; l'exercice agit dans ce cas localement, car sa sphère d'action ne s'est étendue qu'au muscle en contraction. Mais nous avons vu que la contraction d'un muscle était toujours accompagnée de la contraction d'un grand nombre d'autres, agissant accessoirement afin de fixer les pièces osseuses du squelette ; en même temps s'accuse une plus grande activité dans les phénomènes physiologiques, tels que ceux de la circulation et de la respiration, d'où il résulte une action générale se faisant sentir dans tout le corps. Cette action générale, conséquence de l'union intime, du *consensus unus*, comme l'on dit, qui règne dans toute l'économie est sujette à un grand nombre de modifications individuelles sur lesquelles nous reviendrons bientôt.

## ART. Ier. — EFFETS DES EXERCICES DU CORPS SUR LES FONCTIONS LOCOMOTRICES ET SENSORIALES.

**Influence de l'exercice sur le système nerveux.** — La mise en activité de tout le système nerveux n'est pas aussi complète, aussi nécessaire qu'on le pourrait croire au premier abord, pour déterminer la production du mouvement. Nous avons vu en effet que si l'encéphale agissait dans ce cas, son rôle se bornait à commencer, finir ou diriger le mouvement qui ne tardait pas à devenir inconscient, c'est-à-dire à devenir le résultat d'un acte réflexe ayant son siége dans l'axe gris de la moelle épinière. Il en résulte que le mouvement et en général les exercices actifs sont de puissants sédatifs du système nerveux. Grâce à eux, la nutrition des nerfs devient moins active, l'azote provenant des matières albuminoïdes introduites dans l'organisme est oxydé plus lentement et plus complétement, et se transforme en urée, substance inerte soluble dans l'eau, pouvant traverser la circulation sans danger pour être éliminée par le rein ; tandis que lorsque l'activité cérébrale détermine une augmentation dans la nutrition, la quantité d'azote cessant d'être en rapport avec l'oxygène fourni par la respiration, la formation de l'urée devient impossible et la combustion s'arrête à un terme moins élevé, l'acide urique.

« L'acide urique, dit M. Dumas (1), doit être envi-

(1) Dumas, *Statique chimique des corps organisés.* 2e édition, Paris, 1842.

sagé comme le produit d'une combustion moins avancée que l'urée, qui, on le sait, est le dernier terme de la combustion des matières azotées assimilables, puisqu'elle est, pour ainsi dire, représentée par de l'acide carbonique et de l'ammoniaque. Il faut donc s'attendre à voir prédominer l'acide urique chez les animaux à sang froid, c'est-à-dire chez ceux qui dans un temps donné produisent moins de chaleur que les animaux dits à sang chaud. Néanmoins, chez ces derniers, l'acide urique pourra apparaître sous l'influence d'une nourriture azotée surabondante *ou par le défaut de mouvement*. Les effets que nous venons de citer s'accomplissent fréquemment chez l'homme : une sage thérapeutique avait même prescrit le régime destiné à combattre la production exagérée de l'acide urique avant que l'application raisonnée de la chimie à la physiologie eût éclairé le phénomène. Les prescriptions des médecins sont en effet : l'exercice, la diète... »

La présence de l'acide urique en excès entraîne dans l'économie des désordres généralement graves. Cette substance étant presque insoluble, puisque l'eau n'en dissout environ qu'un millième, s'accumule dans les tissus, dans les canalicules déliés de l'organisme, et donne lieu à une interminable série d'accidents, se traduisant par des affections calculeuses, néphrétiques, rhumatismales, goutteuses, arthritiques, etc. Le mouvement et l'exercice, en procurant au système nerveux un bienfaisant repos, et en régularisant sa nutrition trop active, feront disparaître la cause productrice d'un aussi grand nombre de maladies.

**Influence de l'exercice sur l'excitabilité.** — Là ne se borne pas le rôle de l'exercice; en même temps que la nutrition devient moins active et plus complète, la substance nerveuse perd de son excitabilité, c'est-à-dire devient moins apte à produire ou à transmettre des excitations. Ce phénomène est facile à constater sur soi-même. Il suffit de se livrer quelque temps à un exercice du corps pour constater combien sont rendus difficiles, à la suite de ces exercices, les travaux de l'esprit. Ch. Londe (1) fait remarquer que cette interruption momentanée dans la facilité du travail intellectuel est d'autant plus persistante que l'exercice auquel on s'est livré est plus propre à augmenter la force matérielle et la vigueur.

**Influence de l'exercice sur les facultés intellectuelles et morales.** — L'ensemble des facultés intelligentes et morales, qui, à proprement parler, sont des fonctions de l'encéphale, se trouve donc en relation étroite avec le degré de force musculaire développé par les exercices. Les philosophes, les médecins, les poëtes de l'antiquité avaient parfaitement remarqué que le développement de l'intelligence n'était point le partage de ceux qui, par des exercices violents, ne cherchaient qu'à augmenter le volume de leur corps et la force de leurs muscles; c'est qu'en effet, comme nous venons de le dire, l'encéphale et les fonctions auxquelles il préside, étant laissés dans un état presque complet d'oubli, subissent un arrêt dans leur développement. Jetez les yeux sur

(1) Ch. Londe, *op. cit.*

les nombreuses statues d'athlètes que nous a laissées l'antiquité, et vous serez frappés de la petitesse de la tête par rapport aux autres parties du corps. La stupidité de ces athlètes était un fait notoire, et presque tous périrent victimes de leur manque d'intelligence et de leur trop grande confiance en eux-mêmes, témoin ce Polydamas qui fut écrasé sous les débris d'une caverne qu'il voulait soutenir; témoin aussi ce Milon, qui en essayant de séparer un chêne déjà ouvert par quelques coins, resta pris par les mains sans pouvoir se dégager, et servit de pâture tout vivant aux animaux féroces. Athènes n'a eu son siècle de Périclès que lorsque les gymnases tombèrent en décadence, et Sparte, qui conserva plus longtemps les siens, ne nous a rien laissé en fait d'œuvres artistiques ou littéraires. De nos jours encore, l'homme qui se livre aux travaux des champs pourra-t-il être comparé, sous le rapport de l'intelligence, avec l'homme affaibli des villes? Ce dernier, malgré sa chétive et débile apparence, malgré la maigreur de ses membres et la débilité de son estomac, n'est-il pas seul capable des plus sublimes élans de la pensée et de l'imagination? Le paysan, avec sa robuste santé, n'est point fait pour les notions abstraites et les travaux de l'esprit; non-seulement les travaux pénibles qui l'occupent du matin au soir, mais encore le régime alimentaire qu'il suit, composé en grande partie de lait et de farineux, tout concourt à produire cet effet.

Les facultés morales ne sont pas moins profondément atteintes que les facultés intellectuelles par le développement exagéré de la force musculaire. L'audace, le besoin d'exercer des forces dont on a la conscience, souvent même l'instinct d'en abuser, provoquent des actes souvent cruels, presque toujours immoraux. Rarement on a vu un homme joindre à un tact moral exquis une force peu commune. Cependant on doit reconnaître que la chasteté est généralement l'apanage de ces jeunes gens aux membres vigoureux que des exercices violents occupent une grande partie de la journée. C'est qu'en effet l'épuisement provenant des exercices auxquels on se livre avec ardeur, fait taire, même d'une manière complète, les désirs amoureux; tandis qu'au contraire le repos et l'inaction sont des causes puissantes qui en favorisent l'éclosion. Nous avons déjà fait remarquer que l'exercice immodéré du cheval avait été signalé par tous les historiens comme déterminant l'impuissance virile. Mais lorsque les exercices du corps sont modérés, leur influence sur les organes de la génération, et sur les passions turbulentes ou généreuses qui en dépendent, est toute différente. De là cette forme honteuse et bestiale que les anciens donnaient à l'amour, de là aussi ce vice ignoble qui régna d'une manière si effrénée dans les villes grecques, qui prit sa source et s'entretint dans les coutumes gymnastiques.

**Influence de l'exercice sur le système musculaire.** — Les phénomènes physiologiques qui accompagnent la contraction musculaire nous sont connus. Nous avons vu en effet qu'en plus de ce que l'on a appelé l'oscillation négative, la contraction musculaire déterminait un accroissement dans l'activité de la nutrition, et que cet accroissement était caractérisé par la production d'acides dont la présence fatiguait le muscle. Il nous reste à examiner ce qui se passe lorsque l'exercice musculaire est insuffisant ou bien fait complétement défaut.

Les aliments qui servent spécialement à l'entretien des muscles sont des composés de carbone et d'hydrogène; sous l'influence de l'oxygène amené en quantité plus considérable pendant un exercice actif, le carbone et l'hydrogène sont plus ou moins complétement brûlés et donnent naissance à de l'eau, à des acides tels que l'acide lactique, et en dernier lieu à de l'acide carbonique qui, entraîné dans le courant de la circulation veineuse se trouve rejeté pendant l'expiration. Ce phénomène se produit avec un remarquable caractère de constance et d'activité et d'après Muller (1), « l'homme exhale par la respiration tant d'acide carbonique, que quatre ou cinq heures de respiration ou de vie suffiraient pour consommer tout le carbone contenu dans les matières animales du sang, s'il n'était pas remplacé par les aliments. » Lorsque les exercices sont insuffisants ou sont nuls, la nutrition musculaire perd de son activité; si les aliments carbonés sont en quantité plus que suffisante pour satisfaire à la dépense musculaire, alors l'équilibre entre la quantité de carbone ingéré et celle de l'oxygène fourni par la respiration est détruit, et le carbone ne trouvant plus dans l'organisme une suffisante quantité d'oxygène pour passer

(1) Muller, *Manuel de physiologie*, traduction de Jourdan. 2e édit., Paris, 1851.

à l'état d'acide carbonique, forme une combinaison moins oxygénée, résidu d'une combinaison incomplète qui s'accumule dans les tissus sous forme de graisse.

C'est ce qui arrive, par exemple, lorsque les membres, condamnés au repos par l'organe de la volonté, ne sont plus une cause active de mouvements, et que des forces étrangères secouent seules la machine animale et en ébranlent les divers tissus. Les muscles n'éprouvent plus que de faibles contractions, et leur nutrition n'est plus favorisée que par l'ébranlement qu'ils partagent avec le reste du corps, ébranlement dont ils ne reçoivent que la moindre portion, à cause de la décomposition du mouvement, principalement opérée dans les quatre grandes articulations qui unissent les membres au tronc. On voit alors les viscères s'accroître aux dépens des muscles, le tissu lamineux se développer et la graisse s'accumuler en grande quantité dans l'économie. Un exemple frappant de ces faits nous est fourni par les personnes qui passent leur vie dans des voitures suspendues, et qui généralement sont remarquables par un embonpoint considérable et un développement extraordinaire des organes nutritifs.

Le manque ou l'insuffisance des exercices peut produire sur l'organisme un effet absolument contraire lorsque le régime alimentaire est en rapport avec la faible quantité de force musculaire dépensée. On voit alors se manifester une maigreur caractéristique provenant de ce que les muscles ne recevant plus de fluide nourricier en quantité suffisante, s'étiolent et dépérissent. C'est ainsi que les habitants des villes, ceux dont la nourriture est principalement azotée, et dont les dépenses organiques sont surtout des dépenses nerveuses, présentent une apparence si chétive, tandis que d'autres, au contraire, placés dans les mêmes conditions d'exercices, mais soumis à un régime d'aliments carbonés, ne tardent pas à prendre une imposante ampleur.

**Influence de l'exercice sur le système osseux.** — L'influence du mouvement sur le système osseux est analogue à l'influence du mouvement sur le système musculaire. En effet, cette action semble se porter principalement sur l'acte de la nutrition, et de nouvelles couches de cellules osseuses se déposent à la surface des os. Ceux-ci prennent alors une plus grande rigidité et résistent mieux aux brisures. Les points d'insertion des attaches musculaires deviennent plus saillants, les surfaces articulaires se déterminent et s'adaptent mieux, les ligaments se fortifient en même temps que les mouvements s'étendent et se perfectionnent. Cependant ces phénomènes ne sont pas encore bien connus et sont encore à l'étude.

## ART. II. — EFFETS DES EXERCICES DU CORPS SUR LES FONCTIONS DE LA VIE VÉGÉTATIVE.

**Influence de l'exercice sur la digestion et la nutrition.** — Les effets produits par les exercices du corps sur les fonctions digestives ont de tout temps attiré l'attention des médecins, et s'il est une chose digne de remarque, c'est de voir régner dans nos écoles les conseils hygiéniques donnés sur ce sujet par les auteurs de l'antiquité. C'est ainsi que si nous comparons les anciens aux auteurs contemporains, nous verrons que les derniers n'ont rien ajouté aux préceptes formulés par les premiers. Pour n'en citer qu'un exemple, rapprochons Celse de Chomel : « Quiconque souffre de l'estomac, dit Celse, doit lire à haute voix, puis, après la lecture, se promener, et enfin s'exercer soit avec des traits, soit avec des armes, soit même de toute autre façon, à condition que la partie supérieure du corps soit le siége de l'exercice. » « Un exercice modéré est un exercice indispensable pour les bonnes digestions, dit Chomel (1) ; on pourrait dire proverbialement qu'on digère avec ses jambes autant qu'avec son estomac. C'est donc un des points les plus importants à considérer. » Mais si les préceptes relatifs à l'influence de l'exercice sur les fonctions digestives sont les mêmes aujourd'hui qu'autrefois, il n'en est plus ainsi des explications que l'on a données de cette influence, car autant les explications des auteurs anciens, étrangers aux recherches de la physiologie expérimentale et aux connaissances de la chimie et de la physique, sont obscures et erronées, autant celles qui sont sorties des écoles modernes sont claires et exactes.

Pour plus de clarté, nous diviserons les effets de l'exercice sur les fonctions digestives en deux groupes ; les uns, que nous appellerons *effets prochains*, apparaissent immédiatement et disparaissent rapidement.

(1) Chomel, *Des dyspepsies*. Paris, 1857.

C'est ainsi qu'un homme ordinairement livré à des travaux sédentaires, se livrant accidentellement à la promenade, par exemple, quelques heures avant le dîner, sent un besoin plus pressant de nourriture, mange avec plus d'appétit un repas plus copieux, et le digère plus facilement ; mais que le lendemain s'il néglige sa promenade, sa faim sera moins vive et sa digestion moins rapide. Considérons maintenant l'homme constamment occupé à des travaux fatigants, et dont l'estomac vigoureux digère avec facilité les aliments les plus grossiers : il pourra s'abandonner quelque temps à l'inaction sans que les fonctions digestives perdent rien de leur puissance. L'action de l'exercice est donc ici plus persistante. Dans le premier cas, l'organisme ne subit qu'une impulsion passagère ; dans le second cas, au contraire, il a subi une modification complète et a fait une conquête dont la possession lui est assurée. Nous désignerons ce dernier mode d'action de l'exercice sur le corps sous le nom d'*effets éloignés*.

**Effets des exercices avant le repas.** — Les effets prochains produits par l'exercice sont différents suivant que l'exercice précède ou suit le repas. Quelques exercices cependant, tels que la navigation, la natation, etc., produisent soit avant, soit après le repas, des effets identiques que nous avons déjà décrits et sur lesquels nous ne reviendrons pas ; il nous reste donc à examiner les deux premiers cas.

L'exercice active la nutrition musculaire ; cette activité, qui se traduit au dehors par un besoin plus intense d'aliments réparateurs est la conséquence des dépenses de l'organisme pendant l'exercice. Qui donc, après une longue marche ou une course rapide, n'a pas éprouvé une soif intense, et un impérieux besoin de manger? Et non-seulement les aliments et les boissons sont pris en plus grande quantité, mais encore ils sont absorbés avec plus de facilité, en vertu de la disposition dans laquelle se trouve l'économie. Le sang a perdu par les sueurs une grande quantité d'eau, partant sa densité est augmentée et sa tension diminuée, deux circonstances également favorables au phénomène d'endosmose qui accompagne sans doute l'assimilation. C'est ainsi que l'homme adonné à des travaux pénibles fait usage d'une alimentation beaucoup plus abondante et beaucoup plus réparatrice que celui dont l'existence se passe au sein des travaux tranquilles du cabinet. Athénée évalue à vingt mines de viande par jour (18 livres) la nourriture habituelle de Milon de Crotone (1). Quel homme aujourd'hui serait capable de digérer une aussi grande masse d'aliments, si ce n'est celui dont le corps est sans cesse en action?

Il y a bien longtemps que l'on a constaté les résultats des exercices modérés pris avant le repas, et personne n'ignore combien ces exercices facilitent les digestions; il semble alors que l'organisme ait hâte de réparer les pertes qu'il vient de faire. Il n'en est plus ainsi lorsque les exercices ont été très-violents, ou du moins n'ont pas été proportionnés aux forces de l'individu, ils peuvent, dans ce cas, devenir très-

(1) Michel Lévy, *Traité d'hygiène*. 5e édit., Paris, 1869.

préjudiciables, non-seulement par le trouble qu'ils apportent dans la sécrétion du suc gastrique, nécessaire pour diviser et transformer les aliments, mais encore par la faiblesse et l'inertie qu'ils communiquent à tous les appareils organiques.

La production du suc gastrique est une fonction normale caractéristique de l'estomac, qui a pour effet de diluer la masse alimentaire et de transformer les substances albuminoïdes qu'elle contient en une substance facile à absorber, appelée *albuminose*. La constitution du suc gastrique a beaucoup occupé les physiologistes et les chimistes; on admet aujourd'hui que le suc gastrique renferme un ferment de la nature des ferments solubles, appelé *gastérase* ou *pepsine*, lequel agit principalement sur les substances albuminoïdes. Cette action ne peut avoir lieu qu'en présence d'un acide libre qui, suivant certains auteurs, est de l'acide lactique, suivant certains autres, de l'acide chlorhydrique. Dans l'un ou l'autre cas, la quantité d'acide n'est pas aussi considérable qu'on l'a cru pendant longtemps; à l'état normal, cette acidité est peu prononcée et presque insensible au goût; mais dans les cas pathologiques elle augmente d'une façon notable. Lorsque l'estomac est à jeun, il sécrète facilement un liquide particulier qui ne diffère du véritable suc gastrique, produit sous l'influence de l'excitant alimentaire, qu'en ce qu'il ne s'y trouve pas de pepsine. Ce liquide, que l'on a considéré à tort comme le véritable suc gastrique, et que l'on retire assez facilement de l'estomac au moyen d'éponges, est sécrété en beaucoup moins grande quantité après un exercice violent; on prétend même que cette sécrétion peut être supprimée et entraîner à sa suite, comme conséquence, une diminution sensible de suc gastrique vrai en présence des aliments. Or toutes les fois que la sécrétion du suc gastrique diminue ou s'arrête, comme cela arrive dans certains états pathologiques de la muqueuse stomacale, la digestion est impossible.

Beaumont a observé sur un Canadien qui avait reçu un coup de feu dans l'estomac, que si, dans ces circonstances, on introduit de la nourriture solide dans l'estomac, elle y demeure vingt-quatre et même quarante-huit heures sans être digérée.

Les substances liquides sont, au contraire, immédiatement absorbées, ou du moins disparaissent d'une manière si rapide qu'elles ne séjournent pas dix minutes dans l'estomac. D'après les expériences de Beaumont sur l'homme, et celles de Blondlot sur les chiens, on peut admettre que la quantité de suc gastrique sécrétée pendant un repas est, à peu de chose près, égale au poids des aliments ingérés. D'après cela, on voit que le sang doit, pour fournir une si grande quantité de suc, se dépouiller d'une partie de ses éléments liquides; or, si déjà ces éléments liquides ont disparu sous forme de sueur, faudra-t-il s'étonner que la quantité de suc gastrique fournie soit insuffisante pour opérer le travail de la digestion? C'est donc parce que le sang s'étant dépouillé d'une partie de ses principes liquides, ne peut plus suffire à la sécrétion du suc gastrique, que les personnes qui se sont livrées à des exercices exagérés perdent l'appétit et digèrent mal. Les paysans qui, pendant les chaleurs de l'été s'occupent, aux travaux de la moisson, manquent souvent d'appétit, font usage d'aliments peu réparateurs, maigrissent, s'affaiblissent, surtout si l'air est sec, raréfié et agité, circonstances qui toutes favorisent l'évaporation cutanée.

Une autre conséquence de l'exercice musculaire violent, c'est de faire perdre au suc gastrique une partie de son acidité (1). Beaumont a constaté ce fait singulier sur son Canadien. Or qu'arrive-t-il lorsque dans un vase contenant du suc gastrique et des substances albuminoïdes, on ajoute une base? L'acide étant neutralisé par cette base, l'acidité du mélange diminue et la transformation des matières azotées se ralentit, puis, lorsque le mélange donne une réaction alcaline, le tout entre en putréfaction.

**Effets des exercices pratiqués après le repas.** — Nous avons vu que l'exercice qui précède le repas développe l'appétit lorsqu'il est modéré, et facilite la digestion, tandis qu'au contraire, s'il est excessif, il entrave, ou même supprime le travail digestif. Il en est de même pour l'exercice qui suit le repas. Si cet exercice est léger, il favorise l'acte de la digestion, tandis qu'il le suspend, et peut même amener des accidents très-graves, s'il est excessif.

L'heureuse influence d'un exercice modéré sur la digestion est généralement reconnue de tout le monde. Rien n'est préférable à une promenade à pied ou en voiture pour faciliter la prompte absorption des ma-

(1) Vauthrin, thèse inaugurale. Paris, 1860.

tières nutritives. Pour certaines personnes, le mouvement corporel est une condition indispensable d'une bonne digestion, sans cela elles éprouvent un sentiment de malaise général, de torpeur et d'engourdissement, parfois même des vertiges, des maux de tête et de la congestion de la face; les aliments qu'elles prennent sont digérés lentement et difficilement, et l'appétit est long avant de reparaître. C'est ainsi que les habitants des pays chauds, qui ont l'habitude de faire la sieste après leur repas du milieu du jour, éprouvent à leur réveil des éructations, et un sentiment douloureux de gonflement et de pesanteur dans la région de l'estomac. Sous l'influence d'un exercice modéré, Beaumont a pu constater sur son Canadien que la température de l'estomac s'élevait d'environ un degré centigrade, et que cette élévation de température, si favorable à la transformation des substances alimentaires ingérées, était produite non pas par le travail digestif, mais par l'exercice; ce fait important à noter se reproduit dans les digestions artificielles, si on abaisse peu à peu la température d'un mélange de suc gastrique et d'aliments azotés, on voit l'action du suc gastrique se ralentir et s'arrêter, tandis que si on porte le mélange vers 40° ou 45°, cette action devient très-active.

Lorsque la digestion s'opère, l'estomac devient le siége d'une série de contractions vermiculaires qui ont également pour but d'activer la digestion. Ces mouvements vermiculaires semblent être, sinon excités en plus grand nombre, du moins favorisés par les secousses légères ou les ébranlements répétés que reçoit le corps pendant un exercice peu violent, et qui agissent dans le même sens qu'eux. C'est ainsi que les matières alimentaires sont plus rapidement transformées en une masse pulpeuse de nature très-complexe, appelée *chyme*. Cette masse passe dans l'intestin, et se trouve là en contact immédiat avec des liquides appropriés. Il semblerait que ce contact se fait d'une manière plus intime et plus complète, de sorte qu'aucune partie assimilable n'échappe à l'absorption. Hippocrate avait déjà remarqué que les hommes adonnés à des travaux physiques, tout en mangeant davantage, rendent les matières fécales moins abondantes et plus dures que ceux qui sont condamnés au repos.

Les exercices violents pratiqués après le repas sont loin d'être salutaires comme les exercices modérés; on les voit même provoquer généralement des troubles très-graves dans l'organisme. Que de diarrhées et d'indigestions dont la seule cause étaient des mouvements trop énergiques! Et comment en serait-il autrement? Qu'on se figure un homme se livrant, par exemple, à l'exercice du trapèze : son diaphragme se contracte pour immobiliser la cage thoracique; les muscles de l'abdomen se contractent également afin de fléchir le tronc; de cette double contraction il résulte que l'intestin grêle et le gros intestin sont comprimés de toute part, et pour ainsi dire sollicités à expulser leur contenu au dehors. Lorsque cette évacuation a lieu on retrouve les aliments intacts, le suc gastrique ne les ayant nullement atteints; il en est de même lorsque, après avoir rassasié deux chiens et en avoir fatigué un, tandis que l'autre est au repos, on les tue et on les examine : on constate que celui qui a été fatigué ne présente dans l'estomac aucun aliment, mais qu'ils sont tous passés intacts dans l'intestin. Chez celui qui a été laissé au repos, on trouve une partie des aliments déjà modifiés par le suc gastrique et passés dans l'intestin grêle, prêts à être absorbés. Michel Lévy a publié (1) une observation intéressante à ce sujet et qui mérite d'être rapportée dans tous ses détails. La voici : « Le 23 janvier 1845 un garde municipal rentre après plusieurs heures de marche, vers huit heures du soir, au quartier ; sans se reposer, il mange gloutonnement de la viande de mouton, des pommes de terre, des haricots, des pruneaux ; il arrose ce repas d'une forte quantité d'eau et se remet incontinent en marche, pour se rendre à pas accéléré du quai des Célestins à la place de la Madeleine, où il était de service (environ trois quarts de lieue) ; à peine arrivé au poste, il est pris de coliques et de vomiturittions ; ramené au quartier, il passe la nuit dans des souffrances atroces ; le matin, on le transporte au Val-de-Grâce, où je diagnostique chez lui l'existence d'une invagination ou d'un étranglement interne, consécutif au brusque passage des aliments indigérés de l'estomac dans l'intestin grêle, et aux ballottements imprimés à la masse des viscères abdominaux ; les douleurs ne discontinuent pas jusqu'à la mort, qui arrive le lendemain vers midi, sans agonie. Il n'y avait pas eu de vomissements ; la constipation n'avait cédé à aucun moyen ; le ventre ballonné prononçait les reliefs des

(1) Michel Lévy, *Traité d'hygiène*, 5e édit., Paris, 1869.

circonvolutions intestinales. A l'autopsie, l'estomac est vide, exsangue, sans aucune trace de lésion; même état des deux tiers supérieurs de l'intestin grêle, dont les valvules conniventes sont presque effacées, si ce n'est qu'elles contiennent une quantité notable d'un liquide jaunâtre dans lequel nagent en grand nombre des débris d'aliments non digérés, et très-reconnaissables, tels que des morceaux de viande, des fragments de pomme de terre, des haricots entiers, des pellicules de pruneaux; au-devant et sur le côté droit de la quatrième vertèbre lombaire existe un étranglement produit par un diverticulum intestinal qui naît du bord libre de l'iléon, à un mètre environ de la valvule iléo-cœcale; ce diverticulum ou prolongement intestinal constitué par les trois tuniques de l'intestin, forme un nœud en manière de huit de chiffres, une double anse qui, développée, présente deux mètres de long et est constituée par toute l'extrémité inférieure de l'iléon, moins les douze derniers centimètres qui tiennent une valvule iléo-cœcale. Deux litres d'un liquide poisseux et brunâtre (sérosité et sang non réunis en caillots) dans la cavité péritonéale.

» Quel exemple saisissant des effets de l'exercice violent pris avant et après un repas qui d'ailleurs était fort indigeste. L'estomac, dont le système musculaire en action avait détourné le sang, n'avait pu chymifier la masse énorme des aliments qu'il avait reçus; transmis à l'intestin, sur lequel ils ont fait impression de corps étrangers, ils ont provoqué des mouvements péristaltiques que les successions de la marche ont rendus tumultueux, désordonnés; et quand, par le repos du lit, par l'injection des boissons théiformes, par les applications chaudes sur le ventre, et surtout par la phlogose des anses comprimées, la circulation est devenue prépondérante vers l'intestin, le sang a trouvé un obstacle insurmontable à son cours dans le nœud de l'étranglement ; il s'est accumulé au-dessus de l'obstacle, dans la portion la plus déclive de l'intestin grêle, et il a transsudé par compression dans les deux sens à travers les parois vasculaires, pour se répandre dans la cavité de l'intestin et de celle du péritoine. »

**Effets éloignés des exercices actifs.** — Tels sont donc les effets prochains des exercices actifs sur les fonctions digestives. Examinons maintenant quels sont les effets éloignés plus ou moins durables que les exercices actifs impriment à ces fonctions.

Lorsque l'exercice du corps est devenu une habitude et lorsqu'il est pris dans de bonnes conditions de durée et de temps, il produit sur les voies digestives des effets permanents incontestables. Comparez un instant l'habitant des villes, adonné aux travaux de l'intelligence, avec le paysan qui passe sa vie à labourer et à semer ses terres, à rentrer et battre ses grains; l'un, pendant toute la durée du travail de la digestion, sera mal à son aise; l'autre, au contraire, digérera très-facilement et assimilera toutes les matières nutritives et absorbables qu'il a ingérées. Le premier sera sans appétit, parce qu'il n'aura pas de pertes à réparer, et verra sans plaisir les mets les plus recherchés s'étaler devant lui. Le second, au contraire, avec du mauvais vin ou toute autre boisson de mauvaise qualité, calmera sa soif ardente, avec des choux, des pommes de terre, des haricots, du lard rance ou tout autre mets de cette nature, assouvira sa faim. Autant le premier traînera misérablement sa chétive existence, autant l'autre, au contraire, entouré à chaque instant d'une atmosphère ensoleillée, placé au milieu des parfums des fleurs et des senteurs des prés, respirant un air pur, faisant usage d'aliments grossiers, usant sans cesse de ses forces, autant l'autre, dis-je, verra l'harmonie régner entre les différentes parties de son organisme et jouira des paisibles bienfaits d'une heureuse santé.

Rien n'est donc plus pernicieux à l'estomac que le repos et l'inaction du corps. Les hommes de lettres, les savants, les bureaucrates, les bijoutiers, les horlogers, en un mot tous ceux qui occupent des positions sédentaires, nous en offrent chaque jour de frappants exemples. Ce sont eux surtout que les dyspepsies tourmentent sans cesse, et c'est pour eux que la thérapeutique épuise ses trésors, mais trop souvent en vain. L'appétit une fois perdu ne sera retrouvé que par l'emploi d'un seul remède, l'exercice.

Un phénomène assez fréquent chez tous les gens de lettres, c'est la dyspepsie des liquides. Sans souffrir beaucoup, le malade entend un gargouillement dont le siége est l'estomac, qui se manifeste chaque fois qu'il imprime quelque secousse au tronc. Ce gargouillement est produit par l'accumulation dans l'estomac de liquides et de gaz; il est souvent accompagné d'une sorte de douleur à la région épigastrique, que l'expulsion par la bouche de quelques bulles gazeuses, généralement inodores, soulage immédiatement. C'est pourquoi on voit les malades qui connaissent ce soulagement chercher à le provoquer en contractant simultanément leur diaphragme et les muscles des parois antéro-latérales de l'abdomen. Les dyspeptiques ne rendent pas seulement des gaz par la bouche, souvent il leur remonte par l'œsophage quelques gouttes des liquides de l'estomac, mais rarement les vomissements surviennent. Quant à la digestion intestinale, elle ne devient pas moins pénible que la digestion stomacale, de là des coliques douloureuses et l'émission de selles liquides constituées principalement par des aliments incomplétement chymifiés.

Chez les personnes inactives, et surtout chez les femmes des grandes villes, il n'est pas rare de rencontrer une constipation opiniâtre. Que de femmes qui ne vont à la garde-robe que tous les quatre ou cinq jours, et même plus rarement encore! Bien des accidents peuvent être la conséquence de cet arrêt de matières dures dans le gros intestin. Le rectum, à la longue, finit par perdre sa tonicité; c'est ainsi que beaucoup de vieilles femmes ne doivent qu'à une constipation invétérée une paralysie de l'extrémité du gros intestin. De plus, les matières fécales, en s'accumulant dans l'intestin, empêchent le gaz de sortir et produisent le ballonnement du ventre; par la compression qu'elles exercent sur les organes contenus dans le bassin elles provoquent des congestions de l'utérus, des flueurs blanches, des hémorrhagies, des pertes séminales et des catarrhes de la vessie. Les yeux s'injectent de sang, des rougeurs passagères montent au visage, et sont accompagnées souvent de vertiges, il peut même se produire, comme on l'a souvent observé, des hémoptysies et des hémorrhagies chez les vieillards.

Tels sont donc les désordres organiques communs chez les personnes qui passent leur vie dans l'inactivité musculaire. Mais un exercice continuel ne peut-il pas déterminer aussi quelques-uns de ces désordres? c'est ce qu'il importe de dire. Quand on soumet tous les jours le corps à un exercice violent mais non exagéré, si l'estomac reçoit des aliments en quantité suffisante pour réparer les pertes de l'organisme, ces aliments sont parfaitement digérés et l'organisme ne se ressent nullement de ses dépenses. Mais si les dépenses ne sont plus réparées par une nourriture saine et abondante, alors la fatigue éprouvée par l'organe locomoteur se transmet pour ainsi dire à l'estomac, qui cesse de verser assez de liquide pour dissoudre les matériaux qui lui sont confiés. Ceux-ci passent en partie intacts au travers des intestins, et l'économie recevant moins qu'elle ne dépense s'appauvrît considérablement. Qu'on juge de la rapidité de cet appauvrissement par le temps qu'il faut à des soldats en campagne, exposés à des fatigues excessives, pour perdre tout l'embonpoint qu'ils ont acquis pendant la paix? N'en est-il pas de même pour les paysans qui perdent l'été la surabondance de santé qu'ils ont acquise l'hiver?

**Influence de l'exercice sur la circulation.** — Les

aliments dans l'intestin sont absorbés grâce à la nature des cellules qui en tapissent les villosités, et passent de là par des vaisseaux chylifères dans le torrent de la circulation. Le sang s'empare alors en quelque sorte de tous les éléments réparateurs que la digestion fournit, puis, dans l'intimité des tissus où il pénètre par des courants rapides, il cède ces matériaux qui servent à la nutrition des organes, et entraîne les déchets qui résultent de ces échanges nutritifs. C'est le globule sanguin qui joue le principal rôle à ce point de vue; c'est lui qui sert, à proprement parler, de véhicule aux éléments nutritifs des organes. Pendant le repos la circulation est normale; les battements du cœur sont réguliers. Le pouls, qui est produit par l'arrivée de l'onde sanguine dans une artère qui se dilate, possède une régularité analogue, il est facile de s'en assurer au moyen de l'appareil enregistreur de M. Marey désigné sous le nom de *sphygmographe*, et constitué essentiellement par un petit levier qui d'un côté appuie sur l'artère radiale, et de l'autre, par d'ingénieuses combinaisons, note les impulsions que lui imprime cette artère. On constate, au moyen de cet appareil, que la fréquence du pouls, c'est-à-dire le nombre des battements du cœur si variables, avec l'âge (on en compte 140 à 180 chez le nouveau-né, 100 à 115 chez l'enfant de un an, 90 à 100, puis 80 à 85, dans l'enfance et jusqu'à l'âge de quatorze ans, de 70 à 75 chez l'adulte); on constate, dis-je, que la fréquence du pouls devient beaucoup plus considérable pendant et surtout après les exercices du corps. Les battements du cœur après un exercice actif qui a exigé quelques efforts s'accélèrent, et si d'un côté une plus grande quantité de sang artériel est envoyée aux muscles afin de saturer sans cesse l'acide qui se produit pendant leur contraction, de l'autre, ces muscles en se contractant expriment plus parfaitement de leur tissu le sang veineux qui, chargé des produits de la combustion musculaire, vient les dégager à l'extérieur au moyen de l'acte respiratoire.

**Influence de l'exercice sur la respiration.** — L'activité de la respiration est accrue d'une façon incontestable par les exercices du corps, mais il est difficile de mesurer exactement dans quelles proportions. P. Mantegazza (1) donne le tableau suivant.

Si on prend pour unité l'activité respiratoire d'un adulte au repos dans la position horizontale, on peut représenter comme il suit l'activité respiratoire dans les différents exercices du corps :

| | |
|---|---|
| Pendant la lecture à haute voix ou pendant le chant. | 1.26 |
| Pendant la promenade (vitesse d'un mille à l'heure). | 1.90 |
| Pendant l'équitation au pas du cheval........... | 2.20 |
| En voyageant à la vitesse de deux milles à l'heure. | 2.76 |
| Pendant l'équitation au galop.................. | 3.16 |
| En ramant................................ | 3.33 |
| En nageant................................ | 4.33 |
| En marchant trois milles à l'heure avec un fardeau de 53 kilogrammes.................. | 4.75 |
| En courant avec une vitesse de sept milles à l'heure. | 7. » |

L'activité respiratoire a pour conséquence immédiate d'amener une quantité plus grande d'air dans les poumons et, par conséquent, de le renouveler plus

(1) Mantegazza, *Elementi d'Igiene*, p. 288.

complétement. Il est facile de constater que nous respirons environ quinze fois par minute à l'état de repos, ce qui porte à 900 le nombre des inspirations en une heure et à 450 le nombre des litres d'air inspirés, car à chaque inspiration 1/2 litre doit pénétrer dans les poumons. Après une course rapide, le nombre des inspirations peut s'élever jusque vers 80 et même 90 par minute, la quantité d'air inspiré à chaque fois est d'environ 300$^{cc}$, soit 27 litres d'air par minute et 1600 litres par heure, qui pénètrent alors dans les poumons. Lorsque cet air est rejeté au dehors, on constate qu'il a éprouvé des modifications profondes. Son volume a diminué d'environ 1/50, bien qu'au premier examen, et grâce à la présence de la vapeur d'eau, il semble qu'il n'en soit rien; de plus, l'oxygène qu'il contenait est remplacé, pour la plus grande partie, par de l'acide carbonique. Comme la simple induction pouvait le prévoir, et comme l'expérience l'a démontré, cet acide carbonique expiré provient du sang veineux, qui, une fois débarrassé de ce produit de sécrétion, reprend la couleur rutilante du sang artériel, et se charge d'oxygène. C'est cet oxygène qui, porté dans le sein des tissus, sert à l'oxydation des matières qu'ils renferment. Les termes ultimes de cette oxydation sont, comme nous l'avons vu, l'urée et l'acide carbonique. L'urée est éliminée du sang par le rein, l'acide carbonique, par la respiration. On peut observer directement la respiration des tissus en les plaçant dans un milieu gazeux oxygéné (1). C'est ainsi qu'un muscle,

(1) Voyez P. Bert, *Leçons sur la respiration*. Paris, 1870.

même isolé de son organisme, absorbe de l'oxygène et rend de l'acide carbonique; cette combustion est rendue bien plus intense par la contraction. Si le sang qui sort d'un muscle contracté est plus chargé d'acide carbonique, plus veineux, en un mot, que celui qui sort d'un muscle à l'état de repos, le sang artériel qui pénètre dans un muscle en action est plus complétement chargé d'oxygène. Il y a donc hématose plus complète après un exercice du corps.

Il n'en est plus ainsi pendant la durée de l'exercice. Généralement les exercices, surtout lorsqu'ils exigent des efforts violents, amènent une suspension plus ou moins longue des expirations. Les mouvements du cœur se ralentissent et le sang, s'accumulant dans les vaisseaux sanguins, détermine la rougeur de la face, l'injection des yeux, etc., parfois même l'abolition des fonctions cérébrales, des vertiges et des apoplexies.

Quant aux exercices passifs, ils ne semblent guère avoir d'action sur la respiration, leur rôle paraît se borner à réfléchir sur l'appareil respiratoire les secousses imprimées aux autres organes, et à favoriser la nutrition du parenchyme des poumons. Il est certain qu'ils n'accélèrent en rien les phénomènes respiratoires; ils n'ont donc pas, comme les exercices actifs, l'inconvénient de produire des palpitations. Barbier (d'Amiens) ayant remarqué que l'exercice du cheval ou de la voiture déterminait un ralentissement dans la respiration et dans le pouls, songea à guérir par cette sorte d'exercice une personne atteinte de violentes palpitations, et le succès ne trompa pas son attente.

**Influence de l'exercice sur la calorification.** — Les combustions qui se font au sein de l'économie déterminent la production de chaleur dite *chaleur animale*; il est clair que les combustions étant plus complètes et plus intenses lorsqu'un muscle se contracte, celui-ci manifestera une élévation de température. C'est en effet ce qu'a constaté Becquerel, au moyen de son appareil thermo-électrique. Par de nombreuses expériences, ce célèbre physicien a démontré d'une façon évidente que la température d'un muscle en contraction s'élevait de 1 degré. On a pu, du reste, calculer approximativement la quantité de chaleur produite dans tout le corps sous l'influence d'un exercice physique, connaissant la quantité d'acide carbonique et de vapeur d'eau exhalée par le poumon, et sachant de plus que 1 d'hydrogène en brûlant dégage 34 000 calories (1), et que 1 de carbone dégage dans les mêmes conditions 8000 calories, c'est-à-dire que l'unité de poids de chacun de ces corps produit en s'oxydant une quantité de chaleur capable d'élever de 0° à 100°, le premier 340 kilog. d'eau, le second 80 kilog.

La chaleur produite par l'organisme humain en 24 heures peut être évaluée de 2700 à 3250 calories, ce qui donne en moyenne 112 calories à l'heure.

L'organisme humain produit donc 112 calories à l'heure pendant le repos. Pendant l'exercice, le nombre des calories s'élève à 271 (Hirn), tandis que pendant

(1) On appelle *calorie* ou *unité de chaleur* en physique la quantité de chaleur nécessaire pour élever de zéro à un degré le poids de 1 kilogramme d'eau.

le sommeil, qui est le moment véritable de l'inaction, le chiffre des calories formées par heure tombe, d'après Helmholtz, à 36 environ (1).

On a cherché à se rendre compte exactement des lieux où se produisaient principalement ces quantités de chaleur. « J. Davy a fait des expériences pour constater l'influence de l'exercice sur la production de la chaleur. A Constantinople, il mesura exactement la température des diverses parties du corps chez un même homme, immédiatement avant et après une marche assez prolongée pour déterminer une abondante transpiration. De ces recherches il résulte que l'exercice ne fait pas sensiblement varier la température des parties du corps situées profondément, mais élève considérablement celle des extrémités. Le mouvement tend, chez les animaux supérieurs, à régulariser la distribution de la température dans les diverses régions de l'économie, en faisant monter celle des mains et des pieds au même degré que celle du tronc (2). »

Mais cette élévation de température ne tarderait pas à provoquer dans l'économie des désordres graves, si l'évaporation de la sueur ne permettait de lutter contre l'excès de chaleur dégagé par des phénomènes plus intenses de nutrition intime. L'évaporation de la sueur se fait à la surface du tégument cutané. Il est très-difficile de doser la quantité de sueur qui se trouve ainsi évaporée par jour, car cette quantité varie selon les circonstances. Cependant on évalue en moyenne

(1) Kuss et Duval, *Physiologie*, 3e édition. Paris, 1876,

(2) Gavarret, *Traité de physique médicale*. Paris, 1855.

à 1 kilog. 300 gr., le poids de la sueur produite en un jour; sur ces 1 kilog. 300 gr. on compte 15 à 20 gr. de parties solides, le reste sont des parties liquides; soit donc environ 40 à 45 grammes de sueur produite normalement par heure ; sous l'influence d'un exercice violent, la sécrétion peut devenir cent fois plus considérable, soit alors 400 grammes de sueur sécrétée en une heure. Or cet état d'humidité d'une couche poreuse superficielle met la peau et l'organisme tout entier dans des conditions particulières : il se fait là une évaporation d'autant plus active que l'air est plus sec et que la quantité de sueur est plus grande, évaporation qui entraîne nécessairement une perte de chaleur. Sous ce rapport on ne peut mieux comparer le corps humain qu'à ces vases poreux connus sous le nom d'*alcarazas*, et qui servent à faire rafraîchir l'eau pendant les chaleurs de l'été. On verse à la surface de ces vases de l'eau, ou mieux on les entoure d'un linge mouillé, et on les expose en plein soleil; sous l'influence de la chaleur solaire l'eau répandue à la surface du vase se vaporise, mais en se vaporisant elle lui emprunte de la chaleur (on sait en effet que l'unité de poids de l'eau exige pour se vaporiser 540 calories), d'où le vase se refroidit. De même le corps, pendant un exercice violent, produit un excès de chaleur que la sueur en s'évaporant fait disparaître. La sudation nous fournit donc un moyen puissant pour nous défendre contre une accumulation de chaleur, soit qu'elle ait pour cause une action intérieure (travail musculaire), soit qu'elle provienne de l'élévation accidentelle de la température extérieure. C'est grâce à elle que la température du corps reste constamment vers 37°,5 centigrades.

Mais si l'évaporation de sueur nous permet de lutter avec succès contre les élévations de température, elle peut, en fonctionnant trop, déterminer des refroidissements dont les retentissements dans l'organisme sont aussi graves que variés. La suppression de la sudation était considérée par les anciens comme une cause d'empoisonnement. Il semble démontré aujourd'hui, grâce aux recherches récentes du docteur Lang (1), que lorsque l'excrétion cutanée est supprimée, les produits d'élimination tendent à prendre la voie du rein, d'où le gonflement, l'hyperémie de cet organe, dont bientôt les canalicules s'oblitèrent. L'urée se trouvant retenue dans le sang se décompose, et produit de l'ammoniaque qui s'unit avec les phosphates pour former des cristaux de phosphate ammoniaco-magnésien dont la présence a été signalée dans le tissu musculaire des animaux morts, après avoir été enduits d'un vernis imperméable. La mort par la suppression de la perspiration cutanée aurait, d'après cela, pour cause une hyperémie rénale suivie d'une exsudation parenchymateuse déterminant l'oblitération des canalicules du rein et la rétention des principes excrémentitiels de l'urine.

Les exercices passifs sont loin de produire les mêmes effets sur la calorification; l'activité de la nutrition n'étant nullement surexcitée, l'intensité des

(1) Lang, *Gazette médicale de Strasbourg*, février 1873.

combustions n'est pas modifiée et la sueur n'a pas besoin d'enlever à l'organisme cet excès de calorique. Bien plus, on a remarqué que la force de réaction intérieure devenait incapable de faire équilibre aux abaissements de température, par l'abus des exercices passifs. C'est ainsi que l'homme traîné dans une voiture, quelque bien close qu'elle soit, éprouve rapidement la sensation pénible du froid dont le protége à peine un grand renfort d'épaisses fourrures.

**Influence de l'exercice sur les sécrétions.** — Les sécrétions intérieures sont en général atténuées par un exercice violent; c'est ainsi que nous avons vu la sécrétion du suc gastrique devenir insuffisante pour satisfaire au travail de la digestion, lorsque le corps avait été tourmenté par des efforts violents. La sécrétion des membranes synoviales (synovie) semble échapper à cette loi générale. Sous l'influence des mouvements, la synovie est sécrétée en plus grande quantité, et devient plus épaisse, plus gluante à mesure qu'elle devient plus riche en synovine ou mucosine, et en débris épithéliaux; elle acquiert alors une plus grande cohésion, et ses différentes couches se déplaçant les unes par rapport aux autres favorisent singulièrement le jeu des articulations. Les sécrétions cutanées, telles que la sueur, sont accrues comme nous venons de le voir et concourent, comme la production de la synovie, à priver le sang de ses éléments liquides.

Les exercices passifs n'étant pas doués de propriétés excitantes n'arrêtent pas le jeu des sécrétions; c'est ainsi que dans l'exercice de la voiture, ou dans tout autre analogue, la sécrétion salivaire, par exemple, n'est pas diminuée, et la bouche n'est pas desséchée comme après une longue marche ; la sécrétion du suc gastrique n'éprouve pas non plus de modification. Quant à la sécrétion sudorifique, nous avons vu qu'elle était nulle ; or l'économie a besoin de se débarrasser de ce qui lui est superflu, et choisit, comme elle le fait dans les exercices actifs, une voie qui lui convient, et cette voie c'est le rein. Dans le repos comme dans les exercices passifs, le rein devient en quelque sorte supplémentaire des autres organes, et c'est sa sécrétion qui se trouve augmentée. Les personnes qui vont en voiture savent combien devient impérieux et fréquent le besoin d'uriner. C'est là sans doute une conséquence du manque presque absolu d'évaporation cutanée. Qui ne sait que la température froide de l'hiver agit sur le rein afin d'en activer la sécrétion ?

## CHAPITRE III

### HYGIÈNE DES EXERCICES DU CORPS

Nous nous sommes attaché jusqu'à présent à décrire les différents groupes d'exercices du corps, et à indiquer quelle était leur influence, leur mode d'action, sur l'économie animale ; il nous reste maintenant à faire une application de ces exercices aux individus, et à apprécier les conditions qui doivent motiver, ou exclure leur emploi. Ces conditions sont très-variables, elles dépendent à la fois et de l'état actuel de la personne qui se livre à l'exercice, et des circonstances dans lesquelles elle est placée. C'est ainsi que l'âge, la force, l'habitude, le sexe, le tempérament, le climat, la profession, etc., sont autant de causes qui modifient profondément le besoin et la nature des exercices physiques. C'est sur ces différentes causes que nous devons diriger nos recherches, afin de pouvoir individualiser en quelque sorte les règles hygiéniques qui régissent les exercices du corps.

### ART. 1er. — APPLICATION AUX AGES

On donne en général le nom d'*âges* aux différentes périodes de croissance, d'état stationnaire ou de décroissance que parcourt l'organisme humain, depuis son origine jusqu'au moment où il est détruit. On admet vulgairement quatre grandes divisions dans la vie, et on les désigne sous le nom d'*enfance*, d'*adolescence*, d'*âge viril* et de *vieillesse*. A cette division quaternaire nous préférons une division non moins ancienne, formulée par Hippocrate : « Dans la nature humaine, dit Hippocrate (1), il y a sept saisons qu'on appelle *âges* : le petit enfant, l'enfant, l'adolescent, le jeune homme, l'homme fait, l'homme âgé, le vieillard. L'âge du petit enfant est jusqu'à sept ans, époque de la dentition; de l'enfant, jusqu'à la production de la

(1) Hippocrate. *Œuvres*, trad. Littré t. IX, p. 356.

liqueur spermatique, deux fois sept ans; de l'adolescent, jusqu'à la naissance de la barbe, trois fois sept; du jeune homme, jusqu'à l'accroissement de tout le corps, quatre fois sept; de l'homme fait, jusqu'à quarante-neuf ans, sept fois sept; de l'homme âgé, jusqu'à cinquante-six ans, huit fois sept; à partir de là commence la vieillesse. » Cette division des âges, née sous l'influence des idées pythagoriciennes, relatives à la puissance des nombres, principalement des nombres impairs, répond bien aux faits physiologiques qui marquent les différentes phases de la vie, mais il va sans dire que la science moderne a fait justice de ces opinions antiques, qui assignaient au corps un espace de sept ans pour se renouveler intégralement. Nous admettons donc la division d'Hippocrate, sans admettre les raisons qui lui ont donné naissance, et nous allons examiner jusqu'à quel point les exercices du corps conviennent aux différents âges qu'il a indiqués.

**Gymnastique de la première enfance.** — La première enfance est, à proprement parler, l'âge de l'éducation des sens et des organes locomoteurs : elle est caractérisée par deux périodes, la première qui s'étend de la naissance jusqu'à la première dentition, c'est-à-dire jusqu'au moment où l'enfant essaye ses premiers pas; l'autre, qui, de la première dentition, s'étend jusqu'au moment de l'apparition de la seconde, c'est-à-dire jusque vers sept ans. Dans l'une et l'autre période, le besoin d'exercice se fait également sentir, et l'on peut dire que, de la manière dont cet exercice sera pris, dépendra la santé de l'enfant dans l'avenir et souvent même sa vie.

L'enfant naît ; une matière grasse et onctueuse enduit sa peau, et comme sa présence est infailliblement nuisible, il faut l'en débarrasser. Ici se pose cette grande question de l'hygiène qui fut le sujet de tant de méditations et de controverses parmi les médecins et les philosophes, et sur laquelle nous ne pouvons faire autrement que de nous arrêter. Faut-il plonger dans l'eau froide ou dans l'eau tiède l'enfant qui vient de naître? L'immersion des enfants dans l'eau froide était, dit-on, pratiquée chez les Spartiates, les peuples du Nord, les Scythes et les Germains, par exemple. Mais avons-nous besoin de dire combien une pareille coutume est absurde, combien elle est éloignée des vues de la nature, combien, en un mot, elle est digne de la barbarie! L'enfant nouveau-né se trouvait naguère dans le sein de sa mère, plongé dans un liquide dont la température s'élevait à près de 38° : comment concevoir que cet enfant puisse éprouver, sans en être gravement atteint, un abaissement subit de température de plus de vingt-cinq degrés. Si notre corps, déjà fait par l'âge et protégé par des habillements, était soumis à un aussi brusque changement de température, nous sentirions l'engourdissement le saisir, et une paralysie plus ou moins complète, plus ou moins intense, s'en emparer. Galien avait donc bien raison de dire qu'il fallait laisser l'usage des bains froids pour les nouveaux-nés aux Scythes et aux barbares, sous peine de voir mourir les enfants que l'on voulait par ce moyen endurcir et fortifier.

J. J. Rousseau qui, au siècle dernier, fixa les regards de ses contemporains par l'originalité de ses écrits, passe pour avoir préconisé l'usage des lotions froides chez les enfants ; toujours est-il que cette mode se répandit bientôt; sans s'arrêter aux enfants, elle pénétra dans toutes les classes de la société et parut convenir à toutes les époques de la vie. Des rhumatismes articulaires et des infirmités sans nombre, furent le fruit de telles imprudences. Aujourd'hui, c'est une chose parfaitement reconnue, que les bains tièdes de 25 à 30° conviennent seuls aux enfants qui commencent à vivre; on peut faire pour l'enfant une habitude presque journalière de ces bains tièdes, si on a soin de prendre les mêmes précautions que pour les vêtements, c'est-à-dire si, dans le but de faire l'éducation de la caloricité, on s'attache à diminuer graduellement la température de l'eau du bain, de façon à ce que vers sept ans l'enfant puisse supporter un bain médiocrement froid pris dans une eau courante.

Dès sa naissance l'enfant manifeste par son extrême mobilité le besoin de mouvement qui tourmente toute son organisation; aussi si sa santé et ses dispositions le permettent, devra-t-on commencer dès le troisième ou quatrième mois à lui appliquer le régime de l'exercice. Ce régime doit être bien doux et bien approprié à sa force à peine naissante; c'est ainsi qu'on devra, vers l'époque que nous avons indiquée, placer plusieurs fois par jour les enfants bien portants sur un matelas, après avoir eu soin de les débarrasser de tout ce qui peut gêner leurs mouvements, et les laisser se mouvoir en toute liberté pendant quelques instants, au sein d'une atmosphère tiède. Si l'enfant est vigoureux, on le laissera s'ébattre à son gré, si au contraire il est indolent, on cherchera par des paroles et des caresses à l'encourager dans ses mouvements. Peu à peu il prendra goût à ces exercices, surtout si une mère attentive, aimante et dévouée, est sans cesse près de lui pour les lui faciliter. Bientôt sa force s'accroîtra au point de lui permettre de changer seul de position, et de se tourner sur le dos ou sur le ventre presque sans aucune difficulté.

Dès lors il faut prendre de nombreuses précautions, l'éducation physique ayant pour but principal ce développement complet de toutes les facultés corporelles, il est indispensable de faire exécuter à l'enfant le même exercice des deux côtés, de le porter tantôt à droite, tantôt à gauche, et surtout de ne pas l'habituer à rester toujours couché sur le même côté. Par ce moyen on évitera des déformations dans la taille d'un grand nombre de jeunes êtres trop faibles de constitution. De temps immémoriaux, dit Fournier (1), il existe une habitude sociale qui exerce la plus grande influence sur le développement relatif des membres supérieurs, une habitude qui est généralement adoptée bien qu'elle soit la source de grands inconvénients pour un grand nombre de sujets, et contre laquelle il est à désirer que tous les hommes instruits s'élèvent de concert : nous voulons parler de la coutume bizarre et

(1) Fournier-Pescay et Bégin, *Dictionnaire des sc. méd.*, t. XXXVIII, art. ORTHOPÉDIE.

absurde d'accorder dans toutes circonstances une prédominance presque exclusive d'action aux membres du côté droit. Il résulte de cet usage qu'il n'existe bientôt plus de symétrie entre les deux moitiés latérales du corps, et que toutes les parties de l'une sont très-développées, tandis que celles de l'autre, toujours inactives, le sont beaucoup moins.

Tous les exercices qui conviennent aux enfants en bas âge peuvent se résumer en flexion et extension des membres, le corps étant placé dans une position horizontale. On arrive ainsi à la fin de la première année, et les jambes de l'enfant commencent à devenir assez fortes pour soutenir le poids du corps. On pourra donc dès lors commencer à lui apprendre à marcher, non point comme on le pratique trop souvent encore, en le suspendant par les aisselles et en lui faisant raboter la terre avec les pieds, mais en le laissant libre de tout attirail et en l'aidant avec les mains. Les lisières au moyen desquelles on a la prétention d'apprendre à marcher aux enfants, présentent de graves inconvénients. Tout d'abord elles compriment la poitrine, produisent une diminution dans l'axe allant de la colonne vertébrale au sternum, soulèvent les épaules et mettent obstacle à la circulation du sang et à la respiration, puis, comme l'a si judicieusement remarqué Fourcroy (1), elles inspirent aux enfants une confiance pernicieuse, qui leur ôte jusqu'au souci naturel de leur propre conservation, en les accoutumant à s'en rappor-

(1) Fourcroy, *Abrégé d'hist. nat. des Enf. du prem. âge.* (Cité par Ch. Londe.)

ter uniquement à cet égard aux personnes chargées d'y veiller; de telle sorte que si l'on vient à les laisser un instant sans lisières, on les expose à des chutes assez graves, auxquelles ne seront aucunement sujets ceux qu'on n'a point élevés dans cette mauvaise habitude. Lorsqu'un enfant a éprouvé par lui-même de légers accidents, il sait éviter dans la suite les mécomptes qui lui en attireraient de plus graves. Les avis qu'on donne à un enfant laissent peu de traces dans son esprit, mais les instructions de la douleur se gravent pour toujours dans sa mémoire et lui sont les meilleures leçons.

Qu'on se garde bien de faire marcher un enfant avant le temps fixé par la nature, car alors une déviation latérale des articulations de la cuisse et du tibia, du tibia et du pied pourrait en être la conséquence. Les membres abdominaux n'étant point capables de supporter le poids disproportionné que le tronc et la tête présentent dans le bas âge, se courbent et s'infléchissent vers l'extérieur le plus souvent, et plus tard, lorsque cette déviation est bien accentuée, il est difficile d'y porter remède.

L'enfant avance en âge, la marche lui est maintenant devenue chose familière, dès lors il faut occuper ses instants par des jeux. Le choix des jeux qui conviennent à l'enfant est important, car de ce choix dépendent souvent non-seulement sa santé, mais encore je dirai presque son avenir. Qui ne sait en effet quelle influence on peut exercer sur l'esprit d'un enfant en le laissant s'adonner à tel ou tel jeu de préférence à tel autre : veut-on développer en lui le goût du métier militaire, qu'on lui mette un képi sur la tête, un fusil au bras, et un sabre au côté, qu'il joue au soldat en un mot! Mais laissons là ce sujet qui appartient plutôt au philosophe qu'à l'hygiéniste et considérons l'influence des jeux sur la santé de l'enfant.

Dans nos villes les jeux de l'enfance sont sacrifiés aux exigences de la société. Le bruit étant ce que redoutent le plus les voisins et les propriétaires, on force ces malheureux petits êtres qui ne respirent que la mobilité, à rester *bien sages*. Pour cela on les assied sur un tapis, et devant eux on étale un plus ou moins grand nombre de jouets, pour lesquels ils n'éprouvent que fort peu de goût. L'enfant sort-il, l'inévitable tapis est aussitôt placé à terre, et l'enfant muni d'une pelle et d'un seau joue avec le sable. Considérez les enfants dans la famille, voyez-les dans les jardins publics, presque toujours vous les trouverez dans cette position. Sans doute les parents et les voisins y gagnent en tranquillité, mais l'enfant que devient-il? Les jambes deviennent trop faibles pour soutenir le poids du tronc qui prend des proportions exagérées, le ventre devient gros, la croissance s'arrête, l'enfant est *noué* comme l'on dit vulgairement. Ah! combien n'avons-nous point connus de ces pauvres petits êtres victimes ainsi d'une civilisation impitoyable! Quelle différence avec l'enfant de la campagne! Du jour où il peut se tenir sur ses jambes, vous le voyez courir, tomber, se relever pour tomber encore. Bientôt, fort des leçons de l'expérience, il se tient debout comme un homme; les jouets qui l'amusent ne sont point ceux qui exigent de lui le repos et la tranquillité ! Ce qu'il lui faut, c'est de l'espace et de l'air; toujours en mouvement, son corps se développe régulièrement et il n'a pas encore atteint l'âge de sept ans, qu'il se fait déjà remarquer par sa vigueur naissante. Qu'on laisse donc les enfants devenir tapageurs, au risque d'avoir vingt fois congé d'un propriétaire intraitable, qu'on les laisse aux jeux de leur âge, que leur santé et leur vie soient préférées à tout désir de confortable et de bien-être. Nous ne craignons point de le dire, la responsabilité qui incombe aux parents est immense, car de l'éducation physique qu'ils donneront à leur enfant dépendra la vie et la santé de ce petit être bien-aimé.

Le docteur Montégu (1), cet ami regretté de l'enfance, divise les enfants en deux classes : ceux qui naissent bien conformés dans toutes les parties du corps, et ceux qui apportent en naissant quelque vice de conformation. Chaque enfant de la première classe, s'il est livré à lui-même, choisira évidemment les jeux que son organisation lui rend plus faciles, c'est dire qu'il choisira précisément parmi les mouvements ceux qui lui sont le moins utiles; que ce soit les membres supérieurs ou les membres inférieurs qui soient ainsi exclusivement développés, l'enfant en grandissant ne sera toujours homme qu'à moitié et ne sera plus propre qu'à un seul genre de travail. C'est aux parents qu'appartient le soin de corriger ces habitudes vicieuses, eux seuls peuvent les redresser dès qu'elles

(1) Ch Londe, *Ouv. cit.*

commencent à paraître. « Mais les inconvénients dont il s'agit sont bien autrement graves pour les enfants de la deuxième classe : ceux-là ne sauraient sans surmonter de grandes difficultés se livrer à des exercices que contrarient un défaut de conformation, ou la simple disposition à ce défaut; il est donc évident que, loin de les rechercher, ils n'adopteront que les autres; la conséquence en est assez claire : la disposition augmentera, la difformité deviendra plus grande, et ces enfants dont on aurait fait avec quelques soins des hommes robustes, bien constitués, seront condamnés à traîner dans la langueur un corps disgracié, inutile aux autres, à charge à eux-mêmes (1). » Pour les enfants de cette classe les soins des parents ne sont plus suffisants ; la gymnastique s'impose d'elle-même par son utilité, c'est au médecin de la prescrire.

**Gymnastique de la deuxième enfance.** — Au milieu de ses jeux, l'enfant atteint la seconde période de son existence. La septième année est dépassée, une nouvelle dentition succède à la première, la prédominance du mouvement de composition sur celui de décomposition des tissus, si marqué dans la première enfance, se continue toujours avec une grande énergie. Aussi l'enfant ne cesse-t-il de s'accroître, de se développer, et ses organes de se perfectionner. En même temps ses organes acquièrent plus de force, et deviennent plus capables de supporter le contact des agents extérieurs. C'est vers cet âge que l'enfant, qui sous la direction de

(1) Doct. Montégu, *Journal d'éducation*, 3e année, n° 3.

sa mère a déjà appris à lire et à écrire, est mis en pension. Son intelligence commence à se développer, à prendre plus d'essor, et peut être appliquée avec plus de fruit à un travail plus sérieux. Les travaux intellectuels qui doivent occuper nos jeunes élèves de sept ans à quatorze ans, doivent être proportionnés à leur nature et à leur intelligence. Qu'on se garde bien surtout de les fatiguer par un travail au-dessus de leurs forces ! La manière dont sont présentés à l'esprit de l'enfant les éléments des lettres et des sciences a plus d'influence qu'on ne le croit généralement. Les éléments sont-ils présentés d'une façon aride, pédantesque, peu attrayante pour son imagination, l'enfant conçoit pour tout ce qui est livre et travail un dégoût insurmontable, dont il ne se débarrassera plus tard qu'avec peine ; au contraire ces éléments sont-ils présentés simplement, nettement, avec douceur et patience, l'enfant, qui les comprend, s'y intéresse, et bientôt cherche à les étendre et à les appliquer. La douceur et la patience, voilà les qualités qu'on doit exiger de celui auquel on confie l'intelligence de l'enfant.

Jusqu'à quatorze ans les heures d'étude doivent être fréquemment interrompues par des récréations, il va sans dire que ces récréations seront d'autant plus longues que l'enfant sera plus jeune. Le temps de ces récréations doit être passé dans un exercice actif, qui tient sans cesse l'enfant en mouvement ; la balle, les barres, etc., seront les jeux auxquels il devra se livrer de préférence. L'usage et souvent l'abus que l'on fait des *piquets* dans les colléges me semble très-pernicieux.

Cette punition qui force l'enfant à se tenir dans une position plus ou moins immobile, est absolument contraire à sa nature et à ses instincts. Bien d'autres manières de punir sont à la disposition du professeur, qui produiront le même effet, et n'offriront pas les mêmes inconvénients. Nous pensons, avec le docteur Lion, que trois ou quatre heures de travail par jour suffisent aux enfants au-dessous de dix ans, et que huit ou dix heures par jour est la limite extrême qui convient aux enfants de plus de dix ans. Chaque deux ou trois heures d'étude doit être suivie d'une récréation dont la durée variera d'une demi-heure à une heure.

Les enfants de sept à quatorze ans peuvent être exercés dans les gymnases par des professeurs spéciaux, les seuls exercices qui conviennent à leur âge sont des exercices d'ensemble, les marches, les flexions et les extensions des membres, etc., et en général la plupart des exercices que nous avons décrits sous le nom de *mouvements libres*. La durée de ces exercices n'excèdera pas une demi-heure par jour; dès que l'enfant manifeste de la fatigue, on doit les suspendre. Si on constate que, sous l'influence de ces exercices, les pertes de l'organisme deviennent trop grandes, et cessent d'être en rapport avec la nutrition des tissus, l'exercice sera supprimé pendant quelques jours, ou même pendant quelques semaines. On le voit, ces règles d'hygiène sont simples, faciles à appliquer; combien de fois cependant sont-elles violées, et combien de fois aussi des enfants, qui par ce régime seraient pleins de force et de santé, en supportent-ils les conséquences. Le manque d'exercice surtout à cet âge entraîne après lui un grand nombre d'affections nerveuses dont les principales sont la chorée (danse de Saint-Guy) et l'épilepsie.

**Gymnastique de l'adolescence.** — La période de l'adolescence s'étend depuis l'âge de quatorze ans jusqu'à l'âge de vingt et un ans, c'est-à-dire depuis l'apparition de la liqueur spermatique jusqu'à la naissance de la première barbe. Le corps continue de s'accroître ; le développement et le perfectionnement des divers appareils s'accomplissent; le mouvement de composition l'emporte toujours sur le mouvement de décomposition des tissus; les organes acquièrent un plus grand degré de résistance. Pendant cette période, qui est l'époque orageuse de la puberté, le physique et le moral de l'enfant se trouvent profondément affectés : de nouveaux organes se développent, et avec eux des passions et des désirs nouveaux. Soudain les jeux bruyants de l'enfance font place à des émotions indéfinissables; l'humeur devient inquiète, bizarre, tantôt c'est une gaieté délirante, tantôt au contraire, un profond découragement, qui survient sans cause apparente. L'adolescent pense et réfléchit, déjà l'avenir le tourmente; il désire quelque chose, mais ce quelque chose, il ignore ce que c'est; plus de jeux, le temps qu'il ne consacre pas au travail, il l'occupe à causer, à s'informer. Ah! c'est alors, alors surtout, que la surveillance des parents et des professeurs doit être exempte de faiblesse.

Dans les endroits où les enfants sont rassemblés en

certain nombre, et en vertu de la contagion si facile de l'imitation, un vice honteux, l'onanisme, s'introduit et produit ses ravages. Les peines disciplinaires sont impuissantes à le déraciner, à plus forte raison les avis et les conseils. Nous sommes persuadé que l'exercice porté même jusqu'à la fatigue, surtout avant de se mettre au lit, serait un excellent moyen de préserver les enfants de cette contagion (1).

Bien souvent nous avons été frappé d'étonnement et de chagrin, en voyant de grands adolescents tourner deux par deux ou quatre par quatre, autour de la cour trop étroite d'un lycée. Leur démarche lente et paresseuse, leurs yeux fatigués, leur teint plombé, leurs yeux cernés d'un cercle bleuâtre, tout nous indiquait l'état maladif de leur corps et de leur esprit. Et comment en serait-il autrement? A l'âge où l'organisme entier éprouve le besoin de dépenser le surcroît de vie et d'activité qui l'agite, n'est-il pas dangereux de le laisser toujours dans le repos, et d'amener par cela même un développement de la sensibilité nerveuse? Nous voudrions voir les jeunes gens se livrer à des jeux qui tiendraient en action la plupart de leurs muscles, nous voudrions les voir courir, sauter, s'ébattre comme il convient à leur âge. S'ils exerçaient leur corps au lieu d'occuper leur esprit aux questions les plus ardues de la morale, de la politique ou de la religion, une vieillesse précoce, marquéé par un scepticisme ridicule, ne viendrait pas éteindre en eux les plus belles aspirations de la jeunesse. Une génération forte,

(1) Voyez H. Fournier, *De l'onanisme*, Paris, 1875.

digne de continuer les belles traditions de notre pays, remplacerait une génération qui s'est oubliée quelque temps dans un excès de bien-être et de confortable.

Depuis plus de dix ans une commission instituée par le ministre de l'instruction publique, et composée des hommes les plus compétents dans cette matière, travaille à réformer ce regrettable état des choses dans les lycées et dans les colléges. Les remarquables travaux de cette commission, consignés dans le savant rapport de M. Hillairet, commencent à porter leurs fruits et laissent espérer pour l'avenir de brillants résultats. Déjà les internes dans les lycées sont exercés plusieurs heures par semaines aux manœuvres gymnastiques. Un jour viendra, sans doute, où internes et externes trouveront dans nos écoles non-seulement une instruction solide, mais encore une forte éducation physique qui les mettra à même de garder longtemps leur santé.

La natation, l'escrime au fleuret et à la baïonnette, la chasse, doivent être les passe-temps favoris de l'adolescent soucieux de conserver la santé et la vie. Les exercices du gymnase, pratiqués chaque jour pendant un temps de plus en plus long, lui fourniront une égide protectrice contre les attraits de la volupté. Les exercices doivent toujours être proportionnés à sa force, sinon le corps, affaibli par des dépenses trop considérables, s'émacie, et la faiblesse succède à la santé. On doit tenir compte d'ailleurs, dans l'application des exercices de la constitution, du tempérament, et du sexe de l'individu.

**Gymnastique de la jeunesse.** — La période de la jeunesse, qui s'étend jusqu'à l'âge de vingt-huit ans, est celle pendant laquelle le corps atteint son plus grand degré de développement et de force. En même temps, les facultés morales achèvent de se perfectionner, et le caractère propre de l'individu se dessine dans sa plus ou moins grande originalité. Les années de la jeunesse sont généralement, sauf pour les élus de la fortune, des années de travail et d'activité; c'est à ce moment que l'homme ayant fait choix de la carrière qu'il doit parcourir, commence à entrer dans la vie. Plein d'un excès de sève et d'énergie, ne sachant comment dépenser ses forces, souvent victime de désirs inconsidérés, de folles espérances, le jeune homme se lance dans les hasards de l'existence sans en calculer les suites. Les passions les plus violentes l'agitent tour à tour; de là cette sorte de fureur avec laquelle il se livre au travail ou au plaisir, et se presse pour ainsi dire de vivre dans tous les sens et dans toutes les directions. La variété des penchants, des aptitudes que l'on rencontre chez les jeunes gens est immense. La sensibilité devient extrême, l'intelligence acquiert une plus grande portée, en un mot, tous les phénomènes cérébraux reçoivent un accroissement considérable. Chez certains, la vie intellectuelle prend un tel degré d'intensité que presque toutes les fonctions organiques sont déprimées au profit des fonctions du cerveau; le corps devient frêle et délicat; la physionomie pâle, fatiguée, maladive; la contenance réservée, silencieuse, parfois triste, gauche et embarrassée. Les nerfs sont alors trop fortement excités pour que l'état normal se maintienne, et de nombreuses maladies viennent fondre sur l'organisme, soit immédiatement, soit dans un temps plus ou moins éloigné, mais généralement restreint. C'est surtout à de telles natures qu'il faut appliquer le régime de l'exercice, elles-mêmes sentent combien ce régime leur est nécessaire, car quel que soit le développement de leur intelligence, le degré de perfection de leur sensibilité, les jeunes gens éprouvent toujours un véritable plaisir à se livrer à des exercices actifs qui tiennent tout leur corps en mouvement. La gymnastique est donc appelée à rendre à la jeunesse d'immenses services, soit par le calme qu'elle apporte à l'esprit, soit encore par la force et la santé qu'elle procure au corps. Les exercices qui conviennent le mieux à cet âge sont ceux qui, tout en exigeant une grande vigueur, facilitent l'assimilation des matériaux nutritifs; parmi eux nous citerons les exercices avec les haltères, avec les mills, les exercices de suspension et de projection, la marche, la course, le saut, la lutte, la danse, le natation, etc.

**Gymnastique de l'âge viril.** — Cependant la vie continue son cours, et de notables modifications se produisent au sein même de l'organisme. L'âge de la virilité succède à celui de la jeunesse. Pendant cet âge, le corps qui a atteint son maximum de développement et de force, commence la période descendante ou de décroît. Les phénomènes vitaux n'ont plus la même égalité, le même ensemble, la même harmonie. La circulation devient moins rapide, le système nerveux moins excitable, le système musculaire moins contractile et moins puissant, bien que jouissant encore d'une grande vigueur. A toutes ces modifications physiques accompagnant la virilité correspondent des modifications profondes de l'esprit. Les goûts deviennent plus uniformes, les idées plus fixes, les passions moins vives, mais plus profondes et certainement plus tenaces. Parvenu à cette époque de la vie où la vanité est moins ardente, où l'ambition succède aux plaisirs des sens, la jouissance calculée et raisonnée à la jouissance fougueuse et animale, l'homme se sent mieux vivre pour ainsi dire. Ses intentions sont plus décidées, ses projets plus constants, sa volonté plus ferme : aussi cet âge est-il celui des grandes entreprises, des grands crimes et des grandes vertus.

Remarquons que cet âge, intermédiaire entre la jeunesse et la vieillesse, présente deux époques presque opposées : l'une qui touche au déclin de la jeunesse, l'autre au début de la vieillesse. La force physique, la vigueur de l'intelligence, les maladies elles-mêmes, sont différentes d'une période à l'autre. De plus, dans ces phases de la vie, les types organiques désignés sous le nom de *tempéraments* offrent un relief bien plus prononcé; de là la facilité avec laquelle on peut les reconnaître; de là aussi, la détermination probable des maladies qui menacent la vie. Si les tempéraments semblent sans action pendant les premiers temps de la virilité, ils ne tardent pas à atteindre, pendant la seconde période, un maximum d'action vitale qu'il est important de considérer, soit par rapport à la santé, soit surtout par rapport aux maladies et à la thérapeutique qu'exigent ces dernières.

Sauf dans certaines circonstances que nous indiquerons en parlant des tempéraments et des professions, l'homme fait n'a plus le même besoin de fréquenter les gymnases que les enfants ou les jeunes gens. Loin d'avoir à dépenser une vie en quelque sorte exubérante, il doit déjà songer à entretenir sa force vitale et à la ranimer dans sa défaillance prochaine. L'équitation, l'escrime, la natation, la chasse, occuperont ses loisirs et ranimeront en lui la verdeur des premières années. Sous l'influence de ces exercices bienfaisants, le corps retrouve encore de ces chaleureuses bouffées de jeunesse qui ravivent dans l'âme les joies oubliées.

**Age mûr et vieillesse.** — A l'âge viril succèdent l'âge mûr, puis la vieillesse, qui éteignent progressivement et complétement le peu d'ardeur juvénile qui résiste au temps. Alors le mouvement de décomposition des tissus prédomine sur le mouvement de composition, et une détérioration manifeste se produit dans l'économie. La capacité de sentir s'émousse, les sentiments se concentrent, tous les phénomènes de la vie physique et morale semblent converger de l'extérieur vers l'intérieur. La fibre musculaire perd sa contractilité, sa souplesse et son énergie. Les bras n'ont plus de vigueur, les mains deviennent tremblantes, les membres inférieurs sont grêles, l'épine dorsale se courbe, la tête s'infléchit, et le corps perd tout à la fois de sa hauteur et de son épaisseur. Les organes intérieurs se ressentent également de cette usure et de cet épuisement. Quoique plus gros, le cœur a moins de force impulsive, et la circulation est plus lente. Les artères s'imprègnent en partie d'une matière calcaire qui diminue leur diamètre et les rend résistantes et cassantes; elles deviennent athéromateuses. Le nombre des pulsations artérielles ne s'élève plus guère au delà de cinquante-cinq à soixante par minute. Le tube digestif n'accomplit plus ses fonctions avec la même facilité, et son défaut de tonicité contractile est souvent la cause de constipations opiniâtres qui tourmentent les vieillards. Le système osseux se modifie, les os s'imprègnent de phosphates calcaires qui les rendent plus durs, sans pour cela les rendre plus solides. Dans un organisme ainsi affaibli, les états pathologiques éprouvent une foule de modifications importantes. Outre que les maladies sont plus lentes, leurs solutions plus difficiles, les convalescences plus pénibles, on remarque encore des affections morbides produites directement par l'état de pléthore du système veineux. Telles sont les congestions cérébrales et abdominales, la stupeur apoplectiforme, les coups de sang, les hématuries ou pissements de sang, les hémorrhoïdes, les dilatations variqueuses, etc. D'autre part, la raréfaction du tissu pulmonaire devient chez les vieillards la cause de maladies fréquentes, telles que la bronchite aiguë ou chronique, la pneumonie, l'emphysème, qui souvent déterminent la mort.

On le voit donc, l'âge mûr, et surtout la vieillesse, sont entourés d'une foule de dangers; mais ces dangers peuvent être grandement conjurés si, dans cette dernière période de la vie, l'homme sait rester l'esclave des habitudes gymnastiques qu'il a contractées dans les âges précédents. Combien sont morts pour avoir méprisé cette simple règle d'hygiène! Après une vie laborieuse et pénible, l'homme arrivé sinon à la fortune, du moins à l'aisance, se sent tourmenté par un besoin intense de repos; en même temps, pour se donner quelque plaisir, il augmente l'abondance et la délicatesse de ses aliments. Sous l'influence d'un pareil régime, quoi d'étonnant si des maladies sans nombre viennent l'assaillir? N'est-ce point une imprudence très-grande que de cesser brusquement ses habitudes d'activité, et de modifier son régime alimentaire, à un âge où les organes, ne se développant plus, n'exigent qu'une réparation journalière? Il est donc nécessaire de tenir en haleine les organes moteurs : l'équitation, la marche, le billard, les travaux modérés de la campagne, le jardinage, les voyages, en fournissent le moyen. Si les forces sont décroissantes et ont besoin d'être ménagées, il n'en demeure pas moins vrai qu'elles doivent être mises en action, afin de faciliter le jeu des fonctions. Le régime de l'exercice, lorsqu'il est approprié à la constitution et au tempérament de l'individu, est donc le plus apte à procurer une verte vieillesse exempte autant qu'il est possible, de maladies et de souffrances.

## ART. II. — APPLICATION AUX SEXES.

**Différences physiques et morales entre les sexes.** — Les différences qui séparent les sexes dans l'enfance sont tellement faibles, qu'il est souvent difficile de distinguer, à première vue, un petit garçon d'une petite fille. C'est tout au plus si un examen minutieux montre chez la petite fille un corps plus mince et plus délicat, des muscles moins résistants, une peau plus blanche et plus fine, une constitution plus faible. Mais si les différences dans l'organisation sont peu accentuées, les différences dans les inclinations et les penchants le sont beaucoup plus. Autant en général le petit garçon se montre insoumis et turbulent, autant la petite fille montre de douceur et de tranquillité. A l'un, il faut des jeux bruyants où le corps tout entier semble préluder à sa destinée; à l'autre, il suffit d'une poupée ou de quelques ustensiles d'un petit ménage pour s'amuser. Dès l'enfance, la petite fille montre plus d'affection, plus de finesse, plus de vivacité dans l'esprit; une sensibilité plus grande qu'elle conservera dans tout le cours de sa vie, la pousse déjà vers la coquetterie à un âge où les garçons sont bien étrangers à un tel sentiment.

Les sexes ne sont véritablement distincts qu'au moment de la seconde enfance, et surtout de la puberté. En avançant vers l'âge de la puberté, la femme conserve toujours quelque chose de sa constitution originelle; ses organes ne perdent point absolument leur mollesse primitive, ses traits se fixent en conservant plus de délicatesse que chez l'homme, sa taille s'accentue, et ses formes arrondies présentent bientôt un étrange contraste avec les formes plus carrées de l'homme. Les os du bassin s'élargissent, et ceux des cuisses s'écartent; il en résulte une disposition défavorable pour la marche. Bientôt les seins se dessinent, le cou s'arrondit et les creux laissés par les os et les muscles disparaissent, les contours du corps sont peu accentués et gracieux, enfin le flux menstruel paraît, et la jeune fille est presque femme.

La taille de la femme est le plus souvent inférieure à celle de l'homme, la tête et les épaules sont moins grandes et moins fortes, et comme le bassin est plus étendu, il en résulte que le tronc est plus large vers le bas que vers le haut. Une disposition inverse existe chez l'homme, où le bassin est très-étroit, tandis que la ceinture des articulations supérieures est plus large. Les cuisses sont plus grosses, les bras et les jambes sont plus courts chez la femme que chez l'homme; enfin la peau est plus blanche, les organes sont entourés par une couche plus épaisse de tissu graisseux, la voix reste toujours d'un octave au moins plus aiguë que celle de l'homme.

Telles sont les différences extérieures qui distinguent la femme de l'homme; au point de vue de l'organisation intérieure, on peut dire que le système nerveux présente chez la femme une plus grande irritabilité. Si l'homme possède un jugement plus sûr, un raisonnement plus profond, une volonté plus ferme; la femme possède une sensibilité plus exquise, une finesse d'esprit plus grande, une impressionnabilité plus vive et moins durable; l'énergie physique et morale caractérise l'homme; la faiblesse et la sensibilité sont au contraire les qualités dominantes de la femme. A vrai dire, ces différences peuvent être singulièrement modifiées par l'éducation, les mœurs et les coutumes. Si en effet on examine l'homme et la femme formés par une même éducation, on les trouve très-rapprochés l'un de l'autre par leur constitution et par leurs penchants. Les vigoureuses filles de Sparte, qui disputaient aux jeunes gens le prix des exercices du corps, étaient loin de ressembler à nos frêles citadines, dont l'existence se passe au milieu des langueurs de l'oisiveté. Les filles de la campagne, endurcies aux travaux de la terre, nous prouvent que si la nature a voulu établir des distinctions entre les deux sexes, celles-ci ne sont pas constantes et peuvent être beaucoup diminuées.

**Influence de l'exercice sur la femme.** — De toute antiquité on avait remarqué quelles modifications profondes le régime des exercices actifs produit dans l'organisation des femmes.

Lycurgue, dont le seul but était de former des hommes capables de résister aux fatigues de la guerre, bien persuadé que la faiblesse de la mère est une cause de faiblesse chez l'enfant, exigeait que les jeunes filles prissent les mêmes exercices que les hommes. La lutte, le disque, le ceste, le pancrace, tout était bon pour développer les forces de la jeune fille, et la rendre digne émule du jeune homme. Une pareille éducation étouffait chez la femme tous les sentiments de son sexe, décence, modestie, amour maternel, au profit de l'amour de la patrie. C'est ainsi qu'on pouvait voir des jeunes filles nues, disputant le prix de la lutte à des jeunes gens de leur âge; c'est ainsi qu'une mère donnant à son fils un bouclier lui disait : « Reviens avec ou dessus », voulant dire par là qu'elle préférait le voir mort que vaincu. Dans de pareilles conditions, la femme n'est plus femme que par les apparences, de fait elle n'appartient plus à aucun sexe, son rôle se borne à procréer et à nourrir.

Si on considère aujourd'hui l'influence considérable que les femmes exercent dans tous les pays civilisés, on demeure convaincu que de leur bonne éducation physique et morale dépendent la prospérité des États, et le bonheur des familles. Bien que ce fait soit admis de tout le monde, l'éducation de la femme n'a pas encore reçu tous les perfectionnements qu'elle comporte. Dans la plupart des familles comme dans la plupart des institutions, on ne s'occupe exclusivement que des facultés intellectuelles, et on laisse à la nature le soin de diriger le développement physique. Les occupations de la jeune fille sont tellement sédentaires, que le système musculaire tombe dans un triste état de langueur et de dépérissement, tandis que le système nerveux, qui naturellement est prédominant, acquiert une surexcitabilité véritablement maladive : de là la production d'un grand nombre de maladies chroniques qui viennent assaillir la femme soit avant, soit après son mariage. Née pour endurer les pénibles épreuves de la maternité, la femme a besoin d'une constitution sinon vigoureuse, du moins florissante. Il est donc nécessaire de la soumettre à une éducation physique régulière et bien entendue, dont le but n'est point de détruire en elle les sentiments les plus purs et les plus louables, mais de lui permettre de pratiquer dignement ses devoirs de femme et de maîtresse de maison. Les exercices les plus faciles et les moins violents parmi ceux que nous avons décrits, agiront utilement sur la santé présente et future de la femme. En corroborant l'économie vivante par la gymnastique, on verra disparaître cette mobilité nerveuse, cette sensibilité maladive, nées de la mollesse, et qui enfantent les maladies vaporeuses, hystériques et hypocondriaques. Mais c'est surtout vers l'époque de la puberté, que les exercices ont l'influence la plus favorable sur les maladies qui affectent les filles. Il faut remarquer, en effet, que la menstruation s'établit plus tard, et par conséquent dans un âge où la constitution a plus de force pour résister aux accidents qui peuvent l'accompagner, chez les jeunes personnes qui ont été soumises depuis l'enfance à des exercices convenables, que chez celles qui vivent habituellement dans le repos, au milieu de ces plaisirs où on fait de la nuit le jour, et de ces danses où les bons effets du mouvement sont détruits par l'influence malfaisante des grandes réunions dans un espace circonscrit, qui laisse à peine respirer un air échauffé et corrompu. Dans la chlorose ou pâles couleurs, la diminution ou la suppression des menstrues peut devenir le point de départ d'accidents spéciaux tels que l'état pléthorique, la fièvre continue simple, la métrite : les exercices, en excitant l'action de la matrice, amènent la première évacuation menstruelle, préparent et facilitent dans la suite la répétition de cette révolution périodique, et ramènent ainsi la fraîcheur, la force et la santé beaucoup plus sûrement que tous les moyens de la pharmacie.

L'utilité des exercices est donc incontestable tant pour la femme que pour l'homme; mais est-il vrai, comme le prétendent certains auteurs, que les exercices passifs et mixtes soient les plus appropriés au sexe féminin, dont les organes locomoteurs sont moins résistants? Certes nous ne sommes pas un partisan outré des lois de Lycurgue, et nous sommes loin d'exiger du sexe le plus faible des efforts considérables, qui en développant les muscles, diminuent l'expansion du tissu lamineux et font disparaître l'élégance des formes; nous pensons même que les exercices les plus modérés sont ceux qui conviennent aux femmes; mais cependant nous sommes d'avis que ces exercices soient choisis aussi bien parmi les exercices actifs, que parmi les exercices passifs et mixtes, en tenant compte de la constitution et du tempérament. La marche, la natation, l'équitation, les exercices les plus doux du portique; puis le billard, le cerceau, le saut à la corde, le volant, la musique, le chant, la danse, tout en exigeant peu de force, occupent utilement les instants de loisir de la jeune fille. Devenue femme et mère, la jeune fille ainsi élevée remplit plus facilement les devoirs que lui impose sa nouvelle condition; dès lors, bien que n'ayant aucun travail spécial à fournir, le soin et l'éducation de ses enfants, la surveillance des domestiques suffisent pour entretenir sa santé.

## ART. III. — APPLICATION A LA CONSTITUTION ET AUX TEMPÉRAMENTS.

**Constitution.** — On a très-souvent confondu la constitution et le tempérament, bien que cependant la constitution et le tempérament soient choses distinctes. D'après Royer-Collard la constitution est le fond de la nature individuelle, tandis que le tempérament en est la forme plus ou moins durable. Michel Lévy pense que la constitution résulte de toutes les causes individuelles, telles que tempéraments, force physique, idiosyncrasies, etc., et qu'elle est caractérisée par la force ou la faiblesse. D'autres auteurs, à l'opinion desquels nous nous rangeons, admettent que la constitution est une manière d'être générale de l'organisation de chaque individu, manière d'être qu'il est impossible de définir, et qui dépend de la régularité plus ou moins grande des fonctions, du degré de force physique, de la structure anatomique des divers organes, enfin de la résistance aux causes de maladie. La force de la constitution est en raison directe de ces circonstances, tandis que la faiblesse est en raison inverse.

Lorsque la constitution est forte, c'est-à-dire lorsque le jeu des fonctions s'accomplit régulièrement, l'exercice doit avoir pour but d'entretenir cette régularité; mais s'il n'en est plus ainsi, si un organe s'est développé au détriment des autres, l'exercice sera dirigé de façon à rétablir le consensus organique en sollicitant l'action des parties les moins développées. Quelques vices de conformation peuvent être redressés par une application intelligente de ce précepte.

**Tempéraments.** — D'après Hallé (1), les tempéraments sont des « différences entre les hommes, constantes, compatibles avec la conservation de la santé et de la vie, dues à une diversité de proportion et d'activité entre les diverses parties du corps, et assez importantes pour modifier l'économie ». On peut admettre aujourd'hui quatre tempéraments types : 1° Tempérament *nerveux;* 2° tempérament *sanguin;* 3° tempérament *bilieux;* 4° tempérament *lymphatique;* ces tempéraments se rencontrent soit simples, soit combinés entre eux d'une infinité de manières; ils sont d'ailleurs soit congénitaux, soit acquis. Nous allons déterminer jusqu'à quel point l'exercice convient à chacun de ces tempéraments.

**Tempérament nerveux.** — Beaucoup de médecins ont nié l'existence du tempérament nerveux, disant qu'on prenait pour tel une irritabilité nerveuse particulière que mille causes pouvaient produire. A notre

(1) Hallé, *Mém. sur les observ. fondamentales d'après lesquelles peut être établie la distinction des tempéraments*, in *Mém. de la Soc. méd. d'emul.* An VIII, p. 342.

avis, l'existence de ce tempérament est incontestable, et voici à quels caractères on peut le reconnaître.

Le corps est généralement maigre et sec, le système musculaire est peu développé, la physionomie est mobile, expressive, les mouvements sont brusques, la sensibilité est exaltée, la faculté de percevoir est portée au plus haut degré, l'intelligence est très-vive. Sous l'influence d'un tel tempérament, toutes les facultés sensitives et intelligentes reçoivent un accroissement anormal, tandis que les fonctions organiques semblent n'avoir plus que la moindre énergie possible.

La cause de ce tempérament doit être cherchée dans la prédominance d'action du système nerveux et principalement de l'encéphale. Michel Lévy admet même que cette prédominance d'action entraîne un développement plus considérable de la tête. Mais, bien qu'il soit constant que l'activité des facultés intellectuelles soit en rapport avec le volume de l'encéphale, il n'est nullement prouvé que le système nerveux soit plus développé chez les individus à tempérament nerveux que chez les autres.

L'observation a prouvé que les gens qui habitent les villes possèdent plus souvent un tempérament nerveux que ceux qui habitent la campagne; d'autre part, ce tempérament semble appartenir plus spécialement aux femmes qu'aux hommes, aux hommes de lettres qu'à ceux qui sont adonnés à des travaux manuels. Généralement, lorsque le tempérament nerveux existe, il n'est mélangé à aucun autre; lorsqu'il existe en même temps qu'un autre tempérament, il l'absorbe presque toujours et prédomine. L'âge, loin de diminuer les effets produits par ce tempérament, les exagère, et c'est pendant la période de la vieillesse que ces effets acquièrent leur summum d'intensité.

**Nécessité des exercices musculaires.** — L'extrême impressionnabilité dont sont douées les personnes du tempérament nerveux étant due, comme nous l'avons dit, à une prédominance d'action de ce système, il est clair que le meilleur moyen de rétablir l'équilibre et la régularité des fonctions organiques, c'est de tenir le système musculaire dans une action répétée au moyen des exercices gymnastiques. Il est de fait que plus les muscles se développent, plus le corps acquiert de la force, plus le système nerveux perd de son irritabilité. Les personnes livrées aux travaux manuels sont rarement atteintes de maladies nerveuses, tandis qu'au contraire les littérateurs, les poëtes, et tous ceux qui se livrent à l'étude avec une ardeur démesurée, en sont les victimes désignées d'avance. Se livrer à un exercice modéré, et cependant assez énergique, substituer l'activité musculaire à l'activité nerveuse; mener une vie active et laborieuse : telles sont les règles hygiéniques au moyen desquelles les personnes nerveuses pourront trouver une protection contre les froissements physiques et moraux de toutes sortes, auxquels leur frêle nature semble condamnée pour toujours. Les promenades à pied ou en voiture ne suffisent pas aux personnes chez lesquelles il y a prédominance du système nerveux. Le premier de ces exercices, ne communiquant aux organes qu'une très-faible énergie, n'opère point une assez forte diversion des forces concentrées sur le système nerveux; quant au second, tel qu'il est pratiqué aujourd'hui, nous avons dit autre part ce qu'il fallait en penser. Les exercices passifs sont de même insuffisants pour réprimer l'irritabilité nerveuse; comme la marche, ils n'opèrent point un diverticulum assez grand dans les phénomènes de la pensée. On doit avoir recours à des exercices actifs, capables d'amener les facultés intellectuelles et affectives, dans un état de collapsus tel que la tranquillité morale se trouve rétablie. Parmi ces exercices actifs, citons les exercices des mills, des haltères, des barres parallèles, les luttes, les exercices de projection, de suspension, etc. Les bains et surtout la natation produisent également des effets sédatifs puissants.

**Tempérament sanguin.** — Une peau douce, blanche, légèrement rosée, un teint coloré, un cou court, un pouls fort et développé, des muscles fermes, un embonpoint modéré, sont les indices du tempérament sanguin. Ce tempérament, dû à la prédominance du développement des appareils circulatoire et respiratoire, est généralement accompagné de pléthore; pour Andral, la pléthore est produite par l'augmentation ou la surabondance des globules sanguins, mais des expériences de Becquerel et Rodier autorisent à admettre que la pléthore est plutôt due à une augmentation de la masse totale du sang qu'à celle d'un seul de ses éléments. L'augmentation de la masse du sang explique d'ailleurs bien mieux que la simple élévation du chiffre des globules les divers phénomènes de la pléthore constitutionnelle ou acquise (1).

Les individus sanguins sont particulièrement exposés aux fièvres. Celles-ci se développent avec une très-grande facilité, et souvent sans qu'on trouve de raisons suffisantes de leur existence dans l'état organique des divers appareils. C'est ainsi qu'on voit se produire chez eux, et sous l'influence de causes occasionnelles très-légères, la fièvre éphémère, et parfois même la fièvre continue simple. Il est de plus généralement admis que le tempérament sanguin prédispose aux phlegmasies et aux hémorrhagies, particulièrement à l'hémorrhagie cérébrale. Cette dernière opinion, bien qu'elle date de l'antiquité, n'a pas encore reçu de confirmation, des recherches ultérieures éclairciront sans doute quelle influence le tempérament sanguin exerce sur la production de l'apoplexie.

**Exercices propres à ce tempérament.** — Autrefois, pour diminuer la pléthore et la disposition inflammatoire qui en résulte, on avait coutume de pratiquer des émissions sanguines chez les individus sanguins. Mais on a constaté que les saignées, loin de diminuer la pléthore, agissent au contraire de façon à l'augmenter, car le sang se répare et se reforme avec une rapidité et une facilité extrêmes; d'autre part les organes s'accoutument au travail nécessaire pour réparer les déperditions du système circulatoire, et continuent ce travail réparateur

(1) Becquerel et Rodier, *Recherches sur la composition du sang dans l'état de santé et dans l'état de maladie.* (*Gaz. méd. de Paris.* Paris, 1847, in-4°.)

lors même que la saignée n'a pas lieu. Les émissions sanguines deviennent donc bientôt une nécessité, et dès que l'habitude en est contractée, la moindre infraction peut déterminer les accidents les plus graves. A notre époque, les saignées ne sont plus employées que dans des cas très-rares, et tous les médecins s'accordent à prescrire aux individus sanguins un exercice fréquent, mettant en jeu l'activité du système musculaire et capable de dépenser le plus possible de ce sang si riche, et qui se répare avec tant de facilité. L'exercice peut sans inconvénient être poussé jusqu'à l'apparition d'une abondante exhalation cutanée. C'est même le meilleur moyen d'user le surcroît de vitalité qui tourmente les personnes pléthoriques. Les exercices du gymnase, la chasse, l'escrime, la danse, conviennent tout particulièrement aux tempéraments sanguins; les exercices passifs, au contraire, sauf ceux qui, comme le massage et les frictions, sont destinés à entretenir les fonctions de la peau, doivent être absolument rejetés, car ils augmentent puissamment la sanguification.

**Tempérament bilieux.** — La plupart des hygiénistes actuels contestent l'existence de ce tempérament, quelques-uns admettent, d'après Michel Lévy, qu'il n'est qu'une modification du tempérament nerveux. Quoi qu'il en soit, il existe cependant un état particulier de l'organisme auquel nous conservons le nom de tempérament bilieux, et qui est caractérisé comme il suit.

La peau a une teinte foncée légèrement jaunâtre, les traits sont accentués, les yeux et les cheveux sont noirs, le système musculaire est assez bien développé; cependant les formes sont anguleuses et sans embonpoint, les fonctions nutritives s'accomplissent facilement, les fonctions de relation conservent leur état normal.

Ce tempérament prédispose aux maladies du foie, à celles des voies digestives, et aussi aux affections hémorrhoïdaires.

Le besoin d'exercice est beaucoup moindre chez l'individu bilieux que chez l'individu sanguin et nerveux. Les fonctions digestives, respiratoires, circulatoires, etc., s'accomplissant déjà avec une très-grande activité, l'exercice doit intervenir pour régler, et non pour accélérer, la marche de ces fonctions. Il en résulte que les exercices passifs et mixtes sont ceux qui conviennent le mieux aux tempéraments bilieux; les exercices actifs et surtout les exercices violents, en augmentant la sensibilité gastrique, produiraient infailliblement les phlegmasies abdominales que l'on chercherait à éviter par ce moyen. Les bains, principalement les bains tièdes, seront employés avec succès.

**Tempérament lymphatique.** — Les caractères les plus généraux du tempérament lymphatique sont la finesse et la blancheur de la peau; la couleur rouge ou blonde des cheveux; la décoloration des orifices muqueux, l'altération des dents, la mollesse des chairs, le peu de développement du système pileux, le volume exagéré du nez, des lèvres, des oreilles, enfin une physionomie calme et un teint souvent décoloré. Pour Michel Lévy, l'origine de ce tempérament se trouve dans la prédominance de développement de vitalité et d'activité de tous les tissus pénétrés par des liquides non sanguins, et de tous les organes qui fournissent ces liquides; les élaborations blanches, telles que mucus, sérum, lymphe, etc., l'emportent sur l'hématose. Michel Lévy admet, d'autre part, comme Royer-Collard, que le tempérament lymphatique est accompagné d'une diminution dans le nombre des globules sanguins, et que cette diminution rendant le sang moins excitant est cause de l'alanguissement de toutes les fonctions. En effet, le système musculaire n'est plus aussi facilement impressionnable, et la force vitale est moins active, moins puissante chez les individus présentant le tempérament lymphatique que chez ceux qui sont doués des autres tempéraments.

L'atonie des organes est cause que les maladies sévissent de préférence chez les individus lymphatiques, et qu'elles tendent à y prendre le type chronique. Parmi ces maladies, les plus fréquentes sont les phlegmasies aiguës ou chroniques des membranes muqueuses et de la peau. Les ophthalmies, les otites, les coryzas, les angines, les entérites et entéro-côlites, les bronchites aiguës, etc., sont des affections morbides communes chez les lymphatiques. Il en est de même des affections cutanées à marche chronique et essentiellement rebelle telles que le lupus.

Pour combattre le tempérament lymphatique ainsi que les affections auxquelles il prédispose, l'hygiène la plus simple recommande un exercice régulier suffisant et en rapport avec les forces. C'est, en effet, le meilleur moyen pour augmenter la force et la résistance de la fibre et pour diminuer l'état de pléthore du système lymphatique. La chasse, la lutte, la course, la natation, les armes, qui donnent lieu au développement le plus complet du système musculaire, déterminent aussi la plus rapide absorption des sucs contenus dans les vaisseaux blancs. Ces exercices pris dans un air sec et pur sur des lieux élevés peuvent, sans inconvénient, être poussés jusqu'à la sueur. Quant aux exercices passifs, si l'on en excepte les frictions qui sont indispensables à l'entretien des fonctions de la peau, il est clair qu'ils reçoivent ici une contre-indication formelle, les bains chauds seront employés utilement pour nettoyer la surface du corps, et favoriser les exhalations cutanées.

**Force et habitude.** — Les exercices, quels qu'ils soient, doivent toujours être proportionnés à la force de l'individu; cette règle hygiénique n'a pas besoin d'être démontrée : il est clair, en effet, qu'il serait absurde d'exiger les mêmes efforts d'une personne forte que d'une autre faible. Lorsque l'exercice est disproportionné à la force, le corps maigrit et s'épuise. Michel Lévy cite l'exemple d'une petite fille âgée de sept ans, à qui sa mère faisait faire journellement des promenades énormes et qui, sans autre cause connue, maigrissait de manière à exciter l'inquiétude. Les promenades furent défendues et l'embonpoint revint.

Il est curieux de remarquer que la force physique est très-variable chez un même individu. Sous l'influence d'une énergique excitation physiologique telle que la volonté, l'amour, la colère, etc., le corps acquiert une force très-considérable, et accomplit les efforts les plus extraordinaires. Toutefois, l'adulte ne semble pas souffrir d'une façon notable de ces efforts, même excessifs, à moins qu'ils ne soient prolongés par trop, ou trop fréquemment renouvelés.

L'habitude, c'est-à-dire la périodicité avec laquelle le cerveau, une fois impressionné, reproduit les impressions qu'il a éprouvées, ainsi que les mouvements qui en ont été la conséquence, rend les exercices plus faciles, et les fait passer dans la vie commune. Chaque individu s'accoutume à certains exercices et les reproduit toujours à peu près dans les mêmes circonstances. Les exercices modérés ou immodérés peuvent devenir des habitudes, de même que manger peu ou manger beaucoup. La marche, la danse, et en général, tous les mouvements du corps qui se reproduisent périodiquement, peuvent être considérés comme des habitudes acquises, ayant pour effet de déterminer le développement de la force musculaire, la dextérité et la vélocité des mouvements.

L'âge où les habitudes sont contractées avec le plus de facilité est l'enfance; dans l'âge adulte, les habitudes de l'enfance se régularisent et se consolident, tandis que de nouvelles habitudes s'acquièrent plus difficilement; enfin, dans l'âge avancé, les habitudes qui existent depuis longtemps ne peuvent plus se perdre sans un véritable danger. C'est, en effet, un fait d'observation quotidienne, que les jeunes gens accoutumés dès l'enfance aux exercices les plus pénibles, pratiquent ces exercices avec une facilité surprenante, tandis que d'autres, bien que doués d'une force plus considérable, ne peuvent y arriver. De nombreuses observations ont d'ailleurs prouvé que ceux qui ont passé leur vie dans les travaux corporels les plus pénibles, ne peuvent, lorsqu'ils sont arrivés à un âge plus avancé, quitter brusquement leur genre de vie, sans se voir assaillis par des infirmités de toutes sortes, qui les mènent rapidement au tombeau; il semble que les facultés vitales, qui jusque là s'étaient réfugiées dans les muscles, viennent tout à coup, par leur présence insolite, entraver ou même suspendre le jeu des autres organes.

Les tempéraments semblent avoir une certaine action sur la facilité avec laquelle sont contractées les habitudes. Le tempérament nerveux est de tous, celui qui les contracte et qui les abandonne le plus rapidement; au contraire, les tempéraments lymphatiques et sanguins contractent des habitudes avec lenteur et difficulté, mais une fois qu'elles existent, elles persévèrent avec une ténacité remarquable. C'est ainsi que l'habitude de l'exercice chez les personnes nerveuses n'est jamais bien grande, tandis que chez les personnes sanguines l'habitude, et par cela même le besoin d'exercice devient tel que, lorsque les exercices sont supprimés par une raison ou par une autre, on voit se manifester des troubles organiques analogues à ceux qui accompagnent la suppression des saignées lorsque celles-ci sont devenues habituelles. On voit, d'après cela, avec quelles précautions on doit faire prendre au corps l'habitude de l'exercice.

## ART. IV. — PROFESSIONS.

**Professions.** — Personne ne saurait nier que les professions, par les habitudes nouvelles qu'elles impriment, et par la répétition incessante des mêmes actes qu'elles nécessitent, n'agissent d'une manière plus ou moins profonde pour modifier l'état général des organes. Parmi les professions, les unes amènent des vices dans la conformation du corps; ce sont en particulier celles qui, comme les professions mécaniques, exigent principalement l'action de certaines parties du corps au détriment des autres, les autres, sans modifier l'habitus extérieur, créent à l'homme une individualité nouvelle, c'est-à-dire changent sa sensibilité, son mode de réaction contre les agents extérieurs, transforment sa constitution et son tempérament. D'autres, enfin, développent des prédispositions morbides et déterminent des maladies particulières en rapport avec leur nature.

La somme des exercices musculaires que peuvent fournir les hommes occupés à des professions diverses est donc très-variable. Il est clair, en effet, que l'individu qui exerce une profession sédentaire dans laquelle il ne déploie que très-peu de force, ne saurait supporter, sans fatigue, un exercice qui, pour l'homme accoutumé aux travaux de force, ne serait qu'un jeu. D'autre part, il est incontestable que ce sont précisément les hommes adonnés aux travaux sédentaires qui éprouvent le plus grand besoin d'exercice. Le tableau suivant emprunté à Casper montre clairement que la longévité humaine est liée d'une manière intime aux habitudes gymnastiques. Les exercices sont-ils violents, la nutrition est-elle insuffisante, les forces diminuent et la destruction de l'individu en est la conséquence. L'exercice est-il insolite, ce qui a lieu par exemple dans les temps de guerre, pendant les marches forcées, les siéges, etc., la maladie survient généralement sous forme d'épidémie et fait de nombreuses victimes. Des phénomènes analogues s'observent lorsque, l'exercice étant trop violent, et la nutrition suffisante, toutes les fonctions organiques reçoivent un surcroît de vitalité qui ne tarde pas à les épuiser; c'est ainsi que les athlètes de l'antiquité n'ont jamais fourni une longue carrière, et sont morts d'une façon prématurée. Ces faits expliquent comment, sur cent individus d'une même profession, ont atteint l'âge de soixante-dix ans (1) :

| | | | |
|---|---|---|---|
| Théologiens......... | 43 | Petits employés..... | 32 |
| Agriculteurs......... | 40 | Avocats............. | 29 |
| Employés supérieurs. | 35 | Artistes............ | 28 |
| Marchands.......... | 35 | Professeurs......... | 27 |
| Militaires........... | 33 | Médecins ........ | 24 |

On voit d'après cela que, sauf les théologiens qui sont placés dans des conditions spéciales, tous ceux qui embrassent des carrières dites libérales sont menacés de mourir jeunes d'une mort prématurée. Ce fait, n'en doutons pas, est la conséquence du régime et des habitudes qu'entraînent ces carrières.

Certes, nous admettons sans peine que l'agriculteur

(1) Casper, *Rev. Britannique*, 1833, t. IX-X.

occupé toute la journée aux pénibles travaux des champs, que l'ouvrier qui gagne sa vie au moyen du travail de ses bras, ont plus besoin, tous deux, de repos que de gymnastique; mais en est-il de même pour celui qui passe sa vie assis devant un bureau, pour celui qui, sans cesse tourmenté par le désir de la gloire, cherche à faire produire à sa pensée des œuvres remarquables et remarquées, pour celui qui grave, qui dessine, qui peint, qui sculpte? Assurément non. Pour les premiers, la gymnastique du travail existe; et elle suffit jusqu'à un certain point à entretenir la santé, mais, pour les autres, il n'en est plus ainsi, la gymnastique du travail est presque nulle, le repos musculaire presque complet et permanent, et l'équilibre organique qui constitue la santé se trouve ébranlé, sinon absolument détruit.

**Professions intellectuelles. Employés de bureau, etc.** — Les professions intellectuelles peuvent être, de prime abord, divisées en deux groupes; les unes n'exigent point, de ceux qui les exercent, des efforts considérables d'intelligence ni d'attention, parmi celles-ci il faut ranger toutes les professions administratives. Les autres, au contraire, nécessitent des études continuelles, des recherches suivies, des efforts permanents de l'intelligence, telles sont les professions libérales proprement dites, qui comprennent tout ce qui se rattache aux arts, aux lettres et aux sciences. Dans les deux cas le besoin d'exercice se fait sentir, mais non au même titre, et c'est ce que nous allons nous efforcer de faire comprendre.

Les employés de bureau, si nombreux à notre époque, sont généralement remarquables par leur état pléthorique. Une épaisse couche de graisse revêt de bonne heure tous leurs organes, et leur donne l'apparence d'une santé florissante. Le ventre acquiert un énorme volume, surtout si on le compare aux membres thoraciques et pelviens, qui le plus souvent restent grêles et disproportionnés. Cet embonpoint prématuré, anormal, devient la source d'un grand nombre d'infirmités qui viennent interrompre le cours placide de l'existence du *bureaucrate;* parmi celles-ci, les plus fréquentes sont les dyspepsies et les constipations opiniâtres. Les hémorrhoïdes, provenant de la station assise prolongée, semblent également être le partage des employés de bureau. Pour remédier à tous ces inconvénients, les exercices du corps sont des moyens efficaces; ces exercices peuvent être poussés jusqu'à la fatigue sans compromettre en rien la santé, loin de là. Peu à peu, sous l'influence d'un pareil régime, l'embonpoint disparaîtra pour faire place à une musculature solide; les fonctions digestives reprendront leur cours normal, et peut-être l'apparition des hémorrhoïdes sera-t-elle retardée.

**Hommes de lettres et savants.** — La pléthore est rare chez les artistes, les hommes de lettres et les savants, dont le cerveau est toujours en travail. Le plus souvent, et en vertu de cette loi que plus un organe est exercé plus il se développe, on rencontre une prédominance marquée du système nerveux.

Lorsque les facultés intellectuelles sont vivement tendues, lorsque le cerveau se trouve violemment surexcité, tout le reste de l'économie resté plongé dans un état de torpeur presque comparable à la mort. Les sens externes n'agissent plus, la respiration devient imperceptible, les battements du cœur moins fréquents, la circulation moins active; tandis que toute la vie se porte vers l'organe de la pensée dont le fonctionnement peut atteindre un degré d'intensité extrême. Le monde extérieur n'existe plus pour l'homme absorbé dans la recherche ou la contemplation de la vérité, le bruit qui frappe ses oreilles n'est plus entendu; rien n'est capable de fixer ses regards; tout disparaît devant l'idée dont il poursuit l'évolution. L'histoire des hommes célèbres montre jusqu'à quel point peut aller cet anéantissement de tout l'organisme, au profit d'une seule fonction; tous plus ou moins sont connus par leurs étranges distractions. Chose singulière, et digne d'être notée, c'est que, sauf quelques rares exceptions, c'est toujours la même faculté cérébrale qui est mise en jeu, de sorte que non-seulement l'équilibre est détruit parmi les fonctions organiques, mais qu'il n'existe plus entre les différentes fonctions d'un même organe. Poursuivre la perfection sur plusieurs points à la fois est à coup sûr une chimère, comme le fait si bien remarquer Bichat, mais n'est-il pas évident qu'il résulte pour le cerveau une fatigue d'autant plus grande que la même fonction est plus souvent mise en jeu. Il existe donc pour les savants un véritable repos intellectuel dont l'action, quoique faible, rejaillit sur le corps, et qui consiste, non point dans une inaction cérébrale complète, mais dans l'exercice d'une autre faculté. C'est ainsi, par exemple, que la poésie, la musique et en général tous les arts dits d'imagination, reposent l'esprit des calculs abstraits et des méditations philosophiques.

**Exercices qui conviennent aux hommes de lettres et aux savants.** — Mais, si ce repos intellectuel est suffisant pour arrêter les funestes effets qu'entraîne après lui l'exercice immodéré d'une seule faculté cérébrale, il est incapable de rétablir l'harmonie dans l'organisme, et de rendre à la nutrition, à la circulation et aux autres fonctions l'activité qu'elles ont perdue.

L'antiquité, sous forme d'une allégorie, nous a transmis une véritable leçon d'hygiène, dont tous les hommes adonnés aux travaux de l'esprit devraient se pénétrer. Il s'agit de Prométhée qui, pour avoir dérobé le feu du ciel et séduit Minerve, la déesse de la sagesse, fut enchaîné sur un rocher et déchiré par un vautour, jusqu'à ce que Hercule, le type de la force musculaire, l'eût délivré. Peut-on, je le demande, peindre avec plus de vérité les tourments de l'homme qu'un invincible penchant entraîne à arracher à la nature ses secrets; tout en violentant sa Minerve, peut-on, par une personnification plus heureuse, indiquer plus clairement l'utilité des exercices musculaires?

On ne saurait nier que l'exercice musculaire ne soit le plus puissant diverticulum des forces sensitives sur les forces motrices. Nous avons déjà fait remarquer, en parlant du tempérament nerveux, que tout exercice émousse la sensibilité, régularise son action, et combat sa prédominance vicieuse, nous ajouterons ici qu'en détournant des idées fixes et habituelles, en établissant de nouveaux rapports, en variant les sensations, l'exercice physique contraint le cerveau au repos par la fatigue générale. Mais jusqu'à quel point l'exercice convient-il aux savants et aux hommes de lettres? c'est précisément ce qu'il s'agit de déterminer.

La force musculaire semble avoir été de tout temps l'ennemie de la vigueur intellectuelle, et le génie n'a presque jamais été le partage des hommes vigoureux. Peut-être cela tient-il à ce que la perfection ne peut exister simultanément dans deux organes; ou bien est-ce en vertu du grand principe de la division du travail, qui semble dominer la nature dans la création des types perfectionnés? Toujours est-il que les Newton, les Voltaire, les Kant, les Leibnitz, les Mirabeau, n'ont jamais passé pour des Hercules. Ainsi ceux qui s'adonnent aux études ardues de la science doivent faire le sacrifice de leur force musculaire; mais est-ce à dire pour cela qu'ils doivent sacrifier leur santé? Les exercices violents, surtout lorsqu'ils sont répétés fréquemment, rendent incapables de suivre une longue chaîne de raisonnements abstraits; mais il n'en est plus ainsi des exercices modérés; ceux-ci, au contraire, donnent plus d'étendue aux facultés du cerveau, parce que, comme le sommeil plein, ils procurent à cet organe, sans l'affaiblir, le repos dont il a besoin après un travail prolongé. D'autre part, sans accroître notablement la force physique, les exercices modérés agissent d'une façon directe sur toutes les fonctions animales. La circulation reprend son activité normale, la respiration devient plus pleine, et, par conséquent, l'hématose plus complète, la digestion est plus facile, et l'appétit plus vif. Enfin tout l'organisme se trouve dans un état de bien-être favorable à la production de la pensée. Il est difficile d'indiquer d'une façon précise les exercices les plus propres aux personnes studieuses; l'âge, les forces, les goûts, les tempéraments, les saisons, les climats, doivent être consultés; il suffit d'avoir établi le principe. Toutefois, la promenade à pied ou en voiture, la natation, la paume, le billard, les travaux du jardinage, produisent d'excellents effets sur la santé des hommes affaiblis par les travaux de la pensée. Les exercices de la voix, en particulier une conversation vive et enjouée, facilitent la digestion tout en offrant à l'esprit des distractions suffisantes, et sont, comme on l'a dit avec raison, le *dessert des gens de lettres.* L'horticulture, paraît-il, produit d'étonnants effets au point de vue qui nous occupe. « Un médecin a soutenu, non sans raison, que la plus saine des professions était celle d'un jardinier sobre, dit M. Reveillé-Parise (1), et tout démontre cette vérité. L'air pur, l'exercice modéré et pourtant continuel, entretiennent et rétablissent les forces. C'est bien alors que la vie paraît pleine et entière, qu'on la possède, qu'on en jouit, qu'on la savoure. L'esprit participe à cet état de bien-être, car les soins et le matériel obligés de la vie d'un horticulteur lettré animent l'âme sans la troubler. »

Quel que soit d'ailleurs l'exercice ou le délassement

(1) Reveillé-Parise, *Physiologie et Hygiène des hommes livrés aux travaux de l'esprit*, 4e édit., Paris, 1843.

qu'on préfère, la règle essentielle est qu'il n'exige point une trop grande tension d'esprit. Malebranche ne se livrait jamais qu'à des jeux enfantins, aussi son esprit s'élevait-il facilement jusqu'aux plus hautes règions de la philosophie. Machiavel, le célèbre auteur du *Prince*, enfermé dane sa retraite de San Casciano, et adonné aux plus profondes méditations, ne dédaignait point de se mêler aux jeux des paysans, avant de se livrer à l'étude. Il y en a qui jouent aux boules, aux quilles, au petit palet, qui sautent, dansent et se divertissent sans autre but que celui d'agiter le corps et les membres. Ces amusements paraîtront sans doute puérils à quelques graves personnages ; à coup sûr ils sont utiles, et nous serions heureux de les voir se répandre de plus en plus.

**Profession maritime.** — La profession de marin exige beaucoup de force, et comporte un grand nombre d'exercices du corps qui mettent spécialement en action les membres supérieurs, d'où le développement des parties supérieures chez le matelot, sans cependant laisser les autres régions du corps inactives. Si le bras fatigue pour *crocher* un ris, le jarret est le siége de l'effort musculaire lorsqu'il s'agit de grimper aux enflechures et de se maintenir sur les marchepieds; si l'*aviron* exerce les muscles supérieurs, ceux des jarrets et des reins n'entrent pas moins souvent en action. Virer au cabestan, hâler sur les manœuvres fatiguent autant les lombes et les membres inférieurs que les bras eux-mêmes. Mais rien n'est plus irrégulier que la gymnastique navale; tantôt livrés aux travaux et aux fatigues les plus durs et les plus pénibles, en raison de la rigueur des saisons, des gros temps, des bourrasques, qui nécessitent de fréquentes manœuvres générales ou partielles, tantôt plongés dans l'inaction sous le règne des vents propices ou pendant le séjour du mouillage, les matelots s'abandonnent au repos avec une sensualité égale à l'énergie qu'ils développent dans d'autres circonstances. Ces alternatives de fatigue et de repos influent d'une façon différente sur la santé des équipages; tous les médecins qui se sont occupés de cette question s'accordent à reconnaître que la santé générale des matelots est d'autant meilleure, que ceux-ci sont sans cesse tenus en haleine par des travaux appropriés, et ne languissent jamais dans la torpeur de l'indolence. On a même observé que les matelots les plus paresseux sont ceux qui, dans une traversée, comptent le plus grand nombre de jours de maladie, tandis qu'au contraire les bons matelots occupés sans cesse soit à la manœuvre, soit, dans les temps de repos, à se promener d'un pas régulier et monotone dans l'étroit espace circonscrit par les bordages, semblent jouir d'une plus grande immunité vis-à-vis des maladies du bord.

Le manque d'exercice est, avec le défaut de nourriture et d'air, une des causes qui déterminent l'apparition du scorbut à bord des navires. Tous les auteurs sont d'accord sur ce point; Rouppe entre autres a observé que le scorbut sévit particulièrement sur les troupes embarquées, et sur les novices ou les matelots indolents, tandis que ceux qui sont actifs, qui se livrent avec ardeur aux exercices et à la manœuvre, en sont généralement préservés; il fait même remarquer que le mal se déclare plutôt dans les temps calmes, que lorsque l'agitation du navire communique un mouvement obligé à tout l'équipage, et il ajoute que si le froid humide est si pernicieux, c'est qu'il prive les matelots d'un exercice salutaire, obligés qu'ils sont de chercher un abri dans l'intérieur. Ainsi les individus désœuvrés ou sédentaires, tels que les passagers, les aumôniers, les médecins même, les charpentiers, les forgerons, les calfats, les pilotes seront prédisposés au scorbut, s'ils ne se donnent du mouvement.

Le docteur Duché racontant l'épidémie de scorbut qui sévit sur l'escadre du blocus d'Alger (1828) rapporte qu'un vaisseau rasé naviguant de conserve avec le brick qu'il montait fut affecté du scorbut, tandis que le brick en fut exempt. Il attribue cette différence à ce que, malgré les circonstances déplorables où se trouvait le brick, comparé au vaisseau sous le rapport de l'humidité, des fatigues, etc., l'équipage, formé de matelots de levée, habitués aux travaux et au régime de la mer, offrait plus de résistance que celui du vaisseau formé par un équipage de ligne, c'est-à-dire par des hommes que la conscription avait forcés à venir à vingt ans essuyer toutes les vicissitudes de la navigation. Avec une alimentation égale en quantité et en qualité, les deux équipages se trouvaient inégalement alimentés.

Les exercices sagement dirigés ont donc sur la santé des équipages une influence considérable; joints à quelques précautions hygiéniques relatives à l'alimentation et à l'aération, ils constituent des moyens capables non-seulement d'empêcher la production du mal, mais encore de le pallier lorsqu'il est développé; et ces moyens-là, dit Rouppe, ne peuvent ni moisir ni s'aigrir. Rouppe a donné avec détails la description des précautions qui ont pour but de graduer les mouvements chez les scorbutiques gravement atteints. Ce n'est que par degré que l'on doit leur permettre l'exposition au grand air et les mouvements du corps. L'impression d'un air trop vif, des secousses trop violentes peuvent tuer subitement un malade; la prudence est donc ici absolument nécessaire (1).

Les exercices en tant que moyens prophylactiques doivent être maintenus dans de justes bornes, et tous les hommes doivent y prendre part. On doit donc autant que possible donner de l'attrait à la gymnastique, et favoriser les jeux parmi les hommes embarqués, c'est le meilleur moyen d'atténuer les effets d'un système disciplinaire rigoureux, et d'entretenir la joie et la gaieté à bord. De nombreux exemples dans l'histoire de la marine viennent à l'appui de ce que nous disons. Le mépris des règles hygiéniques relatives à l'exercice, l'alimentation, etc., ont déterminé sur les navires des pertes d'hommes considérables; c'est ainsi qu'Anson (1740) qui resta à la mer avec trois vaisseaux et 961 hommes, perdit en dix mois 626 d'entre eux par les fièvres, le scorbut, les dyssenteries, les ulcères etc., à la fin de l'expédition il ne restait plus que 199 hommes dont 126 étaient malades. La mortalité avait atteint le chiffre effrayant de 96 pour 100. D'autres navi-

(1) Forget, *Médecine navale*. — Fonssagrives, *Traité d'hygiène navale*, 2e édit., Paris, 1876.

gateurs dont les noms sont restés célèbres et parmi eux Cook et Parry sont arrivés à réduire considérablement la mortalité à bord des vaisseaux, par les soins qu'ils prirent de leurs équipages. On rapporte que Cook, dans les moments de calme prolongé, forçait ses hommes à plier et à déplier les voiles, et à s'occuper de la toilette du vaisseau ou de toute autre chose qui les tînt en action, aussi ne perdit-il que un homme pour cent. Le tableau suivant (1) indique la mortalité qui a frappé quelques expéditions maritimes des plus connues; on voit d'après ce tableau combien l'amélioration des conditions hygiéniques et en particulier l'introduction de la gymnastique à bord a abaissé le chiffre de cette mortalité par année et par cent individus.

TABLEAU INDIQUANT LA MORTALITÉ DANS QUELQUES VOYAGES MARITIMES.

| Annés de départ. | Nombre d'hom. au départ. | Ann. de durée des voyages. | Total des ann. de vie. | Nombre des morts. | Mort. ann. moy. p. 100. |
|---|---|---|---|---|---|
| 1598 De Wert...... | 102 | 2,02 | 141 | 69 | 49,1 |
| 1601 Lancaster..... | 528 | 0,67 | 319 | 105 | 33,0 |
| 1615 Schouten..... | 87 | 2,05 | 182 | 3 | 1,7 |
| 1627 Nassau (flotte). | 1637 | 1,76 | 2,521 | 337 | 14,9 |
| 1740 Anson........ | 961 | 0,83 | 748 | 626 | 96,0 |
| 1772 Cook......... | 112 | 3,05 | 335 | 4 | 1,2 |
| 1778 Cook......... | 192 | 4,63 | 869 | 11 | 1,3 |
| 1819 Parry........ | 94 | 1,50 | 140 | 1 | 0,7 |
| 1821 Parry........ | 118 | 2,04 | 336 | 5 | 2,1 |
| 1824 Parry........ | 122 | 1,59 | 182 | 1 | 0,5 |

(1) *Lancette anglaise*, 12 mai 1838, et Motard, *Hyg. gén.*

Les résultats obtenus par Cook et Parry sont tels que si on les compare à la mortalité des hommes de vingt à trente ans, on reconnaît aisément que la profession maritime, loin d'être pour l'homme une cause de mort, est une des plus salubres qui existent, si on a soin de la mettre à l'abri par une sage hygiène des causes pathologiques qui la menacent.

**Professions sédentaires.** — Un très-grand nombre d'autres professions dans lesquelles la gymnastique du travail est nulle ou irrégulière, comporte également l'usage des exercices du corps. Parmi celles-ci il nous faut citer les professions dites sédentaires, qui occupent la plupart des habitants des villes, et qui comprennent, les tailleurs, les couturières, les cordonniers, etc., en général tous les ouvriers qui se livrent à des travaux manuels sur place. Nous allons dire quelques mots sur les plus communes de ces professions.

**Tailleurs.** — La profession de tailleur résume à elle seule presque tous les inconvénients attachés à la vie sédentaire. Sans compter les nombreuses causes de maladies qui assiégent les tailleurs, et qui proviennent des mauvaises conditions hygiéniques au milieu desquelles ils travaillent, l'attitude particulière qu'ils gardent constamment, assis les jambes croisées et le corps penché en avant, détermine la production d'infirmités qui leur sont propres. Ce sont, entre autres, des tumeurs plus ou moins volumineuses, plus ou moins molles, placées sur les malléoles externes, sur le bord externe du pied au niveau du cinquième métatarsien, et sur le cinquième orteil, c'est-à dire sur les points qui servent à appuyer le corps; les dépressions de la partie inférieure du thorax sont communes chez les tailleurs qui ont coutume de travailler accroupis. Parmi les maladies qui font le plus de ravages chez les tailleurs, il faut placer en première ligne la phthisie, de nombreux relevés statistiques en font foi. Un pareil fait n'a pas lieu d'étonner, si l'on pense que l'atmosphère qui les entoure est généralement l'atmosphère humide, chaude et viciée d'un atelier, que la nourriture dont ils font usage est le plus souvent insuffisante et prise sans appétit; que la durée de leur travail est parfois excessive et par conséquent le temps du sommeil et du repos trop court; qu'enfin presque toutes les causes qui produisent et développent cette terrible maladie, se trouvent accumulées, comme à plaisir, dans leur profession. Les hémorrhoïdes qui proviennent de la position assise, les gastralgies si fréquentes chez les tailleurs, sont des inconvénients que l'on rencontre dans toutes les professions qui exigent un repos presque complet des organes de la locomotion.

L'hygiène de l'alimentation, de l'habitation et du vêtement est à coup sûr capable de beaucoup modifier l'état sanitaire des tailleurs; car il est clair qu'une alimentation réparatrice, qu'une habitation saine, bien aérée et bien exposée, que des vêtements chauds en hiver, sont très-propres à entretenir la santé parmi un grand nombre d'individus réunis dans un atelier. Cependant c'est encore dans les exercices du corps que les tailleurs trouveront une santé véritablement prospère, et exempte de ces mille petites souffrances quotidiennes qui abrègent la durée de leur vie. Il serait donc à désirer que, soit le matin en se levant, soit le soir avant de se coucher, ceux qui pratiquent ce métier se livrassent à des exercices proportionnés à leurs forces et à leur tempérament. Pris ainsi en dehors des heures de travail, et sur un temps qu'ils consacrent généralement à l'oisiveté, les exercices du corps n'auront point l'inconvénient de diminuer le salaire parfois si modique qui les fait vivre eux et toute leur famille; il est bien entendu d'ailleurs que ces exercices ne seront jamais poussés jusqu'à la fatigue, car il ne s'agit point de doter les tailleurs d'une force dont ils n'ont que faire, mais seulement d'établir de la régularité dans les fonctions de la vie organique.

**Couturières.** — Les inconvénients attachés à la profession des couturières sont analogues à ceux dont nous venons de parler pour les tailleurs. Ils dépendent à la fois et des mauvaises conditions hygiéniques dans lesquelles vivent les ouvrières, et des travaux auxquelles elles se livrent. Une invention moderne, due au génie d'Hélias Howe, la machine à coudre, tout en rendant des services immenses et incontestables à l'industrie, a été pour les femmes faibles la source d'un grand nombre de maladies du tube digestif et de l'appareil génital.

Nous sommes persuadés qu'en réduisant la durée du travail des mécaniciennes, et en leur accordant plus de temps pour prendre leur repas, plus de temps pour s'occuper aux légers exercices musculaires que comporte leur sexe, on supprimerait les causes de bien des souffrances et de bien des plaintes (1).

**Cordonniers.** — Quant aux cordonniers, leur profession est des plus pénibles, elle exige une position et des mouvements qui laissent sur le corps des traces indélébiles. Outre les déformations qu'éprouvent les mains et que M. Tardieu (2) a si bien décrites, la pression de la forme sur la poitrine détermine une dépression profonde, régulière, circulaire du sternum, sans déformation générale du thorax. Le rachitisme, les scrofules, les hémorrhagies pulmonaires (Stahl), le cancer de l'estomac (Corvisart et Mérat), les troubles de la digestion et de la circulation, sont des maladies communes chez les cordonniers. Rien n'est plus avantageux pour combattre les prédispositions à ces maladies qu'un régime approprié d'exercices musculaires, joint aux précautions qu'indique nettement l'hygiène, par rapport à l'alimentation, à la ventilation et à la durée du travail.

Les exercices qui conviennent le mieux dans les professions sédentaires manuelles sont les exercices actifs. Comme l'intelligence ne prend généralement que peu de part à ces professions, on ne doit pas craindre de l'obscurcir ; d'autre part, les exercices actifs doivent être dirigés de façon à développer principalement les membres que le travail journalier laisse en repos. Toutefois il ne faudrait pas bannir la gymnastique générale dont l'action se porte sur tous les organes, et dont les effets sur l'organe digestif en particulier sont des plus favorables.

(1) Voyez A. Gérardin fils, *Effets produits sur la santé par les machines à coudre mues par le pied* (*Ann. d'Hyg.* 1876, 2e série, tome XLVI, p. 385).

(2) Tardieu, *Nouveau dict. de méd. et de chir. pratiques.* Paris, 1874, tome XVIII, p. 348.

### ART. V. — CLIMATS ET SAISONS

Les climats dépendent de différentes circonstances parmi lesquelles les variations thermométriques, barométriques et hygrométriques sont les principales. On les distingue en climats chauds, climats tempérés, climats froids. Les climats chauds sont ceux dans lesquels la température moyenne de l'année varie de 25° à 15° centigrades, les climats tempérés ceux où cette température moyenne varie de 15° à 5° centigrades, enfin les climats froids ceux où la température moyenne ne dépasse pas 5°, et s'abaisse même à zéro et au-dessous.

Quant aux saisons, on appelle ainsi des divisions thermiques annuelles fondées sur les phénomènes météorologiques de chaque mois, elles présentent quelque analogie avec les climats. C'est ainsi que les saisons chaudes produisent sur l'organisme, avec moins d'intensité sans doute, les mêmes modifications que les climats chauds, de même pour les saisons froides et pour les saisons intermédiaires.

Nous allons examiner séparément l'action de la chaleur, de l'état hygrométrique, et de la pression atmosphérique sur l'homme, et nous essayerons d'en déduire les conditions dans lesquelles les exercices doivent être pris.

**Température.** — La température décroît de l'équateur au pôle, car, à hauteur égale au-dessus du niveau de la mer, les rayons du soleil agissent d'autant plus obliquement sur les localités, qu'elles sont plus éloignées de l'équateur. Toutefois la direction des vents, les inégalités des terrains, la direction des chaînes de montagnes abritant ou garantissant des vents, la proximité d'un courant marin ayant une température plus élevée, etc., sont autant de causes qui viennent modifier cette loi et la rendre très-complexe.

Les ascensions des aréonautes ont mis hors de doute ce fait, qu'à mesure qu'on s'élève dans l'atmosphère la température s'abaisse; il doit en être ainsi, car l'air devenant de moins en moins dense, doit absorber une moins grande quantité de chaleur rayonnante. La diminution de la température n'est pas proportionnelle à la hauteur; la saison, le vent régnant, l'heure où l'observation est faite, influent d'une façon plus ou moins sensible sur cette décroissance. Il en résulte que nulle part, la diminution de la température n'est soumise à une loi régulière et uniforme.

L'homme est par lui-même une source de chaleur; de nombreuses expériences ont été faites pour déterminer exactement la quantité de chaleur produite par un homme de poids moyen. Suivant Helmholtz, un homme pesant 82 kilogr. produit en 24 heures 2 700 calories. Quant à la température du corps, elle a été fixée à 37°5. Il en résulte qu'entre l'homme et les objets environnants s'effectuent continuellement par rayonnement des échanges de chaleur. Cependant on a constaté que, quelle que soit la température extérieure, jamais la température du corps à l'état de vie ne s'élève au delà de 42° et ne s'abaisse au-dessous de 33°5. La chaleur naturelle a donc son étendue d'accommodation. l'excès de chaleur se perd par la transpiration cutanée, par l'évaporation à l'air et par le rayonnement.

**Action de la chaleur sur l'homme.** — Lorsqu'un homme est soumis pendant longtemps à l'action d'une température élevée, tout son organisme éprouve des modifications particulières et durables. Les fonctions digestives perdent leur activité et ne font plus que languir, de là la nécessité de les stimuler par les épices et les aromates les plus énergiques; la respiration devient plus lente, d'où l'hématose moins parfaite; par contre la transpiration se trouve considérablement augmentée, l'évaporation à la surface de la peau est plus intense, le besoin des boissons rafraîchissantes, des bains se fait plus vivement sentir. Les facultés intellectuelles et la sensibilité acquièrent un grand développement, le système nerveux tout entier se trouve dans un état d'exaltation très-voisin de la maladie, c'est ce qui explique le nombre des illuminés, des extatiques, des ermites, des marabouts, etc., qui ont de tout temps peuplé les régions méridionales. Qui ne sait que l'Inde a été le berceau de la fable et des fictions poétiques?

La sécrétion spermatique, à l'inverse de toutes les autres sécrétions, augmente sous l'influence de la chaleur; l'âge de la puberté est d'ailleurs avancé pour les deux sexes. Les filles nubiles à dix ans sont vieilles à vingt. L'homme conserve plus longtemps sa fécondité que la femme; l'amour physique le pousse souvent dans des désordres de tous genres, qui dépassent tout ce qu'on peut imaginer, et la corruption des mœurs est inconcevable.

L'atonie des voies digestives, la surexcitabilité du système nerveux, les abus vénériens sont causes de la faiblesse musculaire des peuples qui habitent les pays chauds. Comme la terre leur fournit presque sans travail plus de fruits qu'ils n'en peuvent consommer, ils s'accoutument bien vite à l'oisiveté et à la paresse, et le moindre effort devient pour eux une véritable fatigue. Montesquieu (1) prétend que les Indiens considérant l'inaction comme l'état le plus parfait vers lequel ils doivent tendre, donnent à leur dieu le nom d'Immobile; le grand législateur Foë voulait que les yeux ne vissent plus, que les oreilles n'entendissent plus, que les membres fussent condamnés au repos, pour lui c'était la perfection. Aussi combien de fois les habitants des régions chaudes furent-ils le jouet de conquérants avides, qui bientôt amollis eux-mêmes par les douceurs du climat offrirent à de nouveaux conquérants une proie facile.

Cependant il existe un groupe assez considérable d'individus, les Arabes par exemple, qui refusent de se plier aux modifications organiques occasionnées par le climat, et qui s'habituent même à les dompter. Au lieu de se laisser aller aux douceurs de l'oisiveté, on les voit sans cesse occupés aux exercices les plus actifs; leur constitution s'harmonise avec ce déploiement d'activité. La maigreur devient excessive; la peau, véritable

(1) Montesquieu, *Esprit des lois*, liv. XIV, ch. V.

parchemin, se prête moins aux transpirations abondantes, les fonctions digestives sont réduites à leur minimum d'action, peu d'aliments suffisent pour entretenir la vie, et subvenir aux dépenses de l'organisme, qui sont souvent considérables; c'est ainsi que quelques dattes, un peu de lait, constituent la nourriture quotidienne de l'Arabe. Les facultés intellectuelles gardent toute l'activité que nous leur connaissons, de même, les fonctions génitales ne perdent rien de leur énergie. Il semblerait qu'une pareille vie d'exercice et d'activité dût tarir de bonne heure les sources de l'existence, il n'en est rien cependant, et on a constaté que la longévité chez ces peuples actifs et nomades est généralement plus grande que chez les peuples adonnés au repos. On voit d'après cela que l'exercice du corps convient très-bien aux hommes même sous les climats chauds. Ce qu'il importe, lorsque l'on prend ces exercices, c'est d'éviter l'action directe du soleil; les moments qui conviennent le mieux sont donc le matin jusque vers dix heures, et le soir de six heures à minuit.

**Froid.** — Dans les pays où le froid règne même d'une façon intense, le corps ne tarde pas à s'habituer à résister aux causes incessantes de refroidissement qui l'environnent, par une production plus considérable de chaleur intérieure.

La contraction qui s'opère à la surface du corps ralentit la circulation capillaire cutanée, et chasse le sang de la périphérie au centre. La respiration devient plus active, l'hématose plus complète, par conséquent la quantité de carbone brûlé pendant l'acte respiratoire est plus considérable, et la combustion animale se trouvant augmentée, la température animale se maintient au même degré, malgré l'influence du froid. L'appétit est excité par le froid, et les aliments les plus substantiels sont rapidement digérés. L'huile et la graisse sont des mets nécessaires aux habitants des régions froides. Quelques sécrétions se trouvent augmentées par l'action du froid, il en est ainsi du lait, de l'urine, de la salive; d'autres au contraire sont diminuées, c'est ainsi que la transpiration cutanée est réduite à son minimum d'action, que les fonctions de la peau s'alanguissent, et que la sécrétion spermatique perd de son énergie.

Considérée d'une manière générale, la santé des habitants des régions froides est plus robuste que celles des habitants des régions chaudes. Au lieu d'avancer rapidement dans l'existence et de passer presque sans transition de l'enfance à l'âge mûr, l'habitant des pays froids semble concentrer en lui toute sa vie. Les différentes époques de la vie humaine étendent pour lui leurs limites ordinaires : l'homme du Nord vit peu, mais il vit longtemps. Les facultés intellectuelles sont moins vives, l'imagination est moins brillante, mais la raison et le jugement sont plus perfectionnés, d'ailleurs la sensibilité est plus obtuse, et les mêmes causes qui, sous l'influence de la chaleur, produisent des convulsions, et même des accès de tétanos, sont sans action dans les régions froides.

La nécessité des exercices actifs, violents même, s'impose à tous les individus exposés à une basse température; car c'est l'un des moyens les plus sûrs que l'homme possède pour s'opposer à l'envahissement du froid. Pendant les exercices violents l'hématose se trouve augmentée, la combustion intérieure du carbone est accélérée, et la quantité de chaleur animale développée devenant plus considérable, il est plus facile à l'homme de résister au froid. L'inaction est dangereuse, lorsque le froid est un peu vif. Une faiblesse générale accompagnée d'un impérieux besoin de dormir ne tarde pas à s'emparer de l'organisme; les fonctions respiratoires diminuent d'intensité, finissent par se paralyser et la mort arrive bientôt, accompagnée d'hémorrhagie à la surface des diverses membranes muqueuses.

**Régions tempérées.** — L'homme vivant sous un ciel égal, au milieu d'une température modérée, est à coup sûr celui qui conserve le plus aisément l'harmonie dans tous ses organes et dans toutes ses fonctions. Placé entre deux climats extrêmes, il semble réunir en lui toutes les qualités qui appartiennent aux hommes de l'un et de l'autre; il est donc doué d'un système musculaire qui peut acquérir une très-grande vigueur, et d'un système nerveux qui possède une vie très-active; la circulation, la respiration, l'hématose, la digestion, la nutrition, la transpiration, sont placées dans les circonstances les plus favorables pour atteindre leur maximum d'action sans se nuire réciproquement.

On peut donc dire que l'heureux habitant des climats modérés est celui qui est placé dans le milieu le plus convenable pour acquérir la perfection physique et morale, résultant de l'équilibre parfait entre le système musculaire et le système nerveux. C'est pour établir cet équilibre que l'exercice musculaire trouve son indication lorsque le système nerveux est prédominant, ou lorsque le système musculaire est atrophié par une vie trop sédentaire. C'est à ceux qui habitent ces contrées que s'adressent spécialement tous les préceptes hygiéniques contenus dans cet ouvrage, nous n'y insisterons donc pas. Nous nous contenterons de faire remarquer que l'exercice doit être plus actif pendant la saison froide que pendant la saison chaude, de même que nous avons vu qu'il était nécessaire à l'homme placé dans une région froide de prendre du mouvement, tandis que l'habitant des régions chaudes pouvait s'adonner au repos le plus complet, au plus doux far-niente.

**État hygrométrique.** — On appelle *état hygrométrique de l'air* le rapport qui existe entre la tension actuelle de la vapeur d'eau dans l'air, et la tension maxima déterminée à la même température.

L'état hygrométrique de l'air modifie la transpiration : lorsque l'air est voisin de son point de saturation, la transpiration se trouve ralentie et même arrêtée, et une partie des liquides qu'elle est chargée d'exhaler restent dans les vaisseaux; il en résulte une augmentatation dans le volume du corps, une épaisse couche de tissu cellulaire enveloppe les muscles qui paraissent volumineux. Chez les habitants du Phase, dit Hippocrate, l'embonpoint est si excessif qu'on ne leur voit ni veines ni articulations, généralement ceux qui vivent sans cesse au sein de l'humidité perdent toute leur activité, et deviennent tellement paresseux qu'ils ne peuvent supporter la moindre fatigue. Les exercices qui leur conviennent le mieux sont ceux qui sont les plus propres à réveiller les fonctions engourdies de la peau ; les frictions sont d'une utilité incontestable et trouvent ici une indication toute naturelle.

Lorsqu'à une humidité extrême est jointe une grande chaleur, la transpiration devient difficile, la sueur ruisselle sur tout le corps, et comme elle ne peut plus s'évaporer, elle n'enlève plus de calorique au corps et ne s'oppose plus à l'augmentation de sa température, la respiration devient pénible, l'hématose incomplète, le moindre mouvement produit une sensation d'accablement général. Chez les femmes des flux anormaux s'établissent, c'est ainsi que dans les villes qui possèdent ce climat, les flueurs blanches existent à l'état endémique. Mais un état pathologique bien plus grave, conséquence des maladies spéciales aux climats chauds et humides, s'étendant à la fois sur les deux sexes, c'est l'anémie des pays chauds. Les exercices actifs conviennent peu à ce genre de climats que l'industrie réalise artificiellement dans une foule de circonstances.

**Altitude.** — On n'a pas encore établi d'une façon bien précise quelle est l'influence de la pression atmosphérique considérée isolément. On sait toutefois que lorsque cette pression diminue un peu, on éprouve un sentiment de gêne et de malaise indéfinissable ; c'est ce qui arrive par exemple lorsqu'un orage va éclater. Si la diminution atteint plusieurs centimètres, ce qui a lieu dans les ascensions aéronautiques, et lorsqu'on sélève sur une haute montagne, des hémorrhagies parfois mortelles tendent à se produire; le sang s'échappe par le nez, les oreilles, la bouche; d'autre part, comme l'air des montagnes est moins dense et par conséquent renferme une quantité moindre d'oxygène, les mouvements respiratoires s'accélèrent ainsi que les battements du pouls. Les maux de tête, les éblouissements, les vertiges, les tintements d'oreille sont souvent la conséquence des ascensions, même peu élevées, chez ceux qui n'én ont pas l'habitude. Mais lorsque l'habitude des lieux élevés est contractée, ce qui a lieu après un temps variable suivant les individus, la constitution se modifie, la circulation et la respiration restent toujours plus actives, les fonctions digestives s'accomplissent avec plus de facilité et de promptitude, l'appétit augmente, désormais les ascensions peuvent se faire sans crainte de dyspnée. Le système musculaire s'accoutume aisément à ce nouveau milieu, et les exercices les plus pénibles deviennent peu à peu de véritables jeux. C'est ainsi que l'on voit les montagnards déployer une très-grande activité dans tout le cours de leur existence et conserver, malgré la civilisation, des mœurs un peu sauvages.

**Conclusion.** — De tout ce qui précède, nous sommes en droit de conclure qu'on ne saurait prescrire au juste la quantité d'action qui convient à chaque individu; cela dépend d'un si grand nombre de circonstances qu'il est presque impossible de donner des règles précises à cet égard. Il faut consulter et surtout se consulter soi-même. On peut admettre, cependant, d'une façon générale :

1° Que les exercices violents ou excessifs sont nuisibles à la santé : l'expérience enseigne que la plupart de ceux qui abusent de leurs forces sont enlevés à la fleur de l'âge ou du moins ne parviennent pas à un âge avancé.

2° Que les exercices musculaires conviennent à tous les âges, les plus doux aux enfants et aux vieillards, les plus énergiques aux adolescents et aux hommes faits.

3° Que les exercices modérés sont favorables au développement des organes chez les femmes.

4° Que le tempérament nerveux et le tempérament sanguin sont de tous les tempéraments ceux qui exigent le plus l'emploi des exercices musculaires actifs, tandis que les exercices mixtes et passifs conviennent davantage au tempérament bilieux.

5° Que les exercices doivent être en rapport avec la force et les habitudes antérieures des individus.

6° Que les diverses positions sociales réclament à différents degrés l'emploi des exercices du corps.

7° Que les exercices doivent être moins énergiques pendant les saisons chaudes et sous des climats chauds que pendant les saisons froides ou sous des climats froids.

Nous ne doutons pas que ceux qui voudront mettre à profit ces quelques règles hygiéniques ne retirent de la gymnastique de très-grands avantages, nous sommes même persuadés que si les méthode d'éducation physique proposées jusqu'à ce jour ont compté quelques insuccès, cela tient précisément à ce que les règles que nous venons d'établir n'ont pas toujours été régulièrement suivies. Aucun homme ne ressemble à un autre homme sous tous les rapports; pour être véritablement utile, la gymnastique doit pouvoir se plier à toutes les différences individuelles qui distinguent les hommes les uns des autres, elle doit, dans la pratique, s'identifier en quelque sorte à l'individu; le prendre dès sa naissance pour ne le quitter qu'à la mort, le suivre pendant toute la durée de son évolution vitale, et lui fournir sans cesse des armes pour résister à la destruction qui menace de l'envahir à chaque instant. La gymnastique telle que nous l'entendons n'a donc pas pour objet de développer exclusivement le système musculaire aux dépens des autres systèmes organiques, mais bien d'établir un véritable équilibre entre toutes les fonctions de la vie, équilibre d'où résulte la santé, gage certain d'existence. Il est regrettable que la plupart de ceux qui enseignent la gymnastique s'acharnent à faire pratiquer les mêmes exercices à des êtres placés dans des circonstances très-différentes, tandis qu'ils devraient mettre ces exercices en rapport avec l'âge, le sexe, le tempérament, etc., etc., de leurs élèves. Nous voudrions voir les médecins ne point abdiquer leurs droits dans cette circonstance, et guider de leurs conseils ceux qui ne craignent pas d'assumer sur eux la responsabilité de l'éducation physique des hommes. A coup sûr gymnasiarques et élèves s'en trouveraient mieux.

## ART. VI. — HYGIÈNE GÉNÉRALE DES EXERCICES.

**Moments propres aux exercices.** — Dès l'antiquité on a remarqué que tous les moments de la journée ne sont pas également favorables pour s'adonner aux exercices du corps. Galien pensait avec raison que les exercices corporels sont très-pernicieux après l'ingestion des aliments. Les anciens, pénétrés de cette vérité, avaient coutume de ne prendre pendant le jour que des aliments très-légers, incapables de mettre obstacle à leurs travaux, et de réserver les mets nourrissants pour leur repas du soir, lequel était suivi d'un long repos et du sommeil de la nuit. Nous avons démontré précédemment que l'exercice musculaire, pratiqué après les repas, favorisait les mouvements de l'estomac et de l'intestin, rendait la digestion plus prompte et hâtait l'absorption des matières nutritives; mais nous avons fait voir aussi que l'exercice modéré était seul convenable, qu'au contraire les mouvements violents déterminaient souvent des accidents graves. Il semble que pendant la digestion toutes les forces de l'organisme soient concentrées sur un seul appareil, et que toute diversion de ces forces au profit d'un autre appareil soit un véritable danger. Après un repas copieux, lorsque l'estomac, chargé d'aliments dont la plupart sont peu stimulants, n'accomplit qu'avec peine ses fonctions, la tranquillité la plus parfaite, le repos le plus absolu sont de puissants auxiliaires. Toutefois, en règle générale, si les exercices très-actifs doivent être proscrits après les repas, les exercices modérés, comme une promenade en voiture, un voyage en bateau sur un lac tranquille, une partie de billard, peuvent rendre de grands services, en imprimant à tout le corps une série de petites secousses qui activent, sans trop la hâter, la fonction digestive. Quelques hommes, dont la vie se passe dans le mouvement et dans l'activité, peuvent se livrer sans danger à des exercices violents, même après leur repas, parce qu'alors ils en ont une telle habitude que si, au lieu de pratiquer ces exercices, ils restent dans l'inaction, ils éprouvent un sentiment de somnolence, de la congestion à la tête, de la pesanteur dans les membres.

Les exercices très-actifs ne doivent donc pas être pratiqués après les repas, mais il n'en est plus de même avant le repas. Il n'y a pas en effet de moyen plus puissant que l'exercice musculaire pour développer le sentiment de la faim et de la soif : les exercices actifs comme les exercices du gymnase, la course, la lutte l'escrime, déterminent des pertes copieuses, exigent une réparation plus abondante, partant activent les fonctions des organes chargés d'opérer cette réparation. Chacun devra donc choisir avant ses repas, celui de ces exercices qui convient le mieux à ses moyens, à ses sens, à ses goûts et à sa constitution, et s'y adonner d'une façon régulière afin d'entretenir l'harmonie entre ses diverses fonctions organiques. Toutefois il ne faut pas manger immédiatement après des mouvements corporels violents; il faut attendre que le calme soit rétabli dans toute l'économie, car l'estomac fonctionne difficilement au milieu de l'agitation qui suit une course, ou même une marche un peu rapide. Il est prudent d'attendre que la stimulation plus ou moins durable que les exercices déterminent dans l'économie, et qui paralyse pendant un temps les forces nécessaires aux fonctions stomacales, il faut attendre, dis-je, que cette stimulation soit calmée. C'est du moins l'avis de Mercuriali et du plus grand nombre des médecins.

Le matin, après le lever, ou le soir trois ou quatre heures après le repas, et quelque temps avant de se mettre au lit, sont les moments de la journée les plus favorables pour se livrer aux exercices du corps qui exigent le déploiement des forces musculaires. Les exercices actifs pris le soir avant le coucher procurent le sommeil réparateur et exempt de rêves, dont les gens de lettres et les savants ont particulièrement besoin. Le milieu de la journée doit être consacré aux occupations journalières, à des exercices actifs peu violents, ou simplement à des exercices passifs et mixtes, tels que la promenade en voiture et l'équitation.

**Précautions hygiéniques.** — Les anciens recommandaient, et Mercuriali conseille de ne se livrer à l'exercice qu'après avoir expulsé de leurs réservoirs tous les produits excrémentitiels : l'urine, les matières fécales, etc. ; les exercices violents ont pour effet de suspendre momentanément les besoins naturels, tels que celui de la défécation, et de produire ainsi une gêne véritable dans les divers mouvements du corps. Les anciens pensaient que, pendant les exercices, ces produits étaient résorbés, et pouvaient ainsi déterminer des accidents fâcheux. La science a fait justice de cette opinion erronée, il semble prouvé que ces matériaux agissent par la distension continuelle que leur accumulation imprime aux organes qui les contiennent.

**Vêtements.** — Lorsqu'on se livre aux exercices du corps, tels que ceux que l'on pratique dans les gymnases ou même dans les ateliers, il est nécessaire de faire usage de vêtements appropriés. La coutume des anciens de déposer tout vêtement pour courir, lutter, etc., nous indique assez combien il est nécessaire que les vêtements dits de travail soient amples et larges, et exempts de tous ces liens qui accompagnent plus ou moins les vêtements quotidiens que les coutumes et la mode nous imposent. Les jarretières, les boucles, les agrafes, les poignets et les manches étroites, sont l'origine d'une foule de désagréments même pendant le repos; qu'est-ce lorsque tous les muscles entrent en action et se gonflent? La constriction, la pression, après avoir exalté la sensibilité de la peau, l'émoussent; l'épiderme se recouvre en certains endroits de couches plus dures destinées à résister aux frottements; la circulation veineuse superficielle s'arrête, les veines se gonflent et des varices se forment; les nerfs comprimés dans un point de leur passage, particulièrement sur des surfaces osseuses, peuvent amener des douleurs poignantes, des fourmillements ou même une insensibilité momentanée dans tout le reste de leur trajet; les muscles ne se développent plus avec régularité; « si les vaisseaux qui les nourrissent sont habituellement comprimés, si le lieu de leur saillie naturelle est resserré alors ils s'atrophient, et les fonctions qu'ils doivent remplir s'exécutant mal, il peut en résulter de graves difformités; les vêtements qui compriment la ceinture ou le thorax ont particulièrement le funeste effet de gêner ainsi le développement des muscles des gouttières vertébrales et des pectoraux; le tronc, privé des puissances qui doivent conserver sa rectitude, s'affaisse ou éprouve le besoin d'un soutien artificiel... Ainsi, par des constrictions opérées sur la base du thorax, la position régulière des côtes est altérée, la forme naturelle de la poitrine est peu à peu changée (1)! » On voit d'après cela que le costume dont on doit faire usage pendant les exercices gymnastiques doit se composer :

1° D'une chemise de flanelle à large encolure, qui s'imbibe du produit de la sécrétion cutanée, et empêche les refroidissements trop rapides, alors que le corps est en sueur.

2° D'un pantalon large donnant toute facilité aux mouvements des jambes; le pantalon est fixé au-dessus des hanches au moyen d'une ceinture ou encore au moyen de pattes; les bretelles dont quelques personnes font encore usage doivent être mises de côté pendant les exercices, car elles nuisent à l'action musculaire des membres supérieurs et au développement de la cavité thoracique. Sous le pantalon, on pourra mettre un caleçon de laine en hiver et de toile en été,

(1) Motard, *Hyg. gén.*

toutefois on aura soin de ne pas faire usage des cordons qui servent généralemeent à les fixer au bas de la jambe.

3° Le gilet n'est point utile pendant les exercices du corps; quant au vêtement de dessus, le plus commode est sans contredit la blouse qui laisse libres les membres supérieurs ; au cas où l'on ne voudrait pas mettre la blouse dans la crainte de ressembler à un ouvrier, susceptibilité tout à fait ridicule, on pourra faire usage d'une veste, laquelle sera le plus ample possible.

4° Le pantalon et la blouse doivent être confectionnés avec une étoffe bonne conductrice de la chaleur; le lin, le chanvre et le coton fournissent des tissus qui reçoivent et perdent facilement la chaleur, ils conviennent donc particulièrement à la confection de ces vêtements. Toutefois si l'exercice a pour but d'amener une sueur abondante pour provoquer une révulsion, il est préférable de se servir de tissus mauvais conducteurs de la chaleur, tels que les tissus de laine ou de soie.

5° Il est nécessaire que le cou soit libre, car pendant la durée d'un effort, la respiration se trouvant suspendue, et l'air étant comprimé dans la cavité thoracique, le sang est refoulé vers la périphérie ; il s'accumule alors dans les parties supérieures du corps et cette circonstance prédispose aux congestions et aux hémorrhagies cérébrales. Les cravates serrées autour du cou augmentent cette prédisposition et peuvent devenir la source d'accidents graves.

Le vêtement des femmes dans les gymnases doit différer le moins possible de celui que nous venons de décrire : le pantalon et la blouse n'ont rien d'ailleurs qui puisse offenser la pudeur féminine. La cavité thoracique doit être libre de toute entrave, c'est dire que le corset doit être proscrit pendant les exercices du corps. Certains médecins parmi les plus distingués voudraient même qu'il en soit toujours ainsi. M. Bouvier a fait à l'Académie de médecine (1) un remarquable rapport dans lequel il combat l'abus de cette pièce d'habillement, sans toutefois la rejeter absolument. M. Fleury va plus loin et propose de supprimer tout à fait cet engin qui, selon lui, est la cause d'un très-grand nombre de maux. Voici, selon M. Bouvier, une liste incomplète des accidents que peuvent produire les corsets, « lorsqu'ils sont serrés à l'excès, ou que les parties rigides qu'ils contiennent exercent des pressions exagérées.

« Excoriations au voisinage des aisselles, gêne de la circulation veineuse des membres supérieurs, accidents résultant de la compression du plexus brachial, aplatissement, froissement des seins et maladies diverses des glandes sympathiques et des glandes mammaires, affaissement, déformations et excoriations des mamelons, difficulté extrême de certains mouvements, affaiblissement et atrophie des muscles comprimés ou inactifs, abaissement et rapprochement permanent des côtes inférieures, retrécissement de la base du thorax,

(1) Bouvier, *Études historiques et médicales sur l'usage des corsets*. (*Bulletin de l'Acad. de méd.*, t. XVIII, séance du 25 janvier 1863.)

réduction des cavités de la poitrine et de l'abdomen, refoulement du diaphragme, compression des poumons du cœur, de l'estomac, du foie et des autres viscères abdominaux, surtout après les repas, d'où gêne plus ou moins grande de la respiration et de la parole, aggravation des moindres affections pulmonaires, dispositions à l'hémoptysie, palpitations de cœur, syncopes, difficulté de retour du sang veineux au cœur, embarras dans la circulation de la tête et du cou; congestions fréquentes aux parties supérieures; efforts musculaires difficiles ou dangereux, lésions des fonctions digestives, gastralgie, nausées, vomissements, réduction du volume de l'estomac, lenteur et interruption facile du cours des matières dans l'intestin rétréci, déformation, déplacement du foie, augmenté dans son diamètre vertical et repoussé vers la fosse iliaque, réduit dans les autres sens, et déprimé, en outre, à sa surface par les côtes, qui s'impriment en quelque sorte dans sa substance, gêne de la circulation abdominale, abaissement de l'utérus, troubles de la menstruation, et, dans l'état de grossesse, disposition à l'avortement, au développement imparfait du fœtus, aux déplacements de la matrice, aux hémorrhagies utérines, etc. »

Avant la puberté et même lorsque celle-ci s'établit, c'est-à-dire précisément pendant le temps que la jeune fille doit fréquenter les gymnases et s'adonner aux exercices qui lui conviennent, le corset est non-seulement inutile, mais encore dangereux, parce qu'il s'oppose au développement parfait des organes, et qu'il provoque ainsi quelques-uns des accidents que nous venons de dire. Après la puberté il n'en est plus ainsi, lorsque la taille de la jeune fille devenue femme, puis mère, s'est déformée par la grossesse et l'accouchement, lorsque ses seins se sont accrus et ont pris du volume, il est indispensable de faire usage d'un corset afin de remédier autant que possible à cette déformation par quelque moyen artificiel; c'est du moins l'avis de M. Bouvier; dans ces conditions, le corset ne doit pas comprimer mais seulement contenir et soutenir, il doit d'ailleurs laisser toute liberté aux mouvements et ne s'opposer en rien à la respiration. Quant à l'étoffe qui le constitue, elle doit être souple mais en même temps résistante et garnie seulement de baleines.

Il ne semble pas, bien que quelques auteurs pensent ainsi, que le corset produise la déviation de la taille. M. Bouvier, sur 380 cas qu'il a observés, n'a pas trouvé une seule fois la réalité de cette cause.

Dans tous les exercices musculaires qui exigent un déploiement de forces un peu considérable, il est nécessaire que la poitrine devenant fixe serve de point d'appui aux muscles qui vont se contracter. Pour cela il se produit une vigoureuse inspiration puis, la glotte se fermant, l'air s'accumule dans la poitrine, les muscles abdominaux et les muscles lombaires se contractent, les côtes refoulent les poumons, le diaphragme s'abaisse et les organes abdominaux comprimés reportent sur les parois abdominales une grande partie de l'effort produit; celles-ci peuvent céder à cette pression et se déchirer pour livrer passage à une portion de l'intestin qui sort sous forme de hernie. Parfois ce même viscère s'échappe par le canal inguinal ou le canal crural. Pour prévenir ces accidents on a proposé l'emploi des ceintures dites de gymnastique. Londe fait remarquer avec raison que ces ceintures n'étant jamais placées sur l'ouverture des anneaux sous-pubiens, ni même sur l'extrémité supérieure du canal inguinal, ne peuvent jamais prévenir les hernies qui ont lieu par cette voie, et que même elles peuvent favoriser le développement de cette maladie. Mais on peut dire que si une ceinture est large et souple, et si elle soutient plutôt qu'elle ne comprime les organes abdominaux, elle peut devenir d'une grande utilité en aidant à la résistance des muscles abdominaux et lombaires, et en leur prêtant un point d'appui, là où précisément les parois osseuses du tronc font défaut. La plupart des hommes de peine en font usage parce qu'ils savent par expérience qu'elles préviennent la fatigue, et qu'elles empêchent les secousses trop violentes de se transmettre aux viscères abdominaux. C'est surtout dans les grands efforts qui accompagnent la course, le saut, la lutte, la traction ou la suspension qu'un semblable vêtement présente des avantages incontestables et s'oppose véritablement à la formation des hernies. M. Clias conseille avec raison de ne se revêtir de la ceinture gymnastique que pendant les grands efforts, et d'avoir soin d'attacher celle-ci immédiatement au-dessus des hanches, en la serrant plus dans le bas que dans le haut, afin que les intestins ne soient pas poussés vers les anneaux inguinaux. La ceinture gymnastique convient également aux deux sexes.

Les chaussures qui conviendront le mieux pour les exercices du corps, sont celles qui soutiennent davantage l'articulation tibio-tarsienne. Une paire de souliers hauts d'empeignes, munis de semelles épaisses et sans talon, et une paire de guêtres montant jusqu'au mollet et serrant assez la jambe pour maintenir le pied sans le gêner dans ses mouvements, suffisent pour éviter bien des entorses et conviennent également aux deux sexes.

**Précautions à prendre après les exercices.** — Quant aux précautions à prendre après les exercices, elles sont simples, et indiquées naturellement par l'état actuel de l'individu. Le corps ruisselle de sueur, il est important de ne pas interrompre par un brusque refroidissement l'accomplissement des fonctions cutanées, et porter ainsi le trouble dans les organes de la vie intérieure. Londe pense que les affections qui se développent dans ces circonstances sont celles pour lesquelles l'individu présente quelques prédisposition naturelle; chez les uns ce sont les affections des voies respiratoires, chez les autres les affections du tube digestif, etc., et il explique ce fait en disant que la fluxion dont la peau est le siége pendant l'exercice se trouve, par un refroidissement, brusquement transportée vers les organes internes. Quoi qu'il en soit, il est très-important d'éviter les refroidissements lorsque le corps est en nage, et le meilleur moyen est de quitter les vêtements que l'on avait pendant l'exercice, et de se couvrir de vêtements appropriés.

Lorsque les exercices ont causé beaucoup de fatigue

on fera usage avec succès du massage et des frictions. Cette coutume est très-usitée en Algérie par exemple, après des exercices violents. Le bain suivi d'un massage pratiqué avec un corps onctueux, tel que le savon, délasse singulièrement, et tous ceux qui suivent cet usage déclarent en éprouver un indicible bien-être.

Il est bon de ne jamais cesser brusquement les exercices du corps pour se reposer, mais de les cesser progressivement; le corps passe difficilement sans transition de l'état de mouvement absolu à l'état d'inaction et de repos. Voici donc comment doit être entendue une leçon gymnastique : exercices modérés progressifs au commencement de la leçon, alors que le corps n'est pas encore habitué aux mouvements, exercices actifs énergiques au milieu de la leçon ; vers la fin, exercices modérés de moins en moins violents. Toute autre manière de comprendre ou de donner une leçon gymnastique est absurde, et en contradiction avec la nature humaine.

On peut résumer ce qui précède sous forme de préceptes généraux qui ne doivent jamais être perdus de vue ni par ceux qui s'exercent, ni par ceux qui font pratiquer les exercices du corps.

1° Les exercices très-actifs ne doivent être pris qu'avant les repas, ou au moins trois heures après, lorsque la digestion finit de s'accomplir : ils doivent être quittés environ une demi-heure avant de prendre de la nourriture.

2° Il faut, pendant la durée des exercices actifs, faire usage de vêtements amples, laissant le corps libre de toute entrave. Ces vêtements doivent être bons conducteurs de la chaleur, sauf celui qui est placé immédiatement sur la peau. On doit les quitter lorsqu'ils sont humides de sueur.

3° On ne doit jamais passer brusquement de l'état de repos absolu à celui d'activité, ni de l'état actif à l'état de repos; il est nécessaire de ménager les transitions et de procéder conformément aux principes de la nature.

A ces quelques principes d'hygiène concernant particulièrement ceux qui se livrent aux exercices du corps, il faut en ajouter quelques autres qui ont plus spécialement rapport aux lieux où ces exercices sont pratiqués.

Autant que possible les exercices du corps doivent être pris en plein air. Les gymnases placés au milieu d'un parc ou d'un jardin sont ceux qui présentent le plus grand agrément et les meilleurs conditions hygiéniques. Cependant comme les intempéries des saisons en détruisent rapidement le matériel, il est souvent préférable de les disposer sous un hangar. Pendant la saison froide ce hangar doit être abrité contre les vents, la pluie et le froid.

Le sol qui au point de vue hygiénique convient le mieux est un sol en terre battue, ou en toute autre substance ne donnant point naissance à de la poussière. La sciure de bois ou le gravier dont on fait généralement usage, sous prétexte d'amortir les chutes, présentent le grand inconvénient d'irriter les poumons et de fatiguer la poitrine par des poussières ténues, en suspension dans l'air. D'ailleurs ces substances sont parfaitement inutiles dans un gymnase où l'on ne pratique que des exercices destinés à entretenir ou réparer la santé, et dans lequel tous les exercices d'acrobatie sont sévèrement proscrits.

Un endroit spécial doit être laissé à la disposition des élèves, afin de pouvoir s'habiller et se déshabiller sans crainte de se refroidir. Si le gymnase est un gymnase couvert, de larges ouvertures doivent être pratiquées afin de donner passage à une quantité suffisante d'air, et d'assurer ainsi la ventilation.

# TROISIÈME PARTIE

## GYMNASTIQUE APPLIQUÉE A LA MÉDECINE

---

## CHAPITRE PREMIER

### TRAITEMENT CURATIF DES NÉVROSES

**Considérations préliminaires.** — Nous avons examiné jusqu'à présent l'action particulière et générale des différents exercices musculaires sur les principales fonctions organiques qui constituent la vie; chemin faisant, nous avons indiqué quelques maladies dans lesquelles ces exercices fournissent un moyen prophylactique ou curatif utile; il nous reste maintenant, pour compléter notre œuvre, à réunir, à classer les résultats que nous avons déjà brièvement exposés dans le cours de cet ouvrage, afin d'en former un faisceau capable d'amener la conviction chez ceux qui doutent encore.

Bien des médecins, malgré les remarquables travaux de Benoiston de Châteauneuf et Lombard (de Genève), de Blache, de Sée, de Bouvier, de Bonnet (de Lyon), de Bouchardat, semblent ignorer quelles ressources considérables la médecine est appelée à puiser dans une étude sérieuse de la science des mouvements, appliquée au traitement des affections pathologiques. Quelques-uns d'entre eux, absorbés par d'autres études et par d'autres soins, reportent, au grand détriment de leurs malades, toute leur attention sur un point plus curieux, à leur avis, de la matière médicale; quelques autres, après avoir essuyé dans la pratique quelques échecs, se trouvent découragés, perdent toute confiance dans ce nouveau remède, et font retomber sur la gymnastique tout le dédain qu'ils devraient garder pour le gymnasiarque incapable.

L'imperfection des méthodes, l'incapacité et l'insuffisance des maîtres, voilà les véritables causes qui font que les exercices du corps sont si rarement commandés par les médecins. Comment accorder de la confiance à celui qui sans autre titre que sa force, prétend diriger le développement physique de l'homme? Sans doute lorsqu'un pareil maître a pour élève un homme bien portant, le mal n'est pas bien grand, mais lorsque l'élève est épuisé par la maladie, qui donc peut admettre que ce professeur soit compétent? Mais, dira-t-on, il importe peu que ce professeur de gymnastique connaisse les premiers éléments d'anatomie, de médecine, d'hygiène, puisqu'il n'a qu'à se conformer aux indications des médecins? Malheureusement, il n'en est pas ainsi; car il est impossible au médecin de déterminer exactement la quantité d'exercice qui convient à chaque malade, et c'est au maître de gymnastique a y suppléer par son intelligence. Ling a bien essayé de créer une méthode de gymnastique dans laquelle le professeur n'a qu'à se conformer aux indications du médecin (1), mais malheureusement cette méthode est presque ignorée en France, d'ailleurs elle présente pour le praticien de sérieuses difficultés. De même en effet que l'on ne pourra jamais réduire à une formule mathématique les conditions de la santé, de même aussi, les exercices du corps ne pourront jamais être fixés d'une façon mathématique. Les circonstances qui influent sur la santé, comme sur les exercices du corps, sont trop nombreuses et trop variables, pour pouvoir être prévues; tout ce que l'on peut faire, c'est de connaître les circonstances actuelles, et d'agir en conséquence.

La physiologie nous a enseigné quelle était l'action de l'exercice musculaire sur les différents organes et les différentes fonctions de la vie; nous avons vu que sur le système nerveux cette action était sédative, c'est-à-dire capable d'en diminuer l'excitabilité morbide; c'est ce qui fait que l'exercice musculaire a été si vivement recommandé dans les névroses caractérisées à la fois par deux éléments solidaires, éréthisme et faiblesse; tellement combinés qu'en guérissant l'un on guérit l'autre. La gymnastique, qui rappelle la vitalité dans le système musculaire, qui excite et favorise la digestion, qui donne de la tonicité à tous les systèmes vasculaires, qui fait pénétrer plus facilement le sang dans tous les tissus et jusque dans les derniers ramuscules capillaires, qui sollicite par la succussion des

(1) Meding, *De la gymnastique médicale suédoise (système Ling)*. Paris, 1862.

viscères abdominaux la sécrétion des fluides gastrique, biliaire, et pancréatique; qui relève enfin toutes les forces organiques, est clairement indiquée pour neutraliser la faiblesse et supprimer l'éréthisme.

Les contractions des muscles qui entourent les épaules, les cavités thoracique et abdominale, régularisent les mouvements respiratoires, d'où l'introduction de l'air dans les poumons; il en résulte que la gymnastique trouve une nouvelle application thérapeutique dans les maladies de la poitrine, principalement dans celles qui dépendent de lésions organiques. Toutes les statistiques sont d'accord sur ce fait, mis en lumière par les recherches de Benoiston de Châteauneuf et de Lombard (de Genève), que la phthisie est bien plus fréquente chez les ouvriers exerçant une profession sédentaire, que chez ceux occupés à des professions actives, et cela dans le rapport (1) de 89 à 141. N'est-on pas en droit de conclure que l'exercice musculaire est en quelque sorte un correctif de cette fâcheuse tendance organique engendrée par l'inaction? Non moins utile dans le traitement des scrofules et du rachitis, la gymnastique n'est pas moins active dans la guérison des maladies provenant des aberrations de la nutrition, ou du développement de tissus accidentels et de corps étrangers au sein même de l'organisme. C'est ainsi que la polysarcie ou obésité, les concrétions urinaires et en général la diathèse urique n'ont pas de plus cruel

(1) O. du Mesnil, *Diction. de méd. et de chirurg. prat.*, pub. sous la direc. du docteur Jaccoud. Art. GYMNASTIQUE, p. 143, t. XVII. Paris, 1873.

ennemi. Les travaux remarquables du professeur Bouchardat ont établi d'une façon très-nette l'heureuse influence de la gymnastique, jointe à un régime approprié dans le traitement du diabète. Ses intéressantes recherches l'ont amené à conclure que l'utilisation des aliments féculents correspondait à l'utilisation des forces en plein air. Dans la prophylaxie du scorbut, nous avons vu que l'exercice musculaire jouait un grand rôle; qu'il nous suffise de rappeler à ce propos un fait signalé par le docteur Berthier dans son travail inaugural, et qui est tout à fait concluant. En 1633, sept Hollandais furent laissés au Groënland avec des vivres en abondance, et restèrent dans un repos complet pendant toute la durée de la saison froide; ils furent tous pris de scorbut. Trois années auparavant (1630), des Anglais qui avaient été abandonnés par leurs compagnons, sans aucune nourriture, sur le même sol, et qui pour vivre avaient été obligés de chasser et de se donner beaucoup de mouvement, avaient tous échappé à la maladie (1).

Dans les convalescences consécutives des blessures et des solutions de continuité, la gymnastique ou plutôt les exercices musculaires produisent de bons effets. Bonnet (de Lyon), sous le nom de *fonctionnement partiel* et *élémentaire*, a créé toute une méthode de traitement, comprenant les exercices les plus simples des articulations, méthode qui, paraît-il, lui a donné de bons résultats.

(1) Berthier, *De l'exercice musculaire comme moyen thérapeutique*. Thèse, 1862.

On a également indiqué les exercices musculaires dans les déplacements, en particulier dans les luxations déjà réduites. Toutefois, dans les déplacements des parties molles, tels que les hernies simples ou étranglées, et les étranglements internes, les exercices actifs se trouvent clairement contre-indiqués.

Quelques auteurs remarquables, en particulier le professeur Gosselin, ont pensé avec raison à employer les exercices du corps, de concert avec les moyens pharmaceutiques, dans les maladies virulentes, telles que la rage. Nous avons vu d'autre part quel rôle jouent les exercices passifs, produits sous l'influence du courant électrique, dans le traitement des paralysies en général et spécialement des paralysies consécutives aux empoisonnements saturnins.

M. Bouvier, dans ses excellentes *Leçons cliniques sur les maladies chroniques de l'appareil locomoteur*, a précisé, autant que la chose est possible, jusqu'à quel point les exercices musculaires conviennent dans les déformations du squelette; la cyphose, la lordose et la scoliose ont tour à tour attiré l'attention de l'éminent chirurgien, dont nous donnerons plus loin les opinions.

**Introduction de la gymnatisque dans les hôpitaux.** — Jusqu'ici, dans les hôpitaux, on s'est contenté d'appliquer les exercices musculaires au traitement des névroses des fonctions cérébrales, telles que la chorée, l'épilepsie, l'hystérie, l'aliénation mentale et l'hypochondrie, et au traitement des lésions organiques d'origine scrofuleuse. En 1847, le premier gymnase médical fut fondé à l'hôpital des enfants, grâce aux soins empressés et intelligents de M. N. Laisné, à qui l'administration de l'assistance publique avait confié cette honorable mission. Cet essai, qui dura quatre mois, donna de si bons résultats pour les sujets scrofuleux, que l'administration fit de nouveaux frais de matériel, et que bientôt les exercices gymnastiques s'étendirent aux enfants choréiques. Quelque temps après, M. N. Laisné créa un nouveau gymnase à l'hôpital de la Salpêtrière, pour le traitement des femmes épileptiques et hystériques. Le succès répondit bientôt à ses efforts, et une notable amélioration fut constatée par les médecins dans l'état sanitaire des malades. Depuis lors, les ressources se sont accrues, des machines ont été établies à l'hôpital des Enfants, qui possède aujourd'hui deux gymnases, l'un couvert pour la mauvaise saison, l'autre en plein air pour la saison d'été. De nombreux rapports, des mémoires, des articles de journaux, ont fait ressortir tous les avantages que l'on pouvait tirer de cette innovation thérapeutique.

**Traitement des névroses.** — On désigne, en médecine, sous le nom de *névroses*, des maladies qui affectent les fonctions locomotrices, cérébrales, digestives, circulatoires et respiratoires, et qui sont caractérisées, par l'absence de fièvre et de lésions physiques des organes.

Fréquentes dans les grandes villes, principalement chez les individus adonnés à des travaux intellectuels, et chez les femmes qui passent leur vie dans l'inaction, les névroses sont très-rares chez ceux qui s'occupent de travaux manuels ou qui mènent une vie active.

Ce fait nous montre déjà quelle est l'influence de l'activité musculaire sur le développement de ces maladies. Toutefois nous ajouterons que s'il est vrai que l'exercice soit un des meilleurs moyens pour leur échapper, il n'est pas moins certain que l'exercice puisse les faire disparaître lorsqu'elles existent. L'exercice musculaire joue donc ici le rôle d'un agent prophylactique et curatif.

**Névroses des fonctions locomotrices. Chorée.** — Dès le mois de novembre 1847, c'est-à-dire quatre mois après l'introduction de la gymnastique dans les hôpitaux, le docteur Bouneau ajoutait, à la suite d'un rapport adressé aux membres du conseil général des hôpitaux et hospices civils de Paris, cette note particulière : « Nous avons appliqué la gymnastique à d'autres maladies que les scrofules. Des essais tentés contre plusieurs affections nerveuses, la chorée principalement, ont donné de bons résultats et en promettent de meilleurs. » Dans un second rapport dressé par les mêmes médecins en 1849, la guérison d'un certain nombre de chorées (danse de Saint-Guy), due à l'emploi exclusif de la gymnastique et des exercices du corps sagement combinés, fut constatée officiellement. La même année, fut couronné à l'Académie de médecine un ouvrage du docteur Sée (1), dans lequel l'efficacité de la gymnastique était mise en parallèle à son avantage avec les mé-

(1) Sée, *De la chorée, Rapport du rhumatisme et des maladies du cœur avec les affections nerveuses et convulsives* (*Mém. de l'Acad. de méd.* Paris, 1850, t. XV, p. 375-525).

thodes de traitement précédemment employées. Plus tard, de nouvelles recherches des docteurs Blache (1), Becquerel (2), Parrot (3), sont venues compléter les données encore incertaines que l'on possédait, et préciser l'action thérapeutique des exercices musculaires dans cette névrose des fonctions locomotrices, dans cette espèce de *folie musculaire*, comme l'a si bien appelée M. le docteur Bouillaud.

D'après M. Blache, 108 cas de chorée ont été soumis au traitement de la gymnastique. Sur ce nombre 100 étaient au début de l'affection, 8 seulement en récidive; on peut diviser ces cas en deux catégories, suivant l'intensité de la maladie : 34 cas d'intensité moyenne, 74 où l'agitation était aussi violente que possible.

Les 34 de la première classe ont tous guéri sans exception, dans une moyenne de vingt-six jours et de dix-huit séances. Sur les 74 cas plus graves, soixante-huit ont également guéri en quarante-cinq jours, et trente et une séances. Restent donc, sur le total de 108, les cas qui peuvent être considérés comme des insuccès, bien qu'il s'agisse de chorée chronique dont la guérison a fini par être obtenue, mais en cent vingt-deux jours et soixante-treize séances. En disposant notre calcul autrement, nous aurions 102 guérisons en trente-neuf jours de traitement, et six en cent vingt jours (4).

(1) Blache, *Du traitement de la chorée par la gymnastique*. (*Mém. de l'Acad. de méd.*, t. XIX, p. 598-608. Paris.)

(2) Becquerel, *Gazette des hôpitaux*, n° 128, jeudi 6 novembre 1851.

(3) Parrot, *Gaz. des hôpit.*, n° 7, mardi 19 janvier 1858.

(4) Blache, *loc. cit.*

M. Bouvier (1), mettant en regard de ces résultats ceux obtenus par les médications pharmaceutiques, telles que les bains sulfureux, et surtout le sirop de sulfate de strychnine (2), a démontré d'une façon évidente que dans la plupart des cas la gymnastique ne le cède en efficacité à aucun des autres modes de traitement de la chorée, et qu'elle n'a point les inconvénients attachés à plusieurs d'entre eux.

Ce qui s'oppose, chez les choréiques, au libre accomplissement des mouvements volontaires, c'est en premier lieu l'action insuffisante ou mal réglée des muscles principaux destinés à les produire, c'est ensuite et surtout le défaut de mesure convenable dans l'action des antagonistes ou modérateurs du mouvement. Que le malade veuille produire un mouvement de flexion, il y parvient ordinairement, si l'agitation n'est pas extrême; mais presque aussitôt les extenseurs, par un excès de contraction, déterminent un mouvement inverse, et cette alternative se répète aussi souvent que l'effort de la volonté se reproduit, ce qui n'exclut pas d'ailleurs les contractions choréiques de muscles collatéraux, si la région en est pourvue. Ce seront les fléchisseurs qui à leur tour entraveront les efforts du sujet, si c'est l'extension qu'il veut produire, car tous les muscles, quoique à divers degrés, peuvent obéir un instant à la volonté, et la contrarier lorsqu'elle

(1) Bouvier, *Mém. de l'Acad. de méd.*, 1854-1855, t. XX, p. 833 et suiv.

(2) Moynier, *Du traitement de la chorée* (*Arch. gén. de méd.*, juillet 1854), et *De la Chorée*, thèse, 1855.

s'adresse à leurs antagonistes. De là ce caractère assigné par M. Sée à la chorée, l'impuissance de maintenir les muscles dans un état d'*équilibre permanent;* de là ces contorsions bizarres dans tous les actes de la locomotion volontaire, ces efforts exagérés, dépassant le but au lieu de l'atteindre, dans la lutte des muscles animés par la volonté, avec leurs antagonistes agissant malgré elle; de là cette agitation perpétuelle des leviers osseux, comparable à celle du levier des balances folles (1).

Deux choses se trouvent indiquées pour mettre fin à cet état : 1° rendre à la volonté son empire sur les contractions musculaires, ou autrement dit régulariser les mouvements; 2° refaire en quelque sorte la constitution des enfants choréiques, qui habituellement sont anémiques ou chloro-anémiques (2). La gymnastique réunit en elle tout ce qui peut augmenter l'empire de la volonté sur le système musculaire. La régularité des mouvements, leur mesure, leur rhythme marqué par la division des temps ou par le chant, sont autant de circonstances qui tendent à faire disparaître l'action nerveuse pathologique. Or, du moment que les malades sont parvenus à régler l'action musculaire pendant les exercices, on comprend qu'ils ne tardent pas à la maîtriser aussi dans tout autre moment. L'habitude morbide s'efface ainsi par degré, à mesure que l'habitude physiologique reprend son pouvoir normal.

**Exercices gymnastiques applicables au traitement**

(1) Bouvier, *Ouvrage déjà cité.*
(2) Blache, *Ouvrage déjà cité.*

**de la chorée.** — Voici maintenant par quelle série d'exercices doit passer un choréique que nous supposerons couché dans un lit en forme de boîte et parfaitement rembourré, où il est agité des mouvements les plus bizarres et les plus désordonnés, ne pouvant se tenir un instant debout, laissant échapper tous les objets confiés à sa main, et incapable d'exprimer sa pensée par la parole. Dans un tel état, la volonté du sujet est impuissante; on ne peut en quelque sorte lui rien demander, et la gymnastique doit être toute passive. Le professeur, aidé de trois ou quatre de ses élèves les plus intelligents, fixe le petit malade sur son lit, dans le décubitus dorsal, et le maintient dans l'immobilité pendant dix à quinze minutes. Puis il commence des massages à pleine main et longtemps répétés, sur les membres supérieurs et inférieurs, et sur le pourtour de la poitrine. Au massage succèdent des frictions énergiques sur les mêmes parties. Des manœuvres semblables sont ensuite pratiquées à la partie postérieure du tronc, et principalement à la nuque et sur les masses musculaires des gouttières vertébrales. Une séance de cette nature dure environ une heure, et on la répète pendant trois ou quatre jours de suite. Chaque fois on constate un amendement dans le désordre des contractions; l'enfant témoigne qu'il en éprouve beaucoup de bien-être, et s'il était précédemment (ce qui arrive quelquefois), privé de sommeil, il peut enfin dormir d'une manière plus calme. Les jours suivants, sans interrompre complétement le massage, on commence par faire exécuter des mouvements très-réguliers et parfaitement rhythmés. Ainsi, supposons les bras étendus en supination le long du tronc, le professeur saisit les poignets, plie l'avant-bras sur le bras, porte celui-ci directement en avant et en haut, puis replace l'avant-bras dans l'extension; arrivées au bout de cette course, les mains se trouvent élevées parallèlement au-dessus de la tête; de là elles sont ramenées à leur point de départ, toujours suivant une mesure à trois temps bien accentuée. Cette manœuvre est exécutée un grand nombre de fois avec beaucoup de régularité. Les extrémités inférieures sont soumises à leur tour à des mouvements analogues, la jambe est pliée rapidement sur la cuisse, celle-ci sur le bassin, puis l'une et l'autre sont placées dans l'extension, suivant une mesure à deux temps.

Il est clair que le massage et les frictions activent singulièrement les phénomènes intimes de la nutrition dans les tissus sous-jacents de la peau. Les muscles semblent, au commencement, tout à fait passifs. On plie et l'on étend les membres du malade sans que sa volonté concoure à ces effets; souvent même on ne les obtient qu'en employant une certaine force. Mais, au bout de deux ou trois séances, quelquefois même après la première, la main du professeur suit les contractions qui viennent à son aide d'une manière régulière. La volonté n'avait plus qu'un faible empire sur le système musculaire; chaque jour, cet empire augmente en même temps que les mouvements anormaux vont en diminuant de fréquence et d'intensité.

Dans les premiers jours, on s'aperçoit assez souvent

que les articulations de la main au niveau du carpe, du poignet, du coude et les autres sont douloureuses quand on leur imprime des mouvements un peu forts. Ces arthralgies, qui, d'après M. Sée et M. Botrel, sont de nature rhumatismale, ne sont nullement une contre-indication du traitement gymnastique et disparaissent complétement après un petit nombre de séances.

Au bout de huit à dix jours de ces exercices passifs, l'amélioration est déjà des plus marquées; l'enfant, que nous avons supposé dans un état extrême, ce qui n'est pourtant pas rare, peut parler d'une manière intelligible, il commence à manger seul, et parcourt tant bien que mal une partie de la salle. Dès lors on le fait descendre au gymnase, où il prend part aux exercices, sous la surveillance du maître ou d'un élève moniteur.

Ces exercices sont gradués, et ont pour but la production régulière et souple des mouvements physiologiques du tronc et des membres, mouvements dans lesquels l'attention et la volonté sont mises en éveil et à contribution, au moins autant que les forces physiques. Un grand nombre de manœuvres se font en commun, et pendant leur exécution, le maître et les élèves chantent un air à deux ou trois temps, très-accentué, suivant que l'exercice lui-même se décompose en deux ou trois temps. Les petits malades, rangés par peloton, sont entraînés par le rhythme et l'imitation. C'est ainsi que s'opèrent plusieurs espèces de marches, de courses, et de mouvements des membres pectoraux. Il y a, pour exercer les dernières parties, ainsi que les muscles de la partie supérieure du tronc, plusieurs instruments faciles à se procurer, parmi lesquels nous citerons les haltères, les barres à sphères dites brachio-pectorales, etc.

D'autres exercices sont individuels et exécutés par chaque enfant, suivant sa force, sous la direction du maître ou d'un élève déjà instruit. Tous ont pour résultat de forcer l'attention. A l'échelle orthopédique, l'enfant reste suspendu par les mains et fait des efforts pour vaincre les contractions morbides et ne pas lâcher prise. On est souvent obligé, dans les commencements de l'aider en appuyant sur les mains qui tiennent le barreau et ayant soin de lâcher aussitôt qu'il est fatigué. A la balançoire brachiale, les extrémités supérieures, le tronc, les membres abdominaux, sont soumis à des mouvements alternatifs de flexion et d'extension, en même temps que le malade s'applique à ne pas quitter la traverse.

L'esprit d'ordre et de discipline a sur les enfants l'influence morale la plus salutaire. L'attention, le zèle du professeur, son adresse extrême secondés par l'usage des moyens de sûreté employés dans le gymnase, ont prévenu toute espèce d'accidents, et sous ce rapport, la mère de famille la plus méticuleuse pourrait être pleinement rassurée. Pendant les dix premiers jours, les enfants se livrent avec ardeur aux exercices, ils sont désireux de bien faire, leur caractère semble heureusement modifié; ils deviennent gais, plus ouverts et en même temps plus dociles. Les fonctions organiques subissent dès lors une remarquable influence, l'appétit devient plus vif, impérieux, et l'on doit s'empresser d'y satisfaire en augmentant la proportion des aliments; les forces musculaires s'accroissent et déjà semble apparaître un peu d'embonpoint. A partir du dixième ou douzième jour, l'amélioration subit un temps d'arrêt. Il faut alors soutenir la volonté, le courage, d'autant mieux que ce sont les enfants doués de la meilleure volonté, de plus d'intelligence et de docilité, qui font les progrès les plus rapides.

Après quelques jours de cette résistance à la maladie, on voit un nouvel amendement se montrer, et l'on peut être sûr qu'à partir de ce moment la guérison sera prompte et radicale. C'est en effet ce qui a lieu, et les enfants choréiques soumis à ce traitement non-seulement n'ont plus de mouvements irréguliers, mais encore acquièrent une grande souplesse.

Tous les avantages du traitement de la chorée chez les jeunes sujets se trouvent réunis sous forme de conclusion dans le rapport de M. Blache; nous ne croyons pas inutile de les rapporter ici :

1° Aucun des modes de traitement appliqués à la danse de Saint-Guy n'a donné un nombre de guérisons aussi considérable que la gymnastique, soit seule, soit associée aux bains sulfureux.

2° La gymnastique peut être employée dans presque tous les cas sans qu'on soit arrêté par les contre-indications qui se présentent à chaque pas dans l'usage des autres médications.

3° La guérison est obtenue dans un nombre moyen de jours à peu près égal à celui que réclame l'emploi des bains sulfureux; mais elle semble plus durable et la sédation se montre dès les premiers jours.

4° En même temps que le désordre des mouvements disparaît, la constitution des enfants s'améliore d'une manière très-sensible, et les malades sortent guéris non-seulement de la chorée, mais encore de l'anémie qui l'accompagne le plus souvent.

5° Les exercices gymnastiques, que l'on pourrait de prime abord croire périlleux, surtout eu égard à l'état des enfants qui s'y livrent, n'offrent aucune espèce de danger, et de plus ils peuvent être mis en œuvre sans inconvénient dans toute saison, avantage que n'ont pas les bains.

6° Il est fort important de diviser les exercices en deux catégories : 1° les exercices dits passifs qui peuvent être seuls employés dans la période de l'affection où la volonté n'a pas de prise sur les puissances musculaires; 2° les exercices actifs, que les enfants exécutent d'eux-mêmes avec ou sans l'aide de machines.

**Tétanos.** — Le tétanos est une maladie terrible dont la terminaison la plus fréquente est la mort; qu'il naisse spontanément ou qu'il soit consécutif de blessures, le tétanos ne provient pas de lésions organiques déterminées. Quelques auteurs ont cru que cette maladie provenait de lésions inflammatoires observées soit dans la moelle, soit dans ses enveloppes; mais ce fait n'est pas encore parfaitement établi, puisque le tétanos peut exister sans elles, et que d'autre part elles peuvent exister sans lui. Commune dans les pays chauds et dans les pays froids, cette maladie est le résultat fréquent de piqûres, brûlures, blessures d'armes à feu, etc. Elle débute généralement par la contraction graduelle des muscles élévateurs de la mâchoire inférieure, qui se trouve serrée contre la supérieure au point que les efforts les plus violents ne peuvent en déterminer l'écartement, c'est ce qui constitue le *trismus*. Le plus souvent, la rigidité s'étend aux autres muscles de la face, du col, puis gagne les muscles du dos, de l'abdomen et des membres, de sorte que tout le corps se trouve dans un état de rigidité douloureuse tel qu'il forme un tout inflexible (tétanos tonique.) Le corps, pendant la durée des accès, est incurvé en avant, en arrière, à droite ou à gauche. La peau conserve sa température naturelle ou présente parfois une chaleur âcre et brûlante; le pouls est naturel, fréquent ou dur, ce qui coïncide surtout avec les exacerbations du spasme douloureux. La face est animée et exprime une douleur tout à fait spéciale (facies tétanique). Les yeux sont fixes et brillants les pupilles ordinairement dilatées. Le corps se couvre d'une sueur visqueuse; la déglutition est difficile et même impossible, de même que l'articulation des mots, la respiration est laborieuse; le malade éprouve par accès d'horribles douleurs analogues à des crampes, et qui se réveillent aux moindres impressions, quelquefois au simple contact. Au milieu de ce désordre, les facultés intellectuelles demeurent intactes; le délire indique une complication cérébrale plus commune dans le tétanos traumatique.

Les moyens que l'on oppose à cette cruelle et terrible

maladie réussissent bien rarement, cependant ils sont énergiques. Lisfranc a guéri un tétanique en dix-neuf jours en faisant dix-neuf saignées et en lui appliquant sept cent soixante-douze sangsues (1). L'opium à haute dose (2 à 3 grammes en 24 heures) produit quelquefois de bons effets. Le curare, l'acétate de morphine, etc., ont été successivement vantés et employés par différents praticiens. — Le professeur Cruveilhier, ayant remarqué que ni les centres nerveux, ni les membranes qui les enveloppent, n'étaient affectés, dans la plupart des cas de tétanos, et que la mort avait lieu par asphyxie, lorsque le spasme s'empare des muscles qui président à la respiration, à la déglutition, à la phonation, se demanda s'il ne serait pas possible de substituer à la contraction convulsive une contraction volontaire permanente, et pour ainsi dire acharnée des muscles; c'est ainsi qu'il fut amené à introduire la gymnastique comme mode de traitement dans le tétanos. Voici du reste une observation rapportée (2) par l'éminent professeur, dans laquelle nous trouvons une heureuse application de cette nouvelle méthode.

« Un paysan jeune et vigoureux était monté sur un arbre pour en abattre une grosse branche; celle-ci étant à moitié coupée, le malheureux perdit l'équilibre et, dans sa chute, le pouce de sa main gauche, saisi dans la fente qui résultait de cette section incomplète, fut violemment séparé de la main. Cinq jours après, je fus appelé auprès de ce blessé et je constatai un tétanos

(1) A. Nélaton, *Éléments de pathologie chirurgicale*, t. I, p. 119

(2) Cruveilhier, *Traité d'anatomie pathologique*, t. I, p. 154.

bien caractérisé. Des saignées, des purgatifs drastiques furent alternativement prescrits pendant deux jours sans aucun succès. Sueurs continuelles, pouls très-petit, extrêmement fréquent; secousses convulsives des muscles de la respiration et de la déglutition, répétées toutes les dix et quelquefois toutes les cinq minutes; la durée de ces secousses se prolonge de plus en plus. Le malade a la conscience d'une fin prochaine, et me dit qu'il est perdu, si je ne me rends pas maître de ces convulsions qu'il appelle son *sanglot*. Le patient était plein de vie et de courage; j'ose lui promettre la guérison à la condition qu'il se soumettra à tout ce que j'ordonnerai. Je me plaçai au-devant de lui et je l'engageai à respirer en mesure, en faisant des inspirations aussi profondes que possible. Pour le diriger dans ce fatigant exercice, je me mis à battre devant lui la mesure à deux temps. Pendant une heure que je restai là, aucune crise de suffocation, de strangulation n'eut lieu. Je me fis remplacer par des aides qui se relevèrent successivement.

» Au bout de quatre heures, le malade tomba dans un profond sommeil. A son réveil, on recommença ce même moyen qui fut suivi du même repos. Cet exercice ayant été suspendu, il y eut quelques exacerbations qui cédèrent bientôt. Ce malade a parfaitement guéri. »

Il se passe ici quelque chose d'analogue à ce qui a lieu dans la chorée, dont on fait cesser les contractions convulsives au moyen d'exercices passifs ou actifs; dans l'une et l'autre circonstance, en effet, en forçant un muscle à obéir à l'impulsion d'une volonté toujours agissante, on arrive à l'arracher à l'empire d'une cause convulsive. Si on compare entre eux les différents moyens de traiter cette maladie, on voit que celui dont s'est servi le savant professeur est à coup sûr le moins dangereux, on est donc en droit de s'étonner qu'il n'ait point été suivi ou du moins soumis à de nouvelles expériences.

**Névroses des fonctions cérébrales. — Épilepsie.** — L'épilepsie, désignée généralement sous le nom de *haut mal* ou *mal caduc*, peut être considérée comme une névrose cérébrale intermittente, caractérisée par des attaques convulsives de courte durée : perte subite et complète de connaissance, insensibilité absolue, fixité ou rotation des yeux, immobilité des pupilles, turgescence et lividité de la face, écume et distorsion de la bouche, serrement des poings, le pouce étant fléchi dans la paume de la main.

Cette maladie est, dit-on, engendrée fréquemment par la frayeur, la colère, la tristesse, la masturbation; dans la plupart des cas, l'attaque est annoncée par des symptômes précurseurs : tristesse, céphalalgie, hallucinations, crampes. Au moment de l'accès, le malade tombe roide, ordinairement sur le dos, en poussant un cri, la face devient rouge et livide, l'écume remplit la bouche, tous les muscles acquièrent une rigidité tétanique. Les jugulaires se gonflent, la tête reste inclinée dans un sens, le spasme des mâchoires peut blesser la langue, la respiration est entrecoupée, le cœur bat avec force et rapidité, les urines, le sperme, les excréments sont parfois expulsés involontairement.

Le traitement pendant l'accès consiste à contenir le

malade de peur qu'il ne se blesse; parfois, lorsque la congestion vers la tête est trop considérable, une saignée peut être utile. Quant au traitement spécial de l'épilepsie, il varie suivant la cause présumée de la maladie. On a beaucoup vanté la valériane, l'oxyde de zinc, l'opium, le camphre, le musc, le nitrate d'argent, le quinquina peut réussir dans les cas d'intermittence bien dessinée; mais tous ces remèdes deviennent souvent superflus et même dangereux.

**Hystérie.** — L'hystérie, chez les femmes, est caractérisée par les troubles nerveux les plus divers, principalement par des spasmes, et la sensation d'une *boule* qui, partant de l'utérus, remonte jusque vers la gorge où se développe un sentiment de constriction et d'anxiété extrême.

Les fonctions digestives sont généralement perverties, et les appétits les plus bizarres se manifestent qui portent les femmes hystériques à manger les choses les plus repoussantes. Des palpitations fréquentes, une toux sèche et convulsive accompagne souvent ces troubles digestifs. La tristesse, l'irascibilité sont au comble, les douleurs utérines fréquentes. Les malades se plaignent d'éprouver la sensation d'un clou (*clou hystérique*) pénétrant dans le crâne. Les accès convulsifs sont plus ou moins fréquents. L'affection hystérique peut durer plusieurs années, elle atteint surtout les femmes dont l'intelligence est cultivée et dont le tempérament est nerveux.

Les hommes présentent un état analogue à celui-ci, caractérisé par des craintes vagues, une tristesse continuelle, des palpitations, des maux de tête, des troubles digestifs, etc.

Il est reconnu que pour l'épilepsie et l'hystérie, les agents de la thérapeutique proprement dite ne sont que d'insuffisants palliatifs, tandis que les mouvements, les distractions, et un régime approprié l'emportent sur tout le reste. Peut-être serait-ce trop présumer que d'attribuer d'une manière absolue à l'emploi de la gymnastique la vertu de guérir l'épilepsie; mais il est certain à en juger par les essais qui ont été tentés en 1851, à l'hôpital de la Salpêtrière, que ce moyen thérapeutique a pour résultat de diminuer considérablement la fréquence des accès, ce qui est déjà un succès réel. On cite d'ailleurs des exemples de guérisons complètes; une ancienne malade dont les accès avaient cessé fut admise comme fille de service dans l'établissement (1). C'est encore à M. Laisné qu'avait été réservé l'honneur de diriger les exercices gymnastiques des épileptiques de la Salpêtrière. Des remercîments publics sont dûs à cet homme de bien pour le dévouement qu'il a toujours mis au service de la science et pour les remarquables résultats qu'il a obtenus au profit de ceux qui souffrent.

Dans l'hystérie, les marches, les voyages dans les montagnes, etc., concourent beaucoup au rétablissement des forces et de la santé, non moins par l'action que ces exercices produisent sur l'organisme que par la distraction qu'ils procurent à l'esprit. L'exercice modéré ne saurait trop être recommandé aux femmes hys-

(1) *Compte moral administratif*, publié par l'Assistance publique pour l'exercice 1851.

tériques. A quelques-unes il faut conseiller de s'adonner au jardinage, de bêcher la terre, de sarcler le jardin, et d'arroser les fleurs; à d'autres pour qui des exercices plus actifs sont indispensables, il faudrait recommander de frotter l'appartement, et même de fendre ou scier du bois.

**Hypochondrie.** — L'hypochondrie est une névrose cérébrale qui, d'après le docteur Dubois d'Amiens (1), n'est autre qu'une attention persévérante et concentrée de l'esprit sur l'état de nos propres organes, qui bientôt deviennent réellement malades. Fille du luxe et de l'oisiveté, l'hypochondrie est la folie des égoïstes; on peut la définir la monomanie des maladies, comme le délire ambitieux est la monomanie des honneurs que le malade croit posséder. Rien de plus variable que les symptômes éprouvés par les hypochondriaques; le plus souvent les fonctions digestives sont troublées, et la physionomie prend un caractère tout particulier d'inquiétude et de souffrance. Chez quelques-uns le teint pâlit, chez d'autres il persiste dans tout son éclat. Certains se plaignent de maux de tête intenses, de vertiges et de tintements d'oreille, d'autres de lassitude, de douleurs vagues, de frissons, de tremblements. Presque tous finissent par devenir d'une extrême susceptibilité à l'impression des agents physiques et moraux; la moindre variation de température les affecte, la plus petite contrariété les irrite et les malades s'en aperçoivent eux-mêmes. Leur

(1) Dubois d'Amiens, *Histoire philosophique de l'Hypochondrie et de l'Hystérie*. Paris, 1837.

sommeil est léger et agité, ils sont préoccupés d'idées sombres et de pressentiments sinistres. L'impuissance des remèdes ne détruit en rien leur confiance dans la médecine, mais bien celle dans le médecin ; aussi les voit-on souvent adopter les recettes les plus ridicules, et se soumettre au traitement le plus rebutant. Sans cesse ils étudient ce qui se passe en eux avec une patience et une persévérance infatigables, et rendent compte de leurs sensations avec une exagération véritablement outrée. Leur santé est le centre immuable auquel aboutissent tous leurs entretiens.

Le traitement de cette singulière maladie qui rend l'homme insupportable à lui-même et aux autres, doit être tout à la fois moral et thérapeutique. Nous ne parlerons pas du traitement moral; quant au traitement thérapeutique, le premier remède qu'il comporte est, sans contredit, l'exercice musculaire, qui dissipe les spasmes et autres symptômes, dont la faiblesse générale est la principale cause, et rend le calme à l'esprit. La fatigue qui accompagne ces exercices procure un sommeil profond qui contribue puissamment à élever les forces et à diminuer les attaques du mal.

J'ai connu un malade, dit le docteur Ribes (1), qui ne se plaignait d'aucune douleur, mais qui avait perdu totalement l'appétit, il n'avait plus l'amour du travail, il était extrêmement inquiet sur l'état de sa santé. Peu à peu il en était venu à se confiner dans sa chambre, plus tard dans son lit. Il ne voulait plus écouter de conseil, suivre de prescriptions. Il attendait le retour

(1) Ribes, *Traité d'hygiène thérapeutique*. Paris, 1860, p. 696.

d'un médecin fort connu dans le pays, persuadé que celui-là seul le guérirait. Ce médecin arriva, comprit l'état du malade et le trouva disposé à se soumettre d'une manière absolue à sa direction. La faiblesse musculaire et la maigreur étaient extrêmes, l'estomac digérait péniblement un léger bouillon. Le docteur fit attacher au plafond de la chambre une corde dont l'extrémité correspondait aux bras du malade qui ne pouvait bouger du lit, et il prescrivit à celui-ci d'exercer ses membres supérieurs au moyen de cette corde, en faisant effort pour soulever son corps, et de répéter cette gymnastique un grand nombre de fois le jour. La prescription fut exécutée ponctuellement par le malade avec la conviction qu'il guérirait, cet exercice devint sa grande occupation. Le moral s'améliora le premier, les digestions commencèrent bientôt à se faire un peu mieux, les forces s'accrurent, le malade se leva. Une corde à nœuds remplaça la première corde, et les exercices développèrent de plus en plus les forces, en perfectionnant les actes nutritifs. Le malade se hasarda à sortir, à faire des promenades, à s'occuper de son jardin, il travailla avec goût; il recouvra sa santé et reprit les habitudes de sa profession.

Le célèbre docteur R. Mead cite un fait plus curieux. Un académicien devient hypochondriaque par l'effet de son indolence, et il est accablé au point d'être réduit à garder le lit. Le mal augmentant de jour en jour, il annonce sa mort comme très-prochaine et ordonne de carillonner son glas à l'église voisine, afin de l'entendre lui-même avant de mourir. Dans sa jeunesse, il s'était quelquefois exercé à carillonner en musique. Qu'arrive-t-il? Il lui semble que le sonneur s'acquitte mal de son office; il s'impatiente, saute brusquement de son lit, s'habille, court au clocher et s'emporte pour montrer à l'ignorant sonneur la manière dont il faut sonner avec les doigts. Il revient en hâte chez lui et se recouche tout en sueur, comptant bien expirer un moment après; mais cet exercice forcé et cette sueur lui avaient rendu la vie et la santé.

Pinel rapporte des cas de guérison fort remarquables dus aux exercices du corps, dans les névroses qui nous occupent, et Whytt affirme qu'on administre en vain des moyens pharmaceutiques, si on néglige l'emploi de ces exercices.

**Maladies mentales.** — L'histoire des maladies mentales appartient autant au domaine de la philosophie qu'à celui de la médecine. Un des points les plus délicats de cette histoire réside dans la difficulté d'établir le moment où cesse l'état physiologique et où commence l'état morbide. C'est ainsi que de l'extrême irascibilité à la manie commençante, la nuance est difficile à saisir, de même que de la morosité à l'hypochondrie.

On distingue généralement, dans la folie, quatre formes principales : la *manie*, caractérisée par un délire avec exaltation qui s'étend à toutes sortes d'objets; la *monomanie*, ou délire borné à un seul objet; la *démence* ou délire caractérisé par la diminution de l'énergie des fonctions intellectuelles; enfin l'*idiotisme* ou démence congénitale. Quelle que soit la forme qu'affecte la maladie, tous les médecins s'accordent à reconnaître l'immense utilité des exercices musculaires ; le travail est en effet, et sera toujours une des grandes ressources du traitement des maladies mentales. Par la diversion qu'il introduit dans les idées, et par le but qu'il donne à la volonté, le travail favorise le retour des aliénés à leurs goûts primitifs.

D'après Pinel il existait, en Espagne, à Saragosse, un asile ouvert aux aliénés de tous les pays, dans lequel on voulait faire un contre-poids aux égarements de l'esprit par l'attrait de la culture des champs.

Dès le matin, dit-il, on voit les malades remplir les uns les offices de la maison, les autres se rendre dans leurs ateliers respectifs, le plus grand nombre se diviser en bandes sous la conduite de surveillants éclairés, et se répandre dans les divers points d'un enclos dépendant de l'hospice, pour y cultiver, suivant les saisons, le froment, les légumes, les plantes potagères ; soigner et recueillir les fruits, et retrouver le soir, dans l'hospice, le calme et le sommeil. « Comparez à cela, dit cet illustre médecin, l'agitation qui a lieu dans les cours de nos établissements publics d'aliénés. A Saragosse, l'expérience a appris que le travail est un des moyens les plus efficaces pour amoindrir ou même guérir les aberrations de l'esprit. Un jour, j'étais assourdi par les cris tumultueux et les actes extravagants d'un aliéné, on lui procura un travail champêtre, conforme à ses goûts, et dès lors je m'entretins avec lui sans observer aucun trouble, aucune confusion dans ses idées. Le calme régnait à Bicêtre, ajoute-t-il, lorsque les marchands de Paris fournissaient au plus grand nombre de nos malades un travail manuel qui fixait leur attention, et les attachait par l'appât du gain. »

Le travail appliqué aux aliénés exige certaines conditions. Entre tous, le travail des champs est préférable par suite de l'emploi d'une grande force physique, de la variété qu'il présente, des distractions qui y sont attachées. Les lois les plus strictes de l'hygiène, relatives aux exercices du corps, doivent être ponctuellement suivies lorsqu'il s'agit d'un aliéné, c'est-à-dire que le travail doit être proportionné aux forces de l'individu et qu'il doit être en rapport avec la situation du malade. Que celui qui fait travailler songe plus aux intérêts de l'aliéné qu'aux siens propres; que ses soins s'étendent jusqu'aux paresseux et aux maladroits, loin d'être bornés à ceux qui sont forts et capables.

Le travail manuel convient surtout au début de la convalescence des maladies mentales; mais lors même que la maladie affecte une forme aiguë ou une forme chronique, il présente encore d'utiles ressources. Abandonnés à eux-mêmes, les aliénés arrivent bientôt au dernier degré de la démence. L'agriculture est en première ligne parmi les travaux manuels, viennent ensuite les travaux variés des ateliers et les divers travaux de la maison (1). Les travaux manuels ou intellectuels ne conviennent pas indifféremment à tous les malades. Le travail, qui peut être un moyen cu-

(1) Joire, *Mém. statist. sur l'asile d'aliénés de Lommelet près Lille* (*Ann. d'hyg. publ. et de méd. lég.* Paris, 1852, t. XLVIII, p. 93).

ratif efficace, doit être prescrit à la dose convenable pour chacun. Il faut remarquer que les imbéciles et les idiots, plutôt que les aliénés, sont employés aux travaux productifs et sédentaires, qui semblent plus nuisibles qu'utiles. Ces imbéciles et ces idiots si longtemps rejetés par la société sont devenus aujourd'hui, par le moyen de l'éducation, des hommes, et même des hommes utiles : les résultats obtenus à Bicêtre en 1844 en font foi.

A ce point de vue la question fait chaque jour des progrès sous l'influence des sciences médicales. Toutefois elle ne sera tout à fait résolue que lorsque les gouvernements se préoccuperont des causes qui amènent la dégradation des populations et profiteront des indications que fournit la science. On constate aujourd'hui avec plaisir, en visitant les asiles publics d'aliénés et les maisons de santé spécialement consacrées au traitement des maladies mentales, que les malades se promènent dans des salles spacieuses ou dans des cours ombragées; que certains d'entre eux sont occupés à la culture des jardins ou même des champs, et qu'un grand nombre dans l'hospice remplissent utilement les fonctions qu'ils exerçaient avant d'y entrer, qu'ils causent et qu'ils jouent en travaillant, qu'ils obéissent à l'ordre de la maison, ordre d'autant plus grand qu'ils sont physiquement plus occupés. Dans quelques communes, l'hospice possède une ferme où les fous et les idiots sont employés à la culture; la culture les rend calmes, doux, laborieux. S'il y en a qui aient quelques dispositions pour les travaux mécaniques et même les travaux d'art, on leur facilite les moyens de s'y livrer. Des ateliers et des écoles se trouvent dans la maison ; on fait passer les malades des uns aux autres, afin d'entretenir plus longtemps leur activité et donner plus de fixité à leur attention ; mais en dernier résultat, recouvrent-ils la raison ? Il faut l'avouer, les guérisons complètes sont rares et s'opèrent lentement, bien que la maladie s'amoindrisse. En utilisant l'activité des malades, on les rend donc moins à charge à la société, dans laquelle d'ailleurs ils sont une cause de trouble. Pour éclairer leur intelligence et développer leur sens, on s'est servi de la musique, des couleurs brillantes, des formes, des nombres, des poses ; le tambour a marqué le pas, dirigé les mouvements, la danse et l'escrime sont venues leur donner de la précision ; les exercices gymnastiques ont accru la force de leurs membres, et un travail suivi a rendu cette force utile. Occupé tout le jour avec ses compagnons, l'idiot a fini par les aimer. Il a perdu insensiblement ses habitudes vicieuses, ses goûts anormaux, et son intelligence a commencé à s'éveiller. L'éducation physique a corrigé chaque jour un peu sa torpeur intellectuelle ; aujourd'hui on réussit à lui apprendre à lire, beaucoup écrivent, connaissent les éléments de l'arithmétique, de la géométrie ; il en est même qui étudient le dessin et la peinture.

« En résumé, dit M. Amb. Tardieu (1), par la gym-

(1) Amb. Tardieu, *Dict. d'hyg. publ. et de salubr.* Paris, 1854, p. 238, art. IDIOTS.

nastique proprement dite, et dirigée convenablement, on fortifie le système musculaire; par une excitation mécanique on exerce les muscles volontaires des membres, du tronc et de la face; par les dumb-bells (cloches muettes ou mils) et le balancier, on règularise les forces de la moitié du corps, d'où naît l'équilibre dans la station, la marche, etc.; par la gymnastique des sens, on met le sujet en communication précise et rapide avec lui-même, et avec les phénomènes extérieurs. On fait plus, on le prédispose à la vie intellectuelle par l'étude des *notions*, et les notions conduisent aux idées concrètes; par la parole, l'écriture et la lecture, on fait entrer le sujet dans le champ des abstractions, où les nombres lui donnent le sentiment des rapports qu'il devra établir avec ses semblables. Beaucoup d'enfants, abandonnés comme idiots peuvent être conduits jusque là, mais nul doute aussi qu'un certain nombre d'entre eux ne puisse jamais franchir la distance qui sépare les notions des idées, ou les idées concrètes des idées abstraites. Il en est de même un petit nombre sur lequel l'éducation ne pourra guère modifier que les habitudes les plus repoussantes, puisque ce sont ceux dont l'idiotisme est compliqué d'épilepsie, de paralysie, de rachitisme, de scrofules et de toutes ces maladies chroniques sur lesquelles la médecine elle-même a peu d'action. »

**Névroses de l'appareil digestif.** — Dans les névroses de l'appareil digestif, principalement dans les gastralgies opiniâtres, les moyens pharmaceutiques sont avantageusement remplacés par les exercices du corps. Que l'homme de lettres, toujours renfermé dans son cabinet, et dans les plus profondes méditations, quitte pour un instant ses habitudes sédentaires. Bien vite l'appétit reviendra, et ramènera la santé et la vie dans son organisme délabré. Les exercices quotidiens conservent aux fonctions digestives toute leur vigueur, bien mieux que tous les toniques connus. C'est là une vérité que l'expérience n'est jamais venue contredire.

**Névroses de l'appareil respiratoire et circulatoire.** — La gymnastique est moins efficace dans les névroses des appareils respiratoire et circulatoire, dans l'asthme et dans les palpitations de cœur par exemple. Toutefois, lorsque dans ces deux dernières maladies il n'y a pas de lésions organiques intenses, les exercices musculaires rendront de bons services.

## CHAPITRE II

### EFFETS THÉRAPEUTIQUES DES EXERCICES DU CORPS DANS DES MALADIES PROVENANT DE LÉSIONS ORGANIQUES, D'ABERRATIONS DE NUTRITION, DE TISSUS ACCIDENTELS OU ÉTRANGERS.

**Scrofules.** — Les scrofules, généralement désignées sous le nom d'*humeurs froides*, constituent une maladie essentiellement héréditaire, lente dans sa marche, multiple dans les effets qu'elle produit dans l'organisme. Dès l'enfance on la voit se manifester par des gourmes, l'irritabilité des muqueuses et un gonflement œdémateux du nez et de la lèvre supérieure. Plus tard se manifestent des accidents plus ou moins graves qui affectent la plupart des organes; la peau est le siége d'éruptions cutanées opiniâtres, les muqueuses présentent des catarrhes chroniques persistants, affectant le nez et causant ces incommodes accidents désignés sous le nom d'ozène, de punaisie; les paupières sont rouges, les yeux chassieux et dégarnis de cils. Le système lymphatique reçoit le contre-coup de la maladie; les ganglions, et surtout les ganglions sous-maxillaires, s'accroissent et forment des tumeurs indolentes qui finissent par suppurer, en donnant lieu à des cicatrices bien connues. Les os souvent se carient, de là des suppurations étendues et diffuses; parfois aussi ils se déforment.

La paresse générale des viscères, les engorgements des glandes, les déformations dont le système osseux est menacé, sont autant de circonstances qui indiquent le besoin des exercices musculaires. On ne saurait, sans les exercices, effacer la stagnation des matières viciées dans l'économie, et diminuer les écarts d'une nutrition mauvaise. Les exercices gradués pris en plein air, ou dans un gymnase couvert lorsque le temps l'exige, favorisent non-seulement la dépuration générale du système, mais encore travaillent à perfectionner la composition des solides et des liquides. Sans doute, les agents pharmaceutiques triomphent en général des accidents, mais l'hygiène seule peut venir à bout du vice général, et préparer une guérison radicale. Les toniques, les excitants, l'iode et ses préparations, si souvent conseillés, sont d'une utilité incontestable dans le traitement des scrofules; mais c'est surtout à la gymnastique qu'il faut avoir recours pour remédier à l'infériorité des appareils de la nutrition, infériorité qui forme le caractère principal de cette affreuse maladie. Nous irons même plus loin et nous ne craindrons pas d'affirmer que sans un exercice très-actif, les antiscrofuleux les plus vantés sont impuissants. Toutefois, il est important de remarquer que dans le dernier degré de la maladie, les exercices sont contre-indiqués à cause de l'excessive fatigue qu'ils produisent dans un organisme déjà épuisé.

Les exercices du corps ont été appliqués au traitement des scrofules à l'hôpital des Enfants malades, les rapports des médecins ont fait ressortir depuis longtemps tous les bienfaits qu'on était en droit d'en attendre.

C'est pour des raisons analogues que les exercices du corps sont nécessaires aux scorbutiques. Le but est aussi de régénérer les fonctions de la nutrition et de détruire la faiblesse générale; la nécessité de subvenir à ce double besoin est indiquée par la pathogénie même de la maladie.

**Phthisie pulmonaire.** — La phthisie pulmonaire, dit le professeur Bouchardat, est une maladie qui exerce les ravages les plus nombreux, choisissant surtout ses victimes dans cette partie de la population qui est arrivée ou qui va arriver à la période la plus active de la vie. C'est la principale cause de la mort prématurée de la classe ouvrière des grandes villes. C'est donc un problème social de la plus haute importance que de chercher à bien connaître l'origine de cette funeste maladie, car, les causes étant connues, il sera plus facile de prévenir cette cruelle affection qu'il ne l'est de la guérir (1).

L'insuffisance continuelle dans les aliments de calorification conduit à la tuberculisation pulmonaire par la continuité dans l'insuffisance de la production de chaleur, ou de l'exhalation d'acide carbonique eu égard aux besoins de l'organisation.

Le repos des forces musculaires, l'inertie, conduisent au même résultat que la perte ou l'insuffisance des aliments de calorification, diminution dans la production de chaleur animale, provenant d'un emploi incomplet des ressources introduites dans l'organisme. M. Chassinat (2), dans un important travail, cite ce fait remarquable, que d'un côté les habitants des campagnes, les individus employés à l'exploitation du sol, d'un autre côté les soldats, les marins, les vagabonds succombent en bien plus grand nombre dans les bagnes et les maisons de correction, que les condamnés ayant exercé des professions sédentaires. On ne peut donc se refuser d'admettre que la tubercu-

(1) Bouchardat, *Supplément à l'Annuaire de thérapeutique et de matière médicale* pour 1861, p. 37 et *passim*.

(2) Chassinat, *Études sur la mortalité dans les bagnes ou les maisons centrales de force et de correction*. Paris, 1840.

lisation pulmonaire sévisse avec plus d'intensité sur les individus qui passent soudainement d'une vie active à une vie recluse, que sur ceux qui passent continuellement leur vie dans l'action. Laennec parle d'un couvent dont toutes les religieuses mouraient en très peu de temps, à l'exception de celles qui avaient soin du jardin, de la cuisine ou de l'infirmerie. M. Leuret (1), étudiant la mortalité du Bon-Pasteur, a fait voir que sur le nombre des femmes entrant dans cet établissement, un tiers environ succombait à la phthisie pulmonaire. « Et cependant, il s'agit de femmes jeunes! Mais ces femmes, dit M. Leuret, ont abusé de la vie, éprouvé des privations, subi des traitements énergiques; plusieurs ne se sont décidées à se retirer du monde qu'après avoir vu leur santé en partie détruite, et leur existence menacée; elles viennent mourir dans une retraite qui leur offre l'espoir du pardon des fautes qu'elles ont commises. Le régime que les femmes suivent dans cette retraite n'est pas en rapport avec leur état de santé. La maison est salubre, la nourriture est suffisante et saine, mais les recluses ne font pas assez d'exercice. Elles ont parfois un peu moins de deux heures de récréation; elles passent ces deux heures dans le jardin, si le temps le permet; s'il pleut, elles ne sortent pas de toute la journée. Or le défaut d'exercice est, parmi les causes productrices de la phthisie pulmonaire, la plus fréquente et la plus meurtrière, ainsi que l'ont prouvé

(1) Leuret, *Fragments psychologiques sur la folie*. Paris, 1834.

les recherches de Laennec, Louis, Benoiston de Châteauneuf et Lombard de Genève.

M. Bouchardat pense que, comme dans beaucoup d'autres maladies chroniques, les soins hygiéniques sont d'autant plus efficaces dans la phthisie pulmonaire, que l'affection est plus récente et que les désordres sont plus bornés. Plus tard, lorsque l'irritation fluxionnaire accompagne la tuberculisation, lorsqu'il y a fonte tuberculeuse, des cavernes ou des ulcérations, les soins hygiéniques deviennent sinon inutiles, du moins insuffisants, tandis que les moyens pharmaceutiques deviennent absolument nécessaires. Parmi les soins hygiéniques, en première ligne se placent les exercices du corps.

Plusieurs médecins ont prétendu que la consomption pouvait être l'effet d'une irritation nerveuse du poumon, et Stahl considérait l'équitation comme un remède à mettre en usage dans la phthisie par atonie, avec symptômes d'hypochondrie, c'est-à-dire, dans laquelle le système nerveux et les passions tristes jouent un rôle considérable.

La navigation a de tout temps été considérée comme utile aux phthisiques; mais peut-être une partie des bons résultats que produit cet exercice ne tient-elle qu'aux impressions nouvelles, aux distractions, aux plaisirs qui s'associent au déplacement. Pline a cité des guérisons obtenues par ce moyen, et Galien avait coutume d'envoyer les phthisiques à Alexandrie. Les habitudes du pays et le ciel de l'Égypte, expliquent mieux que la navigation l'amélioration observée sur les malades; mais la navigation, en tant que gestation passive, peut parfaitement avoir contribué à la production de ces effets. Que si l'on considère la navigation par rapport aux mouvements des bras et aux efforts du thorax, que fait par exemple le rameur qui conduit une barque, la chose est toute différente; l'exercice est alors des plus actifs, et doit avoir sur les organes pulmonaires une très-grande influence, trop grande assurément pour convenir dans des conditions où un effort peut donner lieu à des crachements de sang ou à une congestion sanguine.

Dans le traitement prophylactique de la tuberculisation pulmonaire, réveiller la vitalité des fonctions de la peau est une des conditions les plus indispensables pour régulariser la dépense des aliments de calorification, et principalement des corps gras qui doivent faire la base du régime alimentaire. L'exercice concourt efficacement au but de rappeler la chaleur à la peau; mais cela ne suffit pas, des frictions journalières avec des linges humides, puis de vives frictions avec des linges secs et la brosse en caoutchouc de Galante, suivies de massage avec la main enduite de quelques gouttes d'huile d'olive parfumée au benjoin, paraissent avoir une grande utilité. Pendant l'été, chez nous et dans les pays chauds, toujours pour favoriser la dépense des aliments de calorification, il est indispensable d'avoir recours à quelques-uns des procédés de l'hydrothérapie, et cela avec constance. Dans certaines conditions, un ou deux bains de mer par jour, de très-courte durée, suffisent pour que la réaction soit complète; dans d'autres, il faut se contenter d'une ou deux ablutions avec de l'eau froide; dans tous les cas, l'emploi de l'eau froide devra être suivi de très-vives frictions sèches et d'exercices du corps (1).

J. B. Th. Baumès (2) regarde la gymnastique comme un puissant moyen de conserver les enfants, et de prévenir les fluxions dont leurs organes respiratoires sont l'aboutissant; toutefois le médecin doit en préciser soigneusement l'application et l'approprier à l'état du malade, sans se distraire du but auquel il faut parvenir. Les frictions, le bercer, les jeux, représentent la série des moyens successivement plus actifs et plus attrayants au concours desquels il doit de préférence s'adresser.

**Cancer.** — Bonnet de Lyon, se plaçant au point de vue de l'étiologie du cancer, fait remarquer que cette affection n'atteint ordinairement que les personnes d'un certain âge, dont les sécrétions se font difficilement, dont la barbe, les cheveux, les ongles poussent très-lentement, dont l'apathie est remarquable pour tout ce qui peut s'appeler mouvement. De là cette conclusion thérapeutique : si on veut entraver les ravages du cancer, il faut ranimer les sécrétions cutanées par des frictions et des sudations; comme, d'autre part, plus l'assimilation des matières azotées est active, plus la marche de la maladie est rapide, il faut brûler l'azote dans l'économie par l'exercice musculaire si

(1) Bouchardat, *ouvrage cité.*

(2) Baumès, *Traités des convulsions dans l'enfance.* Paris, 1805, in-8. — *Traité de la phthisie pulmonaire.* Paris, 1805.

l'état du sujet le permet. Saucerotte dit avoir connu une religieuse attaquée d'un cancer ulcéré au sein, qui observait que ses souffrances étaient beaucoup moindres et ses forces moins détériorées, que son ulcère rendait une matière moins abondante et moins fétide, et qu'elle dormait mieux la nuit lorsque le temps lui permettait de prendre l'air dans le jardin et de s'y promener. L'exercice semble ici affaiblir la douleur en même temps qu'il fait éliminer par les divers émonctoires les principes inutiles ou malfaisants.

**Polysarcie ou obésité.** — Le traitement de cette maladie a beaucoup d'analogie avec l'entraînement tel qu'il se pratique en Angleterre pour réduire les jockeys au poids voulu ou pour former des pugilistes.

Pour réduire un jockey, voici d'après, David Low, les moyens que l'on emploie : le jeûne, la marche, la transpiration et les purgations, selon le temps qui précède les courses et le tempérament des individus.

Les vêtements portés par les jockeys sont d'une grosse flanelle douce. Ils consistent en deux ou trois paires de pantalons et en cinq ou six gilets ou jacquettes, et par-dessus tout cela un habillement complet de vêtements ordinaires et aisés.

Le jockey, ayant pris une nourriture légère, se met en marche le matin de bonne heure; si la température du jour doit être élevée il commence à marcher d'un pas modéré qu'il accélère alors par degrés. A la distance de 15 à 20 kilomètres environ et quelquefois plus, on lui fait préparer une chambre où il peut se reposer et prendre quelque chose de chaud. Après s'être arrêté un instant (auprès du feu, si l'air extérieur est froid), il revient chez lui d'un bon pas, agitant souvent les bras afin d'en augmenter la force musculaire par l'effet même de l'exercice. Rentré dans un état de transpiration abondante, il prend encore quelque chose de chaud, et se repose au moins pendant une heure, bien chargé de couvertures dans une chambre chauffée. Quand la transpiration a cessé, il met ses pieds dans l'eau chaude, s'éponge par tout le corps et s'habille comme à l'ordinaire, en ayant soin de se tenir bien chaudement et d'éviter les effets du froid et de l'humidité. Il se met en marche dès l'heure la plus matinale, se couche de bonne heure et se lève le lendemain en temps convenable pour recommencer sa marche. En même temps qu'il se soumet à ce régime, il doit observer une diète sévère : sa nourriture habituelle le matin est une rôtie et du thé, à midi un peu de viande : les liqueurs fortes lui sont interdites; la seule boisson fermentée qui lui soit permise est le vin en très-petite quantité et largement additionné d'eau. Les jockeys qui n'aiment pas à marcher prennent des médecines apéritives, mais elles ne donnent pas un résultat aussi satisfaisant que la marche. En suivant ce régime, un homme peut réduire son poids de 500 grammes par jour, sans altérer l'état général de sa santé et nuire à sa vigueur naturelle; au contraire tous les jockeys avouent qu'ils se trouvent très-bien de cette manière de vivre, et que c'est seulement quand ils retournent trop subitement à un régime trop substantiel qu'ils sont parfois incommodés.

Quand les jockeys excédant le poids voulu se soumettent à ce traitement, ils doivent le suivre très-rigoureusement pendant la saison des courses; s'ils s'en relâchaient un seul jour, ils augmenteraient de plusieurs livres le poids de leur corps. Un seul verre d'eau-de-vie, en excitant les vaisseaux absorbants, détruirait une diète de plusieurs jours.

Par le moyen de l'entraînement on peut arriver à faire diminuer un homme de dix-huit livres en deux jours, et de vingt-cinq livres en cinq jours. Il n'est pas rare de voir un homme pesant cent vingt livres réduit à quatre-vingt livres en l'espace de quinze jours. La perte quotidienne de poids n'est pas régulière, le premier jour elle est plus considérable que les jours suivants, elle va du reste chaque jour en diminuant.

Quant à l'entraînement des boxeurs et des pugilistes, il est tout autre que l'entraînement des jockeys. Le boxeur, en effet, n'est point tenu à un poids légal. Ce qu'il recherche, ce sont des muscles d'acier et des os résistant aux fractures. Peu lui importe de peser beaucoup ou peu. Pour entraîner un pugiliste, on commence par débarrasser le corps de la graisse et du superflu des liquides qui abreuvent le tissu cellulaire. On y parvient à l'aide des purgatifs, des sueurs et de la diète. On insiste moins fortement sur ces moyens chez le boxeur que chez le jockey. Si on se bornait à cette première opération, ainsi qu'on le fait pour les jockeys, il est clair que ces évacuations exténueraient l'homme le mieux portant; mais on passe bientôt à la seconde, qui a pour but de développer les muscles et de donner plus d'énergie aux fonctions nutritives (1). Il en résulte que celui qui doit courir n'est pas nourri comme celui que l'on prépare à la lutte : au premier on ne permet qu'une petite quantité d'aliments plutôt excitants que substantiels; pour le second on choisit des aliments qui, sous un petit volume, fournissent aux organes des matériaux essentiellement réparateurs; c'est-à-dire qu'après avoir évacué au dehors les parties inutiles, on reporte pendant quelque temps le mouvement nutritif sur les muscles. Au régime alimentaire est associé un régime d'exercices musculaires parfaitement gradués et en rapport avec la force sans cesse croissante de l'individu. Peu à peu les muscles deviennent durs, saillants et très-élastiques au toucher. Ils se contractent avec une force extraordinaire sous l'influence du choc électrique. L'abdomen est effacé, la poitrine est saillante en avant, la respiration est ample, profonde et capable de longs efforts. La peau est devenue ferme et lisse, uniformément colorée. Les portions de la peau recouvrant les côtés de la poitrine ne tremblottent pas pendant les mouvements des bras. Au contraire elles semblent parfaitement adhérer aux muscles sous-jacents. Cette fermeté de la peau et la densité du tissu cellulaire sous-cutané résultant de la résorption des liquides et de la graisse s'opposent à la production des épanchements séreux ou sanguins qui suivent ordinairement les contusions.

(1) Royer-Collard, *Organoplastie hygiénique, ou Essai d'hygiène comparée sur les moyens de modifier artificiellement les formes vivantes par le régime* (*Mém. de l'Acad. de méd.*, t. X).

Les deux méthodes d'entraînement dont nous venons de parler peuvent être employées suivant qu'il s'agit de lutter contre l'obésité avec sthénie ou contre l'obésité par atonie. Dans le premier cas, l'entraînement doit avoir pour but de produire un effet débilitant, dans le second cas, au contraire, l'entraînement doit porter remède à la flaccidité et à la mollesse des tissus.

**Hydropisie.** — Quand l'hydropisie envahit le tissu cellulaire ou seulement une membrane séreuse, l'exercice, en donnant du ton aux tissus et en favorisant l'évaporation des liquides, suffit à la faire disparaître. Celse soumettait les hydropiques à des marches excessives, Ætius les faisait courir, Hippocrate leur ordonnait les gestations violentes; aujourd'hui l'équitation, les promenades suivies de frictions, le jeu de paume, la course, la danse sont plus généralement recommandés par les médecins. Ramazzini cite une observation en faveur de l'équitation (1). Un homme qui par état était obligé d'être continuellement à cheval eut une fièvre aiguë à la suite de laquelle son ventre devint enflé et tendu. Aucun remède ne pouvant dissiper ce gonflement, Ramazzini lui conseilla de continuer à monter des chevaux, et à les dresser comme il en avait l'habitude. En suivant cet avis, le malade se rétablit parfaitement. Autre observation (2). Un hydrothorax avait résisté au traitement ordinaire; l'essoufflement du malade était si grand qu'il ne pouvait aller de sa chambre à la source sulfureuse dont on lui

(1) Ramazzini, *De principum valetudine tuendâ*, cap. VI.
(2) Ribes, *ouvrage cité*.

avait prescrit les eaux, sans se reposer en se couchant presque sur le sol deux ou trois fois avant d'y arriver. Un mois après, le changement dans sa situation était peu prononcé. Il séjourna encore quelque temps sur les montagnes où il avait pris les eaux. Là il fit journellement des promenades fatigantes, son appétit alla en augmentant et la guérison fut la conséquence de ce nouveau genre de vie.

**Diathèse urique, Goutte, Gravelle, etc.** — La goutte, la gravelle, ou pour nous servir d'une expression commune, la diathèse urique n'a pas d'amis plus dévoués que la bonne chère et l'oisiveté. Elle affecte plus particulièrement les habitants riches des villes que les gens de la campagne; toutefois on pourrait citer un grand nombre de cultivateurs qui, se retirant de leur exploitation et abandonnant leurs habitudes de sobriété pour se livrer aux plaisirs de la table en sont cruellement atteints. L'abus des aliments stimulants, sans un exercice physique suffisant pour consommer les richesses nutritives acquises semble être la cause la plus commune de cette diathèse, surtout si une disposition héréditaire lui vient en aide.

Sydenham considère l'exercice comme la base du traitement de la goutte, il préfère même ce moyen aux médicaments les plus vantés. Boerhaave, pour les goutteux chez lesquels les exercices sont indiqués, ordonne les exercices les plus énergiques et exige qu'ils soient continués avec persistance. Cullen et Barthez font observer que les mouvements musculaires, même fréquents et continus, ne préviennent pas le retour de la goutte; ils avouent néanmoins que, lorsqu'ils sont très-actifs, ils ont une action profonde en amenant la sueur et en déterminant une perturbation générale. Ponsart (1) recommande quand les accès en sont violents, le jeu de billard et le travail du tourneur. Cet auteur cite l'observation d'un jeune homme qui doué d'un énorme embonpoint, fut attaqué à 25 ans de la goutte. Effrayé à son âge d'avoir une telle maladie, il en chercha le remède dans les exercices physiques. Voici le programme qu'il lui fut prescrit de suivre. Le lundi, il jouait à la paume trois ou quatre heures dans la matinée; le mardi, au mail pendant autant de temps; le mercredi il allait à la chasse; le jeudi il faisait de l'équitation, le vendredi de l'escrime, le samedi il allait à pied à une de ses terres située à trois lieues de chez lui et il en revenait à pied le dimanche. Au bout d'un an et demi de ces exercices, il était d'un embonpoint ordinaire et débarrassé de la goutte. Il a joui depuis d'une santé parfaite.

L'exercice musculaire est un lithontriptique par excellence, il empêche la production des calculs vésicaux auxquels les goutteux sont sujets et dont la vie sédentaire est une condition génératrice. Enfin, et ceci n'est pas un médiocre avantage, en introduisant une fatigue légère, l'exercice prépare le malade au sommeil. Par son action sur la sécrétion de l'urine, il est incontestable que le mouvement peut dans certains cas améliorer l'état des diabètes.

(1) Ponsart, *Traité méthodique de la goutte*. Paris, 1770, chap. XV.

# CHAPITRE III

## MALADIES VIRULENTES.

**Hydrophobie ou rage.** — Berthier (1) a publié une observation intéressante d'hydrophobie prévenue au moyen des exercices du corps. Cette observation a été recueillie par M. le professeur Gosselin lui-même, dans son service à l'hôpital Cochin. — Vers la fin d'avril 1859, une jeune fille de vingt ans entra à l'hôpital pour une morsure de chien siégeant à l'avant-bras, lequel était nu lors de l'accident. Le chien envoyé à Alfort et sacrifié à la même époque, fut déclaré enragé. Bien que huit jours se fussent déjà écoulés, M. Gosselin n'en cautérisa pas moins la plaie avec du beurre d'antimoine, afin de ne rien négliger de ce côté, puis la jeune fille fut soumise au traitement prophylactique suivant. Tous les deux jours une purgation, chaque jour deux bains de vapeur suivis de marches précipitées et sans interruption pendant deux heures. Dans l'intervalle cinq ou six portions suivant l'appétit. Le traitement fut continué pendant six semaines. Sauf un amaigrissement dû aux sudations, aux purgations et à l'exercice, et que n'avait point entravé une nourriture aussi copieuse que possible, la jeune fille était dans un état complet de santé. Aucun symptôme de rage n'avait il est vrai paru avant le traitement, aucun ne se manifesta pendant les six semaines qu'il dura, aucun n'a dû

(1) Berthier, thèse.

se montrer dans la suite, car le père de la jeune fille, traité par M. Gosselin, quelque temps auparavant, pour une tumeur blanche, avait promis de revenir au moindre signe alarmant chez son enfant, et il n'est jamais revenu.

Ce traitement prophylactique est parfaitement rationnel, il est basé sur les pertes liquides que l'exercice fait éprouver à l'organisme; chose curieuse, il a été suggéré à M. Gosselin par les données de l'empirisme : les rebouteurs, paraît-il, ont coutume de conseiller de longues courses à pied aux individus qui ont subi la morsure de chiens suspects.

**Syphilis.** — On peut appliquer un traitement analogue à la syphilis : il est en effet hors de doute que plusieurs symptômes de la maladie vénérienne se dissipent sous l'influence d'un exercice intense et soutenu. Des syphilis invétérées compliquées d'exostoses, après avoir résisté à tous les remèdes ont cédé à l'action des tisanes sudorifiques, associées à des promenades de quelques heures à pied ou à cheval, ou de quelques autres exercices après lesquels les malades se sont mis au lit pour suer. Jean Saporta (1), qui écrivait il y a plus de deux cents ans, disait déjà que le mouvement est préférable au repos, à moins que l'existence de douleurs arthritiques ne fasse contre-indication. C'est pourquoi plusieurs syphilitiques se sont guéris en jouant à la paume dès le principe, ou en faisant d'autres exercices qui excitaient une sueur copieuse avant de prendre des tisanes sudorifiques.

(1) J. Saporta, *De la Venerea*. Lyon, 1624.

# CHAPITRE IV

## CAUSES ET TRAITEMENT DES DIFFORMITÉS

**Causes des difformités.** — Les causes qui produisent les difformités sont très multiples. Il est important de les bien connaître, car il est difficile pour ne pas dire impossible de ramener l'organisme à l'exécution des actes normaux de la vie, si l'on ignore pour quelles raisons il s'en écarte.

La plus fréquente de toutes ces causes réside en quelque sorte dans le système osseux lui-même (Bouvier). C'est un trouble dans la nutrition et la vie de ce système, trouble par lequel certaines parties se développent au détriment de certaines autres. Les déformations provenant de cette cause sont généralement très-difficiles à prévenir ou à guérir, surtout lorsqu'elles sont héréditaires.

Les maladies aiguës, l'abstinence ou un mauvais régime, les excès de toute espèce, les affections morales prolongées, modifient directement l'activité musculaire, et produisent la débilité. Pendant la seconde enfance surtout, lorsque les os s'accroissent avec rapidité, si ces causes agissent, si le régime alimentaire est insuffisant, si l'éducation physique est mauvaise, si le pays est humide, l'altération probable des rapports entre les muscles et les os en sera la conséquence, une déformation aura lieu, mais cette déformation, issue de la débilité générale, ne tarde pas à s'améliorer sous l'influence d'un régime fortifiant, dans lequel les exercices du corps n'ont pas la moindre part.

L'emphysème, le pneumo-thorax, mais surtout les pleurésies à grands épanchements, les cicatrices vicieuses de la plèvre, la claudication, peuvent à la longue produire des déformations qui le plus souvent cèdent à un régime approprié d'exercices musculaires.

L'habitude d'une attitude vicieuse a tôt ou tard, sur la disposition du corps, une conséquence désavantageuse. On cite l'exemple de deux sœurs qui couchaient ensemble en gardant la même position, et qui, à la longue, eurent la taille déviée. M. Bouvier cite l'exemple d'une jeune fille qui, pour plaire à son fiancé, avait coutume de se hancher, c'est-à-dire de se tenir sur une seule jambe, l'autre étant très-légèrement appuyée à terre, et qui fut bientôt atteinte d'une scoliose.

Le rachitis qui est un ramollissement joint à la fragilité des os, attaque la colonne vertébrale et le bassin, et par suite entraîne des déformations. Quand la guérison a eu lieu, on constate que les os ont acquis plus de densité qu'ils n'en ont dans l'état ordinaire; à l'inspection du squelette on voit que le canal médullaire s'est effacé. Dans le traitement de cette maladie, c'est à la cause même, à la diathèse, qu'il faut s'attaquer.

La diathèse scrofuleuse est une cause de déviation, de même la diathèse rhumatismale (rhumatisme noueux). Une blessure sur le trajet d'un membre en décidant la paralysie de plusieurs muscles, une caverne dans une partie du poumon, donnent naissance à des difformités. Il faut aussi compter pour quelque chose l'inégalité native des forces parallèles du corps. Il est d'ailleurs à remarquer que l'état de courbure qu'elle entraîne ne tarde pas à être suivi d'une seconde courburo en sens inverse, par suite des efforts instinctifs ou volontaires que fait le malade pour rétablir l'équilibre.

M. H. Bouvier (1) distingue d'après Hippocrate (2) trois sortes de courbures de l'épine dorsale, il les désigne sous les noms de *cyphose*, *lordose* et *scoliose*, c'est-à-dire courbures dont la convexité est en arrière, en avant ou sur le côté.

**Cyphose.** — La *cyphose*, ou courbure en arrière, est la plus fréquente de toutes les déviations de l'épine. Il est facile de l'arrêter dans son début, il est moins aisé de rétablir la conformation naturelle quand la déformation est confirmée. Mais on peut du moins en ralentir ou en suspendre les progrès.

Lorsqu'il y a débilité générale, la seule indication est de fortifier la constitution, et en particulier le système musculaire au moyen des bains stimulants, des douches, des frictions, du massage et de la gymnastique générale. Lorsqu'il n'y a qu'une habitude vicieuse, il faut supprimer les causes qui lui ont donné

(1) H. Bouvier, *Leçons cliniques sur les maladies chroniques de l'appareil locomoteur*. Paris, 1858.

(2) Hippocrate, *Des articulations*, trad. Littré, t. IV, p. 177 et suiv.

naissance, puis chercher à faire contracter les muscles extenseurs du tronc de manière à corriger la déformation.

Mais ce n'est pas toujours chose facile, la débilité chez les uns, l'inattention chez les autres, l'inattention et la légèreté chez tous, sont des causes qui perpétuent l'habitude que l'on veut détruire, indépendamment de la résistance des parties, lorsqu'il existe une déformation du squelette.

Le rachitisme et le mal de Pott sont les causes les plus ordinaires qui produisent la cyphose chez les enfants. Quelques auteurs ont pensé que cette déformation pouvait être produite par la seule faiblesse des muscles sacro-spinaux et des ligaments, incapables de maintenir la rectitude du tronc surtout dans la position assise, mais aucun fait anatomique n'est venu confirmer cette opinion. Il est plus rationnel d'admettre que chez les jeunes sujets bien constitués, le manque de tonicité des sacro-spinaux occasionne une flexion momentanée qui disparaît lorsque les forces sont développées. Chez les adolescents, la cyphose dorsale est l'exagération d'une voussure dépendant de l'organisation même du rachis. Lorsque la tonicité musculaire est affaiblie, le rachis, abandonné à la seule résistance de ses ligaments, se plie dans le sens de sa courbure naturelle et l'augmente (1). Il faut distinguer deux sortes de cyphoses, l'une spontanée, l'autre symptomatique. Abstraction faite du mal de Pott et du rachi-

(1) H. Bouvier et P. Bouland, art. RACHIS. in *Dict. encycl. des sc. méd.* publié sous la direct. du Dr Dechambre.

tisme, la cyphose est symptomatique dans les *contractures*, dans le *rhumatisme*. Les paralysies des spinaux superficiels et profonds produisent ordinairement la lordose.

La gymnastique rend ici de grands services; les exercices qui peuvent être pratiqués sans gymnase, sans instruments, au sein de la famille, sont très-efficaces; on sait depuis longtemps que l'escrime, l'exercice militaire, la natation, même certains jeux de l'enfance sont dans cette circonstance de très-bons moyens de redressement. Nous y ajouterons les exercices fondés sur le principe de la méthode suédoise. On sait que cette méthode consiste à faire contracter volontairement certains muscles, pendant que la main du gymnaste leur imposant une résistance graduée substitue une action raisonnée, intelligente à celle des antagonistes dont le jeu a cessé d'être harmonique.

MM. Bouvier et Bouland recommandent les mouvements suivants contre la cyphose cervicale.

1° Incliner la tête en arrière contre la résistance de la main appliquée à la nuque.

2° Mouvement circulaire de la tête en insistant sur l'inclinaison en arrière. Pour cet exercice le gymnaste tient les mains appliquées de chaque côté de la tête du sujet et lui fait résistance.

3° Redressement du tronc préalablement incliné en avant, la résistance étant placée à la nuque.

4° Lorsque la cyphose occupe la région dorsale, on détermine par les mêmes procédés la contraction des muscles sacro-spinaux, grands dorsaux, etc. Pour mettre en jeu les premiers de ces muscles, le sujet s'assied le tronc très-penché en avant, et il se redresse lentement contre la résistance que lui oppose un aide dont les mains sont appliquées sur les épaules. L'exercice suivant a surtout pour effet d'agir sur la portion dorsale des sacro-spinaux.

3° Le sujet, les bras étendus en croix, fixe solidement les mains ; il tient les jambes fermées, et résiste à une pression exercée en arrière au niveau des épaules.

Quant aux moyens mécaniques, tels que bandages, corsets, etc., ils sont applicables lorsque les exercices paraissent insuffisants à cause de la résistance des parties, ou bien lorsque leur effet n'est que momentané. Il ne faut pas se dissimuler d'ailleurs les inconvénients reprochés à l'usage de ces moyens mécaniques, on ne les emploiera donc qu'avec réserve, combinés avec la gymnastique, et sur des indications formelles. On en surveillera les effets et l'on sera toujours prêt à y renoncer pour peu que les avantages ne soient pas évidents.

**Lordose.** — M. Bouvier distingue trois sortes de lordoses spontanées, suivant que cette courbure en avant affecte les différentes régions du rachis. La *lordose cervicale* est rare chez les adultes, il en est de même de la *lordose dorsale*, dont quelques-uns nient même l'existence. Quand à la *lordose lombaire* ou plutôt *lombo-sacrée*, elle existe plus souvent, et se confond par des nuances insensibles avec les variétés de cambrure que présente la région lombaire, il en résulte que la lordose n'est évidente que dans son degré le plus avancé.

Les causes les plus fréquentes de la lordose lombaire

sont accidentelles. On rencontre cette difformité chez les personnes qui par leur profession sont obligées de se tenir très-cambrées. Certains états pathologiques comme l'ascite, les tumeurs ovariques peuvent déterminer aussi une courbure antérieure du rachis. Dans ces circonstances il se produit une flexion temporaire qui amène le raccourcissement des ligaments jaunes, affaisse les arcs vertébraux et devient bientôt permanente.

Il est plus facile de prévenir la lordose lombaire que de la guérir. La nature de cette déformation indique d'elle-même les causes qu'on doit éviter pour empêcher qu'elle ne se développe. Lorsqu'on ne peut éloigner complétement ces causes, on atténue ou on neutralise leur influence. Ainsi, pendant la grossesse, une lordose commençante sera arrêtée dans sa marche, si la femme reste peu debout, se repose souvent couchée ou assise, le dos soutenu, les cuisses relevées, à demi fléchies pour ramener le haut du bassin en arrière et effacer la cambrure lombaire.

Les exercices du corps convenablement dirigés sont un excellent moyen de remédier à la lordose, tant qu'elle consiste en une simple attitude habituelle plutôt qu'en un véritable vice de conformation. Andry (1) a déjà établi les principes qui doivent guider dans l'emploi de ces exercices. « Si la taille fait un creux, dit-il, en sorte que l'épine soit tournée en dedans, ce qui est contraire de la bosse du dos, faites souvent courber l'enfant, la situation qu'il sera obligé de prendre

(1) Andry, *l'Orthopédie ou l'Art de prévenir et de corriger dans les enfants la difformité du corps*. Paris, 1741.

contraindra à la longue l'endroit creux de son épine à revenir en devant. » Le même auteur fait observer qu'il faut placer des poids non sur le ventre, mais sur le dos de l'enfant, qui dans ces circonstances ne manquera pas de reculer le ventre et cessera de se pencher en arrière.

Les procédés de la gymnastique suédoise ont ici la même valeur que contre la cyphose (Bouvier et Bouland). Ils ont pour effet de fléchir le tronc et d'effacer l'inclinaison du bassin. Nous en citerons quelques-uns qui répondent à cette double indication :

1° Placer le corps dans une position horizontale et redresser le tronc sans secousse et sans bouger les jambes ;

2° Pencher la partie supérieure du corps en avant, les bras tendus, et s'efforcer de toucher le sol avec les mains à l'aide de petits efforts ;

3° Se tenir debout, les bras tendus en avant horizontalement, et lever chaque pied à la hauteur de la main ;

4° Se coucher sur le dos, les cuisses et les jambes pendantes, et résister à un aide qui relève les membres inférieurs l'un après l'autre jusqu'à angle droit et au delà.

L'orthopédie proprement dite sera associée avec avantage aux exercices, quand ceux-ci sont insuffisants ; elle devra même être employée seule lorsqu'ils seront à peu près inapplicables, comme chez les femmes récemment accouchées.

**Scoliose.** — On réunit sous le nom de *scoliose* toutes les courbures latérales du rachis, que leur convexité soit tournée à droite ou à gauche. M. Bouvier distingue la simple flexion de la scoliose proprement dite ou *scoliose par déformation*. La première n'étant qu'une fausse scoliose, c'est-à-dire une attitude semblable à celles qui se produisent dans les mouvements ordinaires du tronc, ne tend pas d'une manière absolue à devenir une scoliose vraie, quoiqu'elle favorise le développement de la courbure par déformation.

La scoliose vraie apparaît aux trois époques principales de la vie : 1° la première enfance d'un an à quatre ou cinq ans; 2° la fin de la seconde enfance, et le commencement de l'adolescence, de huit à douze ou treize ans; 3° la vieillesse à partir de cinquante ans.

La scoliose de la première enfance est généralement produite par le rachitisme; toutefois, elle est moins commune que ne pourrait le faire supposer la fréquence de cette affection. Dans la seconde période apparaissent le plus grand nombre de scolioses, tandis que dans la vieillesse il est rare de les voir débuter. Le plus souvent, à cette dernière époque de la vie, des déformations jusqu'alors stationnaires, font des progrès rapides.

La scoliose spontanée de la première enfance frappe de préférence les filles que les garçons. Nul doute, d'autre part, que les enfants vigoureux des deux sexes n'en soient exempts. Les enfants délicats ou débiles, chétifs, pâles, à chairs molles, à tempérament lymphatique ou nerveux exagéré, et dont le système sanguin est peu développé et peu actif, sont ceux qui offrent la plus grande prédisposition. Quand la scoliose de la première enfance est engendrée par le rachitisme, elle affecte également les deux sexes. Il n'en est plus de même lorsque cette affection est spontanée et se montre vers la fin de la seconde enfance : les filles en sont atteintes dans une proportion plus considérable. La scoliose senile est également plus fréquente chez les femmes que chez les hommes.

Parmi les causes qui produisent la scoliose, en dehors du rachitisme et de l'ostéomalacie, il faut citer certaines maladies qui affaiblissent l'organisme. Les affections cérébrales, les convulsions d'enfance, outre ce mode d'action, en présentent un autre qui se lie aux lésions musculaires qu'elles peuvent produire. Toutefois, ce dernier fait est relativement rare. MM. Bouvier et Bouland ajoutent à toutes ces causes, des causes qu'ils désignent sous le nom général de *causes mécaniques* : ce sont les lésions musculaires, les brides cicatricielles ou autres, les lésions traumatiques du rachis, les tumeurs situées dans le voisinage des vertèbres, les inclinaisons statiques du rachis, certaines affections douloureuses, et les attitudes vicieuses habituelles.

La scoliose est à peine considérée comme une maladie, on n'y voit qu'une difformité, et cependant c'est un état grave qui pèse sur toute l'existence, qui entrave l'exercice des principales fonctions ; aussi doit-on connaître quels sont les moyens dont la médecine dispose pour la faire disparaître. Ces moyens sont les uns préservatifs, les autres curatifs.

Parmi les moyens préservatifs, l'hygiène de la colonne vertébrale, si importante chez les enfants, est en première ligne. Cette hygiène consiste à éloigner les causes de déviation spinale et à placer le rachis dans des conditions favorables à son développement en ligne droite; elle est surtout nécessaire s'il existe une prédisposition à la scoliose. Dans le cas d'hérédité présumée, d'ancienne disposition rachitique de faiblesse de constitution, de croissance disproportionnée à l'état des forces, etc., la gymnastique forme la base de cette hygiène.

Le traitement curatif de la scoliose doit répondre à une double indication : 1° ramener les vertèbres à une situation qui se rapproche le plus possible de leur position normale; 2° faire en sorte qu' elles conservent cette situation sans secours étranger, par le seul effet de la constitution du rachis et de l'action des muscles qui le supportent. Pour y parvenir, l'orthopédie rachidienne dispose de quatre moyens : 1° les positions du corps; 2° les bandages, machines, etc.; 3° la gymnastique, 4° les modificateurs généraux. Nous ne parlerons que des positions et des procédés gymnastiques.

A une certaine époque, le décubitus a été employé comme unique moyen de traitement de la scoliose. Des travaux dus principalement à M. Bouvier ont montré l'utilité et les inconvénients de cette méthode. Si le décubitus sur un plan arrête le développement de la maladie pendant un certain temps, il affaiblit l'organisme, et il enlève aux muscles toute leur vigueur. Il faut donc combiner cette position avec des mouvements actifs au moyen desquels les muscles recevant un afflux plus considérable de sang acquièrent une plus grande force. C'est alors qu'intervient la gymnastique.

Beaucoup d'exercices sont sans utilité ou même nuisibles dans la scoliose, tels sont les sauts, la course, les exercices des haltères, mils, barres à sphères, et tous ceux qui exigent au trapèze ou aux barres de suspension de grandes inflexions du tronc en avant ou de côté. Au contraire les deux classes suivantes d'exercices fournissent de bons moyens pour lutter contre les courbures latérales de l'épine ; ce sont : 1° les exercices avec sustentation artificielle du tronc ; 2° les exercices qui se pratiquent dans la station naturelle du tronc.

La première classe comprend les exercices de suspension pratiqués au moyen des appareils suivants : barre horizontale fixe de suspension, qui constitue le reck allemand quand elle est supportée par deux montants isolés de toutes parts. Le bâton horizontal mobile, ou trapèze, les échelles inclinées ordinaires, l'échelle dite orthopédique, formée au milieu de sa largeur d'une longue planche parallèle aux montants qui coupe les échelons en deux : l'échelle horizontale, les perches doubles, horizontales, inclinées, ou verticales, les balançoires ou bascules brachiales, les cordes lisses, à nœuds ou à consoles, les échelles de corde.

Dans la plupart des exercices pratiquées à l'aide de ces instruments, les mains élevées plus haut que la tête portent seules tout le poids du corps et le meuvent en hauteur, en longueur, en avant, en arrière, et d'un côté à l'autre, ou le font tourner sur lui-même en reproduisant dans cette locomotion spéciale presque tous les modes de déplacement produits ordinairement par l'action des membres inférieurs. Dans quelques exercices, comme aux barres parallèles, les membres supérieurs abaissés deviennent des colonnes de sustentation, en partie comparables à celles que représentent les membres inférieurs. Dans tous les cas, les membres inférieurs restent pendants et ne contribuent pas à supporter le corps; il est même bon qu'ils exécutent peu de mouvements à part ceux que peut nécessiter l'élan à donner au corps; la contraction de leurs muscles doit être employée à tenir ces membres droits et rapprochés pendant l'action des membres supérieurs.

La gymnastique de suspension ne peut constituer à elle seule une méthode de traitement. Il faut y joindre des exercices qui se pratiquent dans la position horizontale et dans la position naturelle du corps. Parmi ces exercices, la natation figure au premier rang.

Les exercices dans la station naturelle du tronc ont pour but d'employer l'action directe des muscles sur le rachis pour en réduire les déformations; les seuls muscles qui puissent redresser l'épine latéralement sont ceux qui la fléchissent normalement à droite ou à gauche. En effet les bandes musculaires qui bordent le côté convexe d'une courbure sont aptes en se raccourcissant à redresser cet arc, si le côté de la concavité peut céder à la distension à laquelle il est soumis. Si donc dans les exercices de cette classe, on doit s'attacher à faire agir les muscles de la convexité des courbures, ce n'est pas, pour remédier à une inégalité imaginaire des fléchisseurs latéraux du rachis, c'est parce qu'on ne redresse pas un arc en contractant sa corde, et parce qu'il faut pour cela une puissance qui agisse en sens opposé. Les muscles de la convexité sont ici les agents mécaniques, fournis par l'organisme lui-même, et mis en jeu par le médecin pour obtenir un effet mécanique, un mouvement des vertèbres qui les ramène à une meilleure position. La solution du problème ainsi posé n'est pas facile, car il faut que les muscles employés au redressement surmontent non-seulement la résistance de leurs antagonistes, si ceux-ci viennent à se contracter en même temps qu'eux, mais aussi la résistance des ligaments de la concavité de la courbure, et celle des vertèbres elles-mêmes, pressées les unes contre les autres du côté de la convexité; il faut encore que ces muscles étendus à plusieurs régions du rachis n'agissent que le long de l'arc que l'on veut redresser, qu'ils ne puissent infléchir les vertèbres voisines et produire des courbures inverses ou augmenter celles qui existent. Les exercices de la gymnastique suédoise trouvent ici leur indication; on leur associe fréquemment des manipulations préalables.

---

# CHAPITRE V

## CONTRE-INDICATIONS GÉNÉRALES DES EXERCICES DU CORPS

L'exercice musculaire ne présente pas toujours la même utilité, et il est certains cas où le repos, c'est-à-dire la suspension plus ou moins prolongée de l'exercice, devient nécessaire. D'une manière générale, on peut dire que le repos, qui diminue l'énergie de toutes fonctions sans en excepter la nutrition, se trouve indiqué toutes les fois qu'il y a épuisement de l'économie, irritation locale d'un organe, lésion organique avancée, etc. Dans de telles circonstances, le repos en permettant au système de réparer ses pertes devient un véritable moyen tonique et sédatif.

Les exercices du corps sont nuisibles dans les fièvres aiguës. Dans certaines fièvres intermittentes, il n'en est plus ainsi. L'exercice du cheval, au moment où l'accès d'une fièvre s'annonce, a servi à le prévenir. Il se pourrait même que répété, cet exercice fasse disparaître la maladie. Rhazès prétend que l'action physique rend moins accessible aux causes contagieuses et infectieuses, et assure avoir observé, en temps de peste, que les chasseurs avaient été exempts de la contagion.

Le repos est prescrit dans les inflammations aiguës ou chroniques de l'appareil sanguin. Dans la péricardite, l'endocardite, l'artérite, l'immobilité concourt à prévenir ou à diminuer les accidents et à prolonger les jours du malade ; dans la phlébite, au contraire l'exercice rend parfois des services, mais le fait est rare.

Les inflammations du système nerveux, telles que la congestion cérébrale, la myélite, le ramollissement des centres nerveux, etc., réclament la privation de mouvement. Dans le mal de Pott, où il y a lésion du système osseux, le repos est indispensable pour arrêter les progrès de la maladie et obtenir la guérison. L'irritation de la conjonctive commande l'immobilité de l'œil. De même la laryngite, la bronchite, la pneumonie et la pleurésie, ne comportent pas l'emploi des exercices de la voix qui rendent plus forte l'activité de la respiration. Le sentiment de faiblesse que le malade éprouve dans les inflammations du tube digestif est l'indice qu'il ne doit pas se mouvoir. Rien ne doit non plus mettre en action l'organe affecté, voilà pourquoi il faut éviter d'augmenter par des aliments les mouvements péristaltiques du tube digestif, et même, s'il y a gastrite, de provoquer le vomissement en donnant trop de boisson.

Le repos doit être exigé pendant la blennorrhagie ; si on néglige cette prescription, il en résulte des accidents très-douloureux, la blennorrhagie tombe dans les bourses et produit une orchite. C'est ce que l'on observe si fréquemment sur les jeunes gens qui dansent, montent à cheval, ou font des armes.

Il est des femmes qui ne sont mères qu'à la condition de passer leur grossesse sur un lit ou sur un canapé, et chez lesquelles les exercices du corps déterminent l'avortement. Dès que l'avortement s'annonce par une perte ou des coliques violentes, si la femme se décide immédiatement à rester immobile, l'accident peut être prévenu. Après un accouchement ou un avortement, un calme d'assez longue durée doit être conseillé. Le prolapsus de l'utérus est généralement la conséquence du mouvement dans de pareilles conditions. Dans les pertes utérines, le repos est un véritable moyen curateur. On cite à ce sujet l'observation d'une femme qui avait eu, depuis le commencement d'une grossesse, un écoulement sanguin qu'elle avait négligé jusqu'au huitième mois; on lui conseilla un repos absolu pendant quelque temps. La perte était sur le point de cesser, lorsque la malade voulut reprendre ses anciennes occupations, la perte recommença avec tant de force qu'on ne put l'arrêter et que la femme mourut en peu de temps.

Les exercices doivent être suspendus dans les hémorrhagies, telles que l'hémoptysie, l'hématurie, la métrorrhagie, l'hémorrhagie cérébrale, etc. Toutefois lorsque l'hémorrhagie cérébrale est suivie d'une paralysie incomplète, les exercices actifs, et principalement les exercices passifs (voyez *Faradisation et courants continus*) produiront de bons effets.

Dans les maladies chirurgicales provenant de plaies, de déchirures, d'écrasement, de fractures, de rupture ou d'ulcération, le repos est une des conditions de la guérison. On a vu des membres devenir difformes après une fracture, à la suite d'exercices intempestifs, qui n'avaient pas permis au cal de prendre une consistance suffisante. Sabatier a prouvé par nombre d'observations que le repos était obligatoire avant la réduction des luxations, surtout lorsque celles-ci sont compliquées de plaies.

Enfin, dans les déplacements utérins, dans les hernies, le repos est la première condition de la guérison.

FIN

# TABLE DES MATIÈRES



## PREMIÈRE PARTIE

### GYMNASTIQUE DESCRIPTIVE

## DEUXIÈME PARTIE

### GYMNASTIQUE HYGIÉNIQUE

# TROISIÈME PARTIE

## GYMNASTIQUE APPLIQUÉE A LA MÉDECINE

FIN DE LA TABLE DES MATIÈRES

PARIS. — IMPRIMERIE DE E. MARTINET, RUE MIGNON, 2

LIBRAIRIE J.-B. BAILLIÈRE ET FILS

**Rue Hautefeuille, 19, près du boulevard Saint-Germain, à Paris**

MAI 1887

# DERNIÈRES NOUVEAUTÉS

**LES PLANTES DES CHAMPS ET DES BOIS**. Excursions botaniques. Printemps, été, automne, hiver, par G. Bonnier, professeur à la Faculté des sciences. In-8° avec 875 figures dans le texte et 50 planches, dont 8 en couleur dessinées d'après nature. . . . . . . . . . . . . 24 fr.

**CLINIQUE MÉDICALE DE L'HOTEL-DIEU DE LYON**, par S. Perret, professeur agrégé à la Faculté de médecine de Lyon, médecin des hôpitaux. 1 vol. in-8 de xvi-504 pages . . . . . . . . . . . 8 fr.

**LA PHYSIONOMIE CHEZ L'HOMME ET CHEZ LES ANIMAUX**, dans ses rapports avec l'expression des émotions et des sentiments par S. Schack, major de l'armée danoise. 1 vol. in-8 avec 154 figures. 7 fr.

**TRAITÉ PRATIQUE DES MALADIES DU FOIE**, par le docteur J. Cyr, médecin inspecteur des eaux de Vichy. 1 vol. in-8° de 886 pages. . 12 fr.

**LES PYGMÉES** : les Pygmées des anciens d'après la science moderne, les Négritos ou Pygmées asiatiques, les Négrilles ou Pygmées africains, les Hottentots et les Boschimans, par de Quatrefages, membre de l'Institut, professeur au Muséum d'histoire naturelle. 1 vol. in-16, avec 31 fig. 3 fr. 50

**LE LAIT**, études chimiques et microbiologiques par Duclaux, professeur à la Faculté des sciences de Paris. 1 vol. in-16 avec figures. . 3 fr 50

**LA PRATIQUE DES MALADIES DES FEMMES** par Th. A. Emmet, chirurgien de l'hôpital des femmes de New-York, ouvrage traduit et annoté par le docteur A. Olivier, ancien interne des hôpitaux, avec une préface par le professeur U. Trélat. 1 vol. gr. in-8° de 860 pages avec 220 figures dans le texte. . . . . . . . . . . . . . . . . . 15 fr.

**LE CHEVAL**, extérieur, régions, pied, proportions, aplombs, allures, âge, aptitudes, robes, tares, vices, vente et achat, examen critique des œuvres d'art équestre, etc.; structure et fonctions, situation, rapports, structure anatomique et race physiologique de chaque organe; races, origine, divisions, caractères, production et amélioration, par Ed. Cuyer, artiste peintre et Eug. Alix, vétérinaire de l'armée. Un volume in-4 de xxiv-703 pages avec figures, et un Atlas de XVI planches coloriées au pinceau, découpées et superposées, cartonnés. . . . . . . 60 fr.

**L'ENCÉPHALE**, description iconographique du cerveau, du cervelet et du bulbe, par E. Gavoy, médecin principal de l'armée, avec une préface par le professeur Vulpian. 1 vol. in-4 de 200 pages de texte avec figures et 1 atlas de 59 planches in-4, en glyptographie, cart. . . . . . 100 fr.

**TRAITÉ PRATIQUE DES MALADIES DE LA PEAU**, par Alfred Hardy, professeur à la Faculté de médecine de Paris. 1 vol. in-8 avec fig., cart . . . . . . . . . . . . . . . . . . . . . . . . . . 18 fr.

**NOUVEAUX ÉLÉMENTS DE MATIÈRE MÉDICALE**, comprenant l'histoire des drogues simples d'origine animale et végétale, leur constitution, leurs propriétés et leurs falsifications, par D. Cauvet, professeur de matière médicale à la Faculté de médecine et de pharmacie de Lyon. 2 vol. in-18 jésus, avec 800 figures. . . . . . . . . 15 fr.

**TRAITÉ DE ZOOLOGIE AGRICOLE**, comprenant des éléments de pisciculture, d'apiculture, de sériciculture, d'ostréiculture, par P. Brocchi, maître de conférences à l'Institut national agronomique. 1 vol. in-8° de 984 pages avec 603 figures, cartonné. . . . . . . . . . . 18 fr.

**OUVRAGE COMPLET**

# NOUVEAU DICTIONNAIRE DE MÉDECINE ET DE CHIRURGIE PRATIQUES

ILLUSTRÉ DE FIGURES INTERCALÉES DANS LE TEXTE

RÉDIGÉ PAR

**ABADIE, ANGER, BALLET, BALZER, BARRALLIER, P. BERT, BOUILLY, BRISSAUD, CHATIN, CHAUFFARD, CUFFER, DANLOS, DELORME, A. DESPRES, DIEULAFOY, DUBAR, M. DUVAL, Alf. FOURNIER, Ach. FOVILLE, T. GALLARD, GOSSELIN, Alph. GUERIN, GUÈS, HALLOPEAU, HANOT, HARDY, HÉRAUD, HERRGOTT, HEURTAUX, JACCOUD, JACQUEMET, JULLIEN, KŒBERLÉ, LABADIE-LAGRAVE, LANNELONGUE, LEDENTU, LETULLE, LEPINE, LEVRAT, LUTON, MARDUEL, MAURIAC, MERLIN, MOLLIERE, MORIO, ORÉ, PANAS, PONCET, POULET, PROUST, RICHET, A. RIGAL, Jules ROCHARD, SCHWARTZ, SCHMITT, SIREDEY, STOLTZ, I. STRAUS S. TARNIER, VILLEJEAN, VINAY, A. VOISIN.**

**Directeur de la rédaction : le D^r JACCOUD.**

---

Son titre suffit à indiquer à la fois son but, son esprit.

**Son but.** C'est de rendre service à tous les praticiens qui ne peuvent se livrer à de longues recherches faute de temps ou faute de livres, et qui ont besoin de trouver réunis et comme élaborés tous les faits qu'il leur importe de connaître bien ; c'est de leur offrir une grande quantité de matières sous un petit volume, et non pas seulement des définitions et des indications précises comme en présente le *Dictionnaire* de Littré, mais une exposition, une description détaillée et proportionnée à la nature du sujet et à son rang légitime dans l'ensemble et la subordination des matières.

**Son esprit.** Le *Nouveau Dictionnaire* n'est pas une compilation des travaux anciens et modernes ; c'est une analyse des travaux des maîtres français et étrangers, empreinte d'un esprit de critique éclairé et élevé ; c'est souvent un livre neuf par la publication de matériaux inédits qui, mis en œuvre par des hommes spéciaux, ajoutent une certaine originalité à la valeur encyclopédique de l'ouvrage ; enfin c'est surtout un livre pratique.

---

## OUVRAGE COMPLET

Le ***Nouveau Dictionnaire de médecine et de chirurgie pratiques***, illustré de figures intercalées dans le texte, se compose de 40 volumes grand in-8 cavalier de 800 pages. Prix de chaque volume. **10** fr.

## PRINCIPAUX ARTICLES DES DERNIERS VOLUMES

TOME XXX.

| | |
|---|---|
| **PUERPÉRAL** (état) . . . . . . . . Stoltz. | **RACHIS, RACHITISME**. . Lannelongue. |
| **PUPILLE** . . . . . . . . . . . Abadie. | **RAGE**.. . . . . . . . . Doleris et Signol. |
| **PURGATIFS**. . . . . . . . . . . Luton. | **RATE**.. . . . . . . . . . . . . . Jeannel. |
| **PURULENTE** (infection). . Alph. Guérin. | **RECTUM** . . . . . . . Gosselin et Dubar. |
| **PUS**. . . . . . . . . . Delorme. | **RÉGIME** . . . . . . . . . . . . . Luton. |
| **QUINQUINAS**. . . . . Prunier et Guès. | **REIN**. . . Labadie-Lagrave et Marduel. |

TOME XXXI.

| | |
|---|---|
| **RÉSECTION** . . . . . . . . . . . Delorme. | **RÉVULSION**. . . . . . . . . . Raynaud. |
| **RESPIRATION**. . . . . . Mathias Duval. | **RHUMATISME**. . . . . . . . . Homolle. |
| **RETINE** . . . . . . . . Duval et Panas. | **SANG**. . . . . . . . . Danlos et Vibert. |

TOME XXXII.

| | |
|---|---|
| **ROUGEOLE**.. . . . . . . . . . . D'Espine. | **SCLÉROSE**. . . . . . . . . . . Balzer. |
| **SAIGNÉE**. . . . . . . . . . . G. Ballet. | **SCORBUT**. . . . . . . . . . . . Rey. |
| **SALIVATION, SCLÉRÈME**. . Letulle. | **SCROFULE**.. . . . . . . . . . Brissaud. |
| **SANG**. . . . . . . . . Danlos et Vibert. | **SCROTUM**. . . . . . . . . . . . Jullien. |
| **SARCOME**.. . . . . . . . . Heurtaux. | |

TOME XXXIII.

| | |
|---|---|
| **SÉCRÉTION**. . . . . . . . . . . Duval. | **SOURCILS**. . . . . . . . . . . Després. |
| **SENSIBILITÉ**. . . . . . . . G. Ballet. | **SOUS-CLAVIÈRE**. . . . . . . . Poinsot. |
| **SEPTICÉMIE** . . . . . . . A. Guérin. | **SPÉCULUM** . . . . . . . . . . Gallard. |
| **SIMULÉES** (maladies). . . . . Laugier. | **SPERME**. . . . . . . . . Duval et Vibert. |
| **SOMMEIL**. . . . . . . . Duval et Rey. | **STÉRILITÉ**. . . . . . Siredey et Danlos. |

TOME XXXIV.

| | |
|---|---|
| **SUEUR**. . . . . . . . . . . . . Straus. | **SYCOSIS** . . . . . . . . . . . . Hardy |
| **SUFFOCATION** . . Letulle et Laugier. | **SYPHILIDES** . . Barthélemy et Balzer |
| **SUICIDE** . . . . . Moreau (de Tours). | **SYPHILIS** . . . . . . . . . . Homolle. |
| **SURDITÉ** (et surdimudité) . . . Gellé. | |

TOME XXXV.

| | |
|---|---|
| **TAILLE**. . . . . . . . . . . . . Bouilly. | **TESTICULE**. . . . Gosselin et Walter. |
| **TEIGNE** . . . . . . . . . . . . . Hardy. | **TÉTANOS**. . . . . . . . . . . Poncet. |
| **TEMPÉRAMENT** . . . . . . . . Luton. | **THYMUS** et. . . . . . . . Marchant. |
| **TENDON**. . . . . . . . . . . Schwartz. | **THYROIDE** (glande). . . . . Marchant. |

TOME XXXVI.

| | |
|---|---|
| **TRACHÉE. TRACHÉOTOMIE**. . . Dubar | **TUBERCULOSE**. . . . . . . . . . Hanot. |
| **TRANSFUSION** . . . . . . . . . . Oré. | **TUMEUR**. . . . . . . . . . . Heurtaux. |
| **TREMBLEMENT**. . . . . . . . . Picot. | **TYPHOIDE** (fièvre). Homolle et Dreyfous |
| **TRÉPAN**.. . . . . . . . . . . . Poulet. | |

TOME XXXVII.

| | |
|---|---|
| **TYPHUS**.. . . . . . . . . . . . Richard | **URINE** . . . . . . . . . . . . Danlos |
| **URÉMIE** . . . . . . . Labadie-Lagrave. | **UTÉRUS**. Siredey, Danlos, Charpentier |
| **URÈTHRE**.. . Bouilly, Guiard et Jamin. | et Schwartz. |

TOME XXXVIII

| | |
|---|---|
| **VACCINE**. . . . . . . . . . . D'Espine. | **VARIOLE** . . . . . . . . . . . . Balzer. |
| **VAGIN** . . . . . . . . Levrat et Vinay. | **VASO-MOTEURS** . . . . . . . . Duval. |
| **VARICOCÈLE** . . . . . . . . . Segond. | **VEINES**. . , . . . . . . . . . . Vinay. |

TOME XXXIX.

| | |
|---|---|
| **VERSION** . . . . . . . . . . Herrgott | **VISION**. . . . . . . . . . . . . Javal. |
| **VERTÈBRE. VERTÉBRALE**. Lannelongue. | **VOIX**. . . . . . . Juhel-Renoy et Poyet. |
| **VESSIE**. . . . . . . . . . . . R. Jamin. | **VOMISSEMENT**. . . . . . . . . Luton. |
| **VIOL, ATTENTATS AUX MŒURS**. Vibert. | **ZONA**. . . . . . . . . . . . . . Hardy. |

Le tome XL et dernier comprend la fin de la lettre Z, le supplément : Antipyrine, par P. Decaye; Autopsie, par Vibert; Cocaïne, Électricité (applications nouvelles), par Jequirity; Microbes, J. Schmitt; Mycosis, Myxoderme, par A. Hardy; Olécrane, par Coudray; Opérations d'Alexander et d'Estländer; Secret, par Brouardel et la table analytique des matières contenues dans les 40 volumes.

# BIBLIOTHÈQUE SCIENTIFIQUE CONTEMPORAINE

**à 3 fr. 50 le volume**

NOUVELLE COLLECTION DE VOLUMES IN-16, COMPRENANT 300 A 400 PAGES, IMPRIMÉS EN CARACTÈRES ELZÉVIRIENS ET ILLUSTRÉS DE FIGURES INTERCALÉES DANS LE TEXTE.

*Les Pygmées.* Les Pygmées des anciens d'après la Science moderne, Negritos ou pygmées asiatiques, Negrillos ou pygmées africains, Hottentots et Boschimans, par A. de Quatrefages, professeur au Muséum, membre de l'Institut. 1 vol. in-16 avec figures . . . . . . . . . . . 3 fr. 50

*Le lait.* Études chimiques et microbiologiques, par Duclaux, professeur à la Faculté des Sciences de Paris. 1 vol. in-16, avec figures. . 3 fr. 50

*Les ancêtres de nos animaux*, dans les temps géologiques, par Albert Gaudry, professeur au Muséum, membre de l'Institut. 1 vol. in-16, avec figures. . . . . . . . . . . . . . . . . . . . . . . . 3 fr. 50

*Les tremblements de terre*, par Fouqué, professeur au Collège de France, membre de l'Institut. 1 vol. in-16. . . . . . . . . . . . . 3 fr. 50

*Sous les mers.* Campagnes, explorations sous-marines, par le marquis de Folin, membre de la Commission des Dragages. 1 vol. in-16 avec figures. . . . . . . . . . . . . . . . . . . . . . . . 3 fr. 50

*La galvanoplastie*, le nickelage, l'argenture, la dorure et l'électro-métallurgie, par E. Bouant, agrégé des sciences. 1 vol. in-16, avec fig. 3 fr. 50

*La coloration des vins* par les couleurs de la houille. Méthode analytique et marche systématique pour reconnaître la nature de la coloration, par P. Cazeneuve, professeur à la Faculté de Lyon. 1 vol. in-16 avec 1 planche. . . . . . . . . . . . . . . . . . . . . . . 3 fr. 50

*Le somnambulisme provoqué*, études physiologiques et psychologiques, par H. Beaunis, professeur à la Faculté de Nancy. (Deuxième édition). 1 vol. in-16, avec figures. . . . . . . . . . . . . . . . . . . 3 fr. 50

*Magnétisme et hypnotisme.* Phénomènes observés pendant le sommeil nerveux, par le docteur A. Cullerre. (Deuxième édition). 1 vol. in-16. avec 28 figures . . . . . . . . . . . . . . . . . . . 3 fr. 50

*Nervosisme et névrose.* Hygiène des énervés et des névropathes, par le docteur A. Cullerre. 1 vol. in-16. . . . . . . . . . . . 3 fr. 50

*Hypnotisme, double conscience et altérations de la personnalité* par le docteur Azam, professeur à la Faculté de Bordeaux, 1 vol. in-16, avec figures. . . . . . . . . . . . . . . . . . . . . . . 3 fr. 50

*La suggestion mentale et l'action des médicaments à distance*, par Bourru et Burot, professeur de l'École de Rochefort. 1 vol in-16. . . 3 fr. 50

*Le secret médical.* Honoraires, mariage, assurances sur la vie, déclaration de naissance, expertise, témoignage, etc., par P. Brouardel, professeur et doyen à la Faculté de Paris. 1 vol. in-16. . . . . . . . 3 fr. 50

*Microbes et maladies*, par J. Schmitt, professeur agrégé à la Faculté de Nancy. 1 vol. in-16, avec 24 figures. . . . . . . . . . . 3 fr. 50

*Les abeilles.* Organes et fonctions, éducation et produits, miel et cire, par Maurice Girard, président de la Société entomologique de France. (Deuxième édition). 1 vol. in-16, avec 30 fig. et 1 planche coloriée. 3 fr. 50

*La Prévision du temps* et les prédictions météorologiques, par G. Dallet. 1 vol. in-16, avec 40 figures. . . . . . . . . . . . . . 3 fr. 50

*L'homme avant l'histoire*, par Ch. Debierre, agrégé de la Faculté de Lyon, 1 vol. in-16, avec figures. . . . . . . . . . . . . . . 3 fr. 50

*L'activité cérébrale* au point de vue psycho-physiologique, par Alexandre Herzen, professeur à l'Académie de Lausanne. 1 vol. in-16. . 3 fr. 50

*La Truffe*, par le docteur Ferry de la Bellonne. 1 vol. in-16, avec 20 figures . . . . . . . . . . . . . . . . . . . . . . . 3 fr. 50

ENVOI FRANCO CONTRE UN MANDAT SUR LA POSTE

## LIBRAIRIE J.-B. BAILLIÈRE ET FILS

**ABEILLE** (J.). **La chirurgie ignée** en général et ses avantages dans les maladies chroniques et rebelles de l'utérus. 1886, 1 vol. gr. in-8 de 550 pages avec 44 fig. et 2 pl. . . . . . . . . . . . . . . . . 12 fr.

**ANDOUARD. Nouveaux éléments de pharmacie**, par ANDOUARD, professeur à l'École de médecine de Nantes. 3e *édition*. 1886, 1 vol. in-8 de 950 p. avec 150 figures. . . . . . . . . . . . . . . . . . 16 fr.

**ANGER. Nouveaux éléments d'anatomie chirurgicale**, par BENJAMIN ANGER, chirurgien des hôpitaux, professeur agrégé à la Faculté de médecine. 1869, 1 vol. grand in-8 de XVI-1056 pages, avec 1079 figures et 1 Atlas in-4 de 12 planches gravées et coloriées. . . . . . . . . 40 fr.

Séparément, le texte. 1 vol. in-8. . . . . . . . . . . . . . . 20 fr.

Séparément, l'Atlas. 1 vol. in-4. . . . . . . . . . . . . . . 25 fr.

**ANGLADA. Études sur les maladies nouvelles et les maladies éteintes**, pour servir à l'histoire des évolutions séculaires de la pathologie. 1869, 1 vol. in-8 de 700 pages. . . . . . . . . . . . 8 fr.

**Annales d'hygiène publique et de médecine légale**, par BERTIN, BROUARDEL, L. COLIN, DU CLAUX, DU MESNIL, FOVILLE, CHARRIN, GARNIER (de Nancy), P. GARNIER, JAUMES, LACASSAGNE, G. LAGNEAU, LHOTE, LUTAUD, CH. GIRARD, HUDELO, MORACHE, MOTET, POINCARÉ, POUCHET, RIANT, VIBERT, avec une revue des travaux français et étrangers.

Paraissant tous les mois par cahiers de 6 feuilles in-8, avec pl. Prix de l'abonnement annuel : Paris, 22 fr. Départements, 24 fr. Union postale. . . . . . . . . . . . . . . . . . . . . . . . . 25 fr.

La PREMIÈRE SÉRIE, collection complète (1829 à 1853), dont il ne reste que peu d'exemplaires, 50 vol. in-8, avec figures. . . . . . . 500 fr.

*Tables alphabétiques* par ordre des matières et des noms d'auteurs des Tomes I à L (1829 à 1853). 1855, in-8, 136 pages à 2 col. . . . . 3 fr. 50

La SECONDE SÉRIE, collection complète (1854 à 1878), 50 vol. in-8, avec figures. . . . . . . . . . . . . . . . . . . . . . . 470 fr.

*Tables alphabétiques*, par ordre des matières et des noms d'auteurs des Tomes I à L (1854 à 1878). 1880, in-8, 130 p. à 2 col. . . 3 fr. 50.

Chaque année séparément, jusqu'à 1871 inclus . . . . . . . 18 fr.

— Depuis 1872 jusqu'à 1875, 20 fr — Depuis 1876. . . . . 22 fr.

On ne vend pas séparément : 1re *série*, tomes I et II (1829), tomes XI et XII (1834), tomes XV et XVI (1836). — 2e *série*, tomes XI et XII (1859), tomes XXXI et XXXII (1869).

**Annales des maladies des organes génito-urinaires**, par M. le docteur E. DELEFOSSE avec la collaboration de MM. GUYON, LANCEREAUX et MÉHU. Paraît depuis 1883 par cahiers mensuels de 64 pages in-8. Prix de la collection complète. 1883-1886. 95 fr. — Prix de l'abonnement. Paris et Départements. 20 fr. — Union postale. . . . . . . . . . . . 22 fr.

**ARNOULD. Nouveaux éléments d'hygiène**, par Jules ARNOULD, professeur d'hygiène à la Faculté de médecine de Lille, 1882. 1 vol. gr. in-8, de 1360 pages, avec 284 figures, cartonné. . . . . . . . . . . . . . 20 fr.

**ARTIGALAS. Des asphyxies toxiques.** 1882, in-8. . . . . . 3 fr. 50

**AZAM. Hypnotisme, double conscience et altérations de la personnalité.** 1887, in-16 avec figures. . . . . . . . . . . . . . 3 fr. 50

**BACHELET** (H.). **Conseils aux mères de famille** sur la manière de nourrir leurs enfants et de se nourrir elles-mêmes. *Deuxième édition*, 1887, in-18, 241 pages . . . . . . . . . . . . . . . . . . . . . 2 fr.

**BARROIS** (CH.). **Recherches sur le terrain crétacé** supérieur de l'Angleterre et de l'Irlande. 1877, 1 vol. in-4° avec cartes et coupes. 12 fr.

**BEALE. De l'Urine, des dépôts urinaires** et des calculs, de leur composition chimique, de leurs caractères physiologiques et pathologiques et des indications thérapeutiques qu'ils fournissent dans le traitement des maladies. Tr. par A. OLLIVIER et BERGERON. 1865, in-18 avec 136 fig. 7 fr.

**BEAUNIS. Nouveaux éléments de physiologie humaine**, comprenant les principes de la physiologie comparée et de la physiologie générale, par H. BEAUNIS, professeur à la Faculté de médecine de Nancy. *Deuxième édition*, 1881. 2 vol. gr. in 8 de 1484 p. avec 513 fig. Cart.. . . . 25 fr.

**BEAUNIS** (H.). **Le somnambulisme provoqué**. Études physiologiques et psychologiques. 1886. 1 vol. in-18 jésus de 300 pages avec figures. 3 fr. 50

**BEAUNIS et BOUCHARD. Nouveaux éléments d'anatomie descriptive et d'embryologie**, par H. BEAUNIS et H. BOUCHARD, professeur à la Faculté de médecine de Bordeaux. *Quatrième édition*. 1885, 1 vol. gr. in-8 de 1072 pages avec 456 figures. Cart. . . . . . . . . . . . . . 20 fr.

— **Précis d'anatomie et de dissection**. Paris, 1877, 1 vol. in-18, 450 p. 4 fr. 50

**BERGERET** (L.-F.). **Des fraudes dans l'accomplissement des fonctions génératrices**, causes, dangers et inconvénients pour les individus, la famille et la société, remèdes. 12e *édition*. 1884, 1 v. in-18. . 2 fr. 50

— **Les passions**, dangers et inconvénients pour les individus, la famille et la société, hygiène morale et sociale. 1878. 1 vol. in-18. . . . . 2 fr. 50

— **De l'abus des boissons alcooliques**, dangers et inconvénients pour les individus, la famille et la société. Moyens de modérer les ravages de l'ivrognerie. Paris, 1870, 1 vol. in-18 jésus de VIII-380 pages. . . . 3 fr.

**BERGERON** (AL.). **Précis de petite chirurgie et de chirurgie d'urgence**, 1882, 1 vol. in-18 jésus de 436 p., avec 374 figures. 5 fr.

**BERNARD** (CLAUDE). **Physiologie.** Physiologie expérimentale, substances toxiques, système nerveux, liquides de l'organisme, pathologie expérimentale, médecine expérimentale, anesthésiques et asphyxie, chaleur animale, diabète, physiologie opératoire, phénomènes de la vie, table alphabétique, par Claude BERNARD, professeur au Muséum et au Collège de France, membre de l'Académie des sciences. 16 vol. in-8, avec fig. 114 fr.

— **Leçons de physiologie expérimentale appliquée à la médecine.** 1855-1856, 2 vol. in-8, avec figures. . . . . . . . . . . . 14 fr.

— **Leçons sur les effets des substances toxiques et médicamenteuses.** 1857, 1 vol. in-8, avec 32 figures . . . . . . . . . . . . . . . 7 fr.

— **Leçons sur la physiologie et la pathologie du système nerveux.** 1858, 2 vol. in-8, avec figures. . . . . . . . . . . . . . 14 fr.

— **Leçons sur les propriétés physiologiques et les altérations pathologiques des liquides de l'organisme.** 1859, 2 vol. in-8, avec fig. . 14 fr.

— **Introduction à l'étude de la médecine expérimentale.** 1865, 1 vol. in-8. . . . . . . . . . . . . . . . . . . . . . . 7 fr.

— **Leçons de pathologie expérimentale.** 1880, 1 vol. in-8. . . . 7 fr.

— **Leçons sur les anesthésiques et sur l'asphyxie.** 1875, 1 vol. in-8, avec figures.. . . . . . . . . . . . . . . . . . . . 7 fr.

— **Leçons sur la chaleur animale**, sur les effets de la chaleur et sur la fièvre. 1876, 1 vol. in-8 de 469 pages, avec fig. . . . . . . . . 7 fr.

— **Leçons sur le diabète** et la glycogénèse animale. 1877, 1 vol. in-8. 7 fr.

— **Leçons de physiologie opératoire.** 1879, 1 vol. in-8, avec 116 fig. 8 fr.

— **Leçons sur les phénomènes de la vie** communs aux animaux et aux végétaux, 1878, 2 vol. in-8, avec pl. col. et fig. . . . . . . 15 fr.

**BERNARD. La science expérimentale.** 2e *édition*. 1878, 1 vol. in-18 jésus de 449 pages avec figures. . . . . . . . . . . . . . . . 4 fr.

— **L'œuvre de Claude Bernard**, introduction par MATHIAS DUVAL; notices par E. RENAN, PAUL BERT et ARMAND MOREAU: table alphabétique et analytique des œuvres complètes de Claude Bernard par le Dr ROGER DE LA COUDRAIE; bibliographie. 1881, 1 vol. in-8, avec un portrait de CLAUDE BERNARD. . . . . . . . . . . . . . . . . . . . . . . . . . 7 fr.

— **Portrait de Claude Bernard** . . . . . . . . . . . . . . . . 1 fr.

**BERNARD** (CLAUDE) **et HUETTE. Précis iconographique de médecine opératoire et d'anatomie chirurgicale**, 1873, 1 vol. in-18 jésus, avec 113 planches, figures noires. Cartonné. . . . . . . . . . . . 24 fr.

— LE MÊME, figures coloriées . . . . . . . . . . . . . . . . . . . 48 fr.

**BERNARD** (H.). **Premiers secours aux blessés** sur le champ de bataille et dans les ambulances, 1870, 1 vol. in-18 de 164 p. avec 79 fig. 2 fr.

**BERT** (PAUL). **Leçons sur la physiologie comparée de la respiration**, 1870, 1 vol in-8 de 500 pages avec 150 fig. . . . . . . . . . 10 fr.

**BLANCHARD** (R.). **Traité de zoologie médicale** par R. BLANCHARD, professeur agrégé à la Faculté de médecine, 1886-1887, 1 vol. in-8 de 800 pages avec 650 fig. . . . . . . . . . . . . . . . . . . . . . 12 fr.

**BLANCHARD. Les poissons des eaux douces de la France.** Anatomie, physiologie, description des espèces, mœurs, instincts, industrie, commerce, ressources alimentaires, pisciculture, législation concernant la pêche, par EMILE BLANCHARD, membre de l'Institut, professeur au Muséum d'histoire naturelle. 1879. 1 volume grand in-8, avec 151 fig. dessinées d'après nature et 32 pl. sur papier teinté. . . . . . . . . . 16 fr.
Relié en demi-maroquin, doré sur tranches . . . . . . . . . . 20 fr.

**BOIVIN et DUGÈS. Anatomie pathologique de l'utérus et de ses annexes**, 1866, Atlas in-folio de 41 planches, gravées et coloriées, *représentant les principales altérations morbides des organes génitaux de la femme*, avec explication. . . . . . . . . . . . . . . . . . 45 fr.

**BONNET. Traité de thérapeutique des Maladies articulaires**, Paris, 1853, 1 vol. in-8 de XVIII-684 pages, avec 97 figures. . . . . . 9 fr.

— **Nouvelles méthodes de traitement des Maladies articulaires.** *Seconde édition*, revue et augmentée, accompagnée d'observations sur la rupture de l'ankylose. 1860, 1 vol. in-8 de 356 pages, avec 17 fig. 4 fr. 50

**BONNIER** (G.). **Les plantes des champs et des bois.** Excursions botaniques: Printemps, été, automne, hiver. 1887, in-8°, avec 873 figures dans le texte et 30 planches dont 8 en couleur . . . . . . . . 24 fr.

**BONNIER et de LAYENS. Nouvelle flore** pour la détermination facile des plantes. 1886, in-18 avec 2145 fig., cart. . . . . . . . . . 5 fr.

**BOREL** (A.) **L'électrolyse.** applications industrielles et médicales. 1886. in-8° . . . . . . . . . . . . . . . . . . . . . . . . . . 2 fr. 50

**BORIUS. Les maladies du Sénégal.** Topographie, climatologie et pathologie, 1882. 1 vol. in-8 de 362 pages . . . . . . . . . . . . 7 fr.

**BOUANT. La galvanoplastie, le nickelage, l'argenture, la dorure et l'électrométallurgie**, par E. BOUANT, agrégé des sciences physiques. 1887, in-16, avec figures . . . . . . . . . . . . . . . . . . 3 fr. 50

— **Dictionnaire de Chimie**, voy. *Dictionnaire*.

**BOUCHUT. Traité pratique des Maladies des nouveau-nés**, des enfants à la mamelle et de la seconde enfance. *Huitième édition*. 1884, 1 vol. in-18 de XVII-1128 pages, avec 179 figures. . . . . . . . . . 18 fr.
Ouvrage couronné par l'Institut de France (Académie des sciences).

— **Hygiène de la première Enfance**, guide des mères pour l'allaitement, le sevrage, le choix de la nourrice. *Huitième édition*, 1885, 1 vol. in-18 de VIII-460 pages, avec 53 fig. . . . . . . . . . . 4 fr.

**BOUCHUT. Atlas d'ophthalmoscopie médicale** et de cérébroscopie montrant, chez l'homme et chez les animaux, les lésions du nerf optique, de la rétine et de la choroïde produites par les maladies du cerveau, par les maladies de la moelle épinière et par les maladies constitutionnelles et humorales. 1876, 1 vol. in-4 de VIII-148 p., avec 14 planches en chromo., comprenant 137 fig. et 19 fig. dans le texte. Cart. 35 fr.

— **La vie et ses attributs dans leurs rapports avec la philosophie et la médecine.** 2e *édition*. 1876, 1 vol. in-18 jés. de 450 p. . . . 4 fr. 50

— **Traité des signes de la mort** et des moyens de prévenir les inhumations prématurées. *Couronné par l'Institut*, 3e *édit*. 1883. 1 vol. in-18. 4 fr.

— **Nouveaux éléments de pathologie générale** comprenant la nature de l'homme, l'histoire générale de la maladie, les différentes classes de maladies, l'anatomie pathologique générale, et l'histologie pathologique, le pronostic, la thérapeutique générale. *Quatrième édition*. 1882, 1 vol. gr. in-8 de 900 pages avec 250 figures. . . . . . . . . 16 fr.

— **Traité de diagnostic et de Sémiologie.** 1883, 1 vol. gr. in-8 de 692 pages avec 150 figures. . . . . . . . . . . . . . . . . . . . 12 fr.

— **Du Nervosisme aigu et chronique et des maladies nerveuses.** *Deuxième édition*. 1877, 1 vol. in-8 de VIII-408 pages.. . . . . . 6 fr.

— **Compendium annuel de thérapeutique française et étrangère** Paris, 1880-1887, 8 vol. gr. in-8. . . . . . . . . . . . . . 29 fr.
Chaque volume : . . . . . . . . . . . . . . . . . . . . . 4 fr.

**BOUILLET. Précis de l'histoire de la médecine**, avec introduction par A. LABOULBÈNE. 1883. 1 vol. in-8 de XVI-366 pages. . . . . . 6 fr.

**BOUILLY. Comparaison des arthropathies** rhumatismales, scrofuleuses et syphilitiques. 1878, in-8, 107 pages. . . . . . . . . . . 3 fr. 50

**BOURGEOIS** (L.-X.). **Les passions dans leurs rapports avec la santé et les maladies, l'amour et le libertinage.** 1877, 1 vol. in-12. . 2 fr.

— **De l'influence des maladies de la femme** pendant la grossesse sur la constitution et la santé de l'enfant. 1861, 1 vol. in-4. . . . . 3 fr. 50

**BOURNET** (A.). **De la criminalité en France et en Italie.** Etude médico-légale, 1885, 1 vol. gr. in-8° avec pl. . . . . . . . . . . . 4 fr.

**BOURRU** et **BUROT. La suggestion mentale et l'action des médicaments à distance.** 1887, in-16, avec figures . . . . . . . . 3 fr. 50

**BRAIDWOOD** (P.-M.). **De la Pyohémie ou fièvre suppurative,** 1870, 1 vol. in-8 avec 12 planches chromolithographiées. . . . . . . 8 fr.

**BRAUD. Recherches sur l'air confiné.** 1880, in-8, 76 pages. . 2 fr.

**BRAUN, BROUWERS et DOCX. Gymnastique scolaire** en Hollande, en Allemagne et dans les pays du Nord, suivie de l'état de l'enseignement de la gymnastique en France. 1874, in-8, 168 pages.. . . . 3 fr. 50

**BREHM** (A.-E.). **Les Merveilles de la nature, l'homme et les animaux.** Description populaire des races humaines et du règne animal.

Les *Mammifères*. Edition française, par Z. GERBE. 2 vol. gr. in-8 avec 800 figures et 40 planches. . . . . . . . . . . . . . . 22 fr.

Les *Oiseaux*. Édition française par Z. GERBE. 2 vol. grand in-8 avec 500 figures et 40 planches.. . . . . . . . . . . . . . . 22 fr.

Les *Insectes*, les Arachnides, les Myriapodes. Edition française par J. KUNCKEL D'HERCULAIS. 2 vol. in-8 avec 180 fig. et planches hors texte. 22 fr.

*Les Vers, Mollusques, Zoophytes;* édition française par A. TREMEAU DE ROCHEBRUNE, 1 vol gr. in-8 avec 1200 figures et 20 planches. 11 fr.

*Les Reptiles;* édition française par SAUVAGE. 1 vol. grand in-8.

*Les Poissons et les Crustacés*; édition française par SAUVAGE et KUNCKEL D'HERCULAIS. 1 vol. in-8 avec 400 figures et 20 planches. . . . 11 fr.
Chaque volume broché. . . . . . . . . . . . . . . . . . 11 fr.
Relié en demi-maroquin, doré sur tranches. . . . . . . . 16 fr.

**BRIAND et CHAUDÉ. Manuel complet de Médecine légale**, contenant un *Traité élémentaire de chimie légale*, par J. BOUIS. *Dixième édition*. 1879, 2 vol. gr. in-8 avec 5 pl. gravées et 37 figures. . . . 24 fr.

**BROCCHI** (P.). **Traité de zoologie agricole**, comprenant des éléments de pisciculture, d'apiculture, de sériciculture, d'ostréiculture, etc., par P. BROCCHI, maître de conférences à l'Institut national agronomique. 1886, in-8°, 986 pages avec 605 figures, cart. . . . . . . . . . 18 fr.

**BROUARDEL** (P.). **Le secret médical**. 1886, in-18. . . . . . 3 fr. 50

**BROUARDEL et BRUNIQUEL. Dispositions à adopter pour l'assainissement de Toulon**. 1885, in-8°, 20 pages. . . . . . . . . . 1 fr.

**BROUARDEL, CHARRIN et ALBARRAN Rapport sur les essais de vaccination cholérique** entrepris en Espagne 1885, in-8°. . . 1 fr.

**BRUCKE. Des couleurs** au point de vue physique, physiologique, artistique et industriel, traduit par P. SCHUTZENBERGER. 1866, 1 vol. in-18 jésus, de 344 pages avec 46 figures . . . . . . . . . . . 4 fr.

**BUIGNET. Manipulations de physique.** Cours de travaux pratiques professé à l'Ecole de pharmacie de Paris. Paris, 1877, 1 vol. in-8 de 800 pages, avec 265 figures et 1 planche coloriée, cartonné. 16 fr.

**CAMPENON** (V.). **Du redressement des membres par l'ostéotomie** 1883, gr. in-8, 308 pages avec figures. . . . . . . . . . . . . . . 4 fr.

**CAPUS et T. de ROCHEBRUNE. Guide du naturaliste préparateur et du voyageur scientifique** ou instructions pour la recherche, la préparation, le transport et la conservation des animaux, végétaux, minéraux, fossiles et organismes vivants. 2e *édition*, 1883, 1 vol. in-18 avec 22 figures cartonné. . . . . . . . . . . . . . . . . . . . . . . 3 fr.

**Carnet (Le) du médecin praticien**, formules, ordonnances, tableaux du pouls, de la respiration et de la température, comptabilité. 1 cahier oblong avec cartonnage souple. . . . . . . . . . . . . . . . . 1 fr.

**CARRIÈRE. Le climat de l'Italie et des stations du midi de l'Europe, sous le rapport hygiénique et médical.** *Deuxième édition*, 1876, 1 vol. in-8 de 640 pages. . . . . . . . . . . . . . . . . . . . . . 9 fr.
*Voy.* REVEILLÉ-PARISE. *Guide des Goutteux*, et *Physiologie et Hygiène des hommes livrés aux travaux de l'esprit.*

**CARUS** (V.). **Histoire de la zoologie**, depuis Aristote jusqu'à nos jours, par V. CARUS, professeur à l'Université de Leipzig, annoté par A. SCHNEIDER, 1880, 1 vol. in-8 de 800 pages . . . . . . . . . . . . . . 15 fr.

**CAUVET. Nouveaux éléments d'histoire naturelle médicale.** *Troisième édition*. 1885, 2 vol. in-18 jésus de 600 pages, avec 824 fig. . . . . 12 fr

— **Cours élémentaire de botanique**.
I. *Anatomie et physiologie végétales*, paléontologie, géographie. 1885, 1 vol. in-18. 315 pages avec 404 figures. . . . . . . . . . . 4 fr.
II. *Les familles végétales*. 1885, 1 vol. in-18, 500 pages avec 500 fig. 5 fr.
Le même, cartonné en 1 seul volume comprenant les deux parties. 10 fr.

— **Nouveaux éléments de matière médicale**, comprenant l'histoire des drogues simples d'origine animale et végétale, leur constitution, leurs propriétés et leur falsifications. Paris 1886-1887, 2 vol. in-18 jésus de 600 pages avec fig. intercalées dans le texte. . . . . . . . . 15 fr.

— **Procédés pratiques pour l'essai des farines**, caractères, altérations, falsifications, moyens de découvrir les fraudes. 1886, in-18 avec 74 figures. . . . . . . . . . . . . . . . . . . . . . . . . 2 fr. 50

**CAZENEUVE** (P.). **La coloration des vins**, par les couleurs de la houille. Méthodes analytiques et marche systématique pour reconnaître la nature de la coloration. 1886, in-18 avec une planche . . . 3 fr. 50

**CHAILLY**. **Traité pratique de l'Art des accouchements.** *Sixième édition*. 1878, 1 vol. in-8 de xx-1036 pages, avec 1 pl. et 282 fig. 10 fr.

**CHANTREUIL. Des dispositions du cordon** qui peuvent troubler la marche de la grossesse et de l'accouchement. 1875, gr. in-8, 176 pages avec fig. . . . . . . . . . . . . . . . . . . . . . . . . 4 fr.

*Voy.* SIMPSON. *Clinique obstétricale.*

**CHAPUIS. Précis de toxicologie.** 1882, in-18 de 700 p. avec fig. Cart. 8 fr.

**CHARGÉ. Traitement homœopathique des maladies des organes de la respiration**, cavités nasales, larynx, trachée, bronches, poumons, plèvres. *Deuxième édition*. 1878, 1 vol. in-18 de XXIII-460 pages. 6 fr.

**CHARPENTIER. Traité pratique des accouchements**, par le docteur A. CHARPENTIER, professeur agrégé à la Faculté de médecine de Paris. 1883, 2 vol. gr. in-8 de 1100 pages avec 752 fig. et 1 pl. . . 30 fr.

**CHATELLIER** (H.). **Des tumeurs adénoïdes du pharynx**, par le docteur Henri CHATELLIER. 1886, in-8 de 90 pages avec 5 photog. et 2 pl. . 5 fr.

**CHATIN** (JOANNÈS). **Les organes des sens** dans la série animale. Leçons d'anatomie et de physiologie comparées, faites à la Sorbonne, 1880, 1 vol. in-8 de VIII-726 pages avec 136 figures. . . . . . . . 12 fr.

**CHAUFFARD** (P.-E.). **La Vie.** Etudes et problèmes de biologie générale. 1878, 1 vol. in-8 de 525 pages. . . . . . . . . . . . . . 7 fr. 50

— **De la fièvre traumatique** et de l'infection purulente, 1873, in-8, 229 pages. . . . . . . . . . . . . . . . . . . . . . . . 3 fr. 50

**CHAUFFARD** (AN.). **Etude sur les déterminations gastriques de la fièvre typhoïde.** 1882, gr. in-8, avec 2 planches. . . . . . . 3 fr. 50

**CHAUVEAU. Traité d'anatomie comparée des animaux domestiques.** 3e *édition*, revue et augmentée avec la collaboration de M. ARLOING. Paris, 1878, 1 vol. in-8 avec 368 figures noires et coloriées. . . . . . 24 fr.

**CHAUVEL. Précis d'opérations de chirurgie**, par J. CHAUVEL, professeur de médecine opératoire à l'Ecole du Val-de-Grâce. 1883. *Deuxième édition.* 1 vol. in-18 jésus de 692 pages, avec 281 fig. . . . . . 7 fr.

**CHEVREUL. Des couleurs** et de leurs applications aux arts industriels à l'aide des cercles chromatiques. 1864, petit in-f°, avec 27 pl. gravées sur acier et imprimées en couleur, cartonné. . . . . . . . . . 40 fr.

**CHRÉTIEN** (H.). **Nouveaux éléments de médecine opératoire**, 1881, 1 vol. in-18 de 528 pages avec 184 fig. . . . . . . . . 6 fr.

**CHURCHILL et LE BLOND Traité pratique des maladies des femmes.** hors l'état de grossesse, pendant la grossesse et après l'accouchement, *Troisième édition*, 1881, 1 v. gr. in-8 de 1158 p., avec 365 fig. 18 fr.

**CIVIALE. Traité pratique sur les Maladies des organes génito-urinaires.** *Troisième édition*. Paris, 1858-1860. 3 v. in-8, avec fig. . 24 fr.

**CLAUDE. Premières notions d'homœopathie** à l'usage des familles. 2e *édition*. 1883, 1 vol. in-18 de 200 pages. . . . . . . . . 1 fr. 50

**COIFFIER. Précis d'auscultation.** 1882, in-18, avec 71 fig. col. 3 fr.

— **Médecine et thérapeutique rationnelles**, 1884, 1 vol. in-18. . 6 fr.

**COLIN** (G.). **Traité de physiologie comparée des animaux**, considérée dans ses rapports avec les sciences naturelles, la médecine, la zootechnie et l'économie rurale, par G. COLIN, professeur à l'Ecole vétérinaire d'Alfort. *Troisième édition*. 1886-1887, 2 vol. in-8 avec 250 figures. . 28 fr.

**COLIN** (LÉON). **Traité des maladies épidémiques.** Origine, évolution, prophylaxie, 1879, 1 vol. in-8 de xx-1032 pages. . . . . . . 16 fr.

— **Traité des fièvres intermittentes**, 1870, 1 vol. in-8 de 500 pages, 8 fr.

**COLIN** (Léon). **De la Variole**, au point de vue épidémiologique et prophylactique. 1875, 1 vol. in-8, 200 pages avec figures. . . . . 3 fr. 50
— **De la fièvre typhoïde dans l'armée**. 1878, in-8, 200 pages.. . 4 fr.
— **Nouvelle étude sur la fièvre typhoïde** dans l'armée. 1882, gr. in-8, 70 pages. . . . . . . . . . . . . . . . . . . . . . . 2 fr.

**COLLINEAU. La gymnastique**, notions physiologiques et pédagogiques. applications hygiéniques et médicales, 1884. 1 vol. in-8, de 824 pages avec figures. . . . . . . . . . . . . . . . . . . . . . . 10 fr.

**Comité consultatif d'Hygiène publique de France** (Recueil des travaux et des actes officiels de l'Administration sanitaire). Paris, 1872. Tome I, in-8, 8 fr. — Tome II, 1873, 2 vol. 15 fr. — Tome III, 1874. in-8, 8 fr — Tome IV, 1875. in-8. 8 fr. — Tome V, 1876. in-8, 8 fr. — Tome VI. 1877, in-8, 8 fr. — Tome VII, 1878, in-8, 8 fr — Tome VIII, 1879. in-8, 8 fr. — Tome IX. 1880, in-8. 8 fr. — Tome X, 1881, in-8. 8 fr. — Tome XI, 1882, in-8, 8 fr. — Tome XII, 1883. in-8. 8 fr. — Tome XIII, 1884, in-8, 8 fr. — Tome XIV, 1885, in-8, 10 fr. — Tome XV, 1886, 8 fr.

**COMTE** (A.). **Cours de philosophie positive.** *Quatrième édition*, 1877, 6 vol. in-8. . . . . . . . . . . . . . . . . . . . . . . . 48 fr.
— **Principes de philosophie positive**, précédés de la préface d'un disciple, par E. Littré. 1868, 1 vol. in-18 jésus, 208 pag. . 2 fr. 50
— **La philosophie positive**, résumé par Jules Rig. 1881, 2 vol. in-8. 20 fr.

**CONTEJEAN. Éléments de géologie et de paléontologie**, 1874, 1 vol. in-8 de 750 pages, avec 467 figures. Cartonné. . . . . . . . 16 fr.
— **Géographie botanique**, influence du terrain sur la végétation. 1881, in-8, 142 pages. . . . . . . . . . . . . . . . . . . . 3 fr. 50

**COQUAND. Monographie du genre Ostrea**. Terrain crétacé. 1869, 1 vol. grand in-8 et atlas de 74 planches grand in-4. . . . . . . . . 40 fr.

**CORIVEAUD. Hygiène de la jeune fille.** 1882. In-18. . . 3 fr.
— **Le lendemain du mariage**. Étude d'hygiène. 1884. In-18. 3 fr.

**CORLIEU** (A.). **Aide-mémoire de médecine, de chirurgie et d'accouchements**, vade-mecum du praticien, par le docteur A. Corlieu. 4e *édition*. 1886, 1 vol. in-18 jésus de VIII-700 pages avec 448 fig. Cart. . . . 6 fr.
— **Memorandum de medicina, cirurjia y partos**, traducido por Don Calderon. 1878, 1 vol. in-18, cartonné . . . . . . . . . . . . 10 fr.
— **La prostitution à Paris**. 1887, in-16. . . . . . . . . . . 2 fr.
— **Les médecins grecs** depuis la mort de Galien jusqu'à la chute de l'Empire d'Occident. 1885, 1 volume in-8 avec figures et 1 carte. 5 fr.

**CORNARO** (L.). **Le régime de Pythagore**, d'après le Dr. Cocchi; **De la sobriété**, conseils pour vivre longtemps, par L. Cornaro; **Le vrai moyen de vivre plus de cent ans dans une parfaite santé**, par L. Lessius. 1880, 1 vol. in-18 jésus avec 5 planches. . . . . . 5 fr.
Sur papier de Hollande, tiré à 100 exemplaires. . . . . . . . 6 fr.

**CORNIL. Leçons sur la syphilis** faites à l'hôpital de Lourcine, 1879, 1 vol. in-8, IX-482 pages avec 9 pl. lithographiées et figures. . 10 fr.

**CORRE. La pratique de la chirurgie d'urgence**, 1872, 1 vol. in-18 de VIII-216 p., avec 51 figures. . . . . . . . . . . . . . . . 2 fr.

**CRUVEILHIER. Anatomie pathologique du Corps humain**, ou Descriptions, avec figures lithographiées et coloriées, des diverses altérations morbides dont le corps humain est susceptible. Paris, 1830-1842, 2 vol. in-folio, avec 230 pl. col. . . . . . . . . . . . . . . . . 456 fr.
Demi-rel., dos de maroquin, non rog. Prix pour les 2 v. gr. in-fol. 24 fr.
Ouvrage complet en 41 livraisons. Chaque livraison avec 5 pl.. . . 11 fr.

**CRUVEILHIER.** **Traité d'Anatomie pathologique générale.** *Ouvrage complet.* Paris 1849-1864, 5 vol. in-8. . . . . . . . . . . . . . . 35 fr.
*Séparément :* Tome V, avec tables alphabétiques, par CH. HOUEL. Paris. 1864, 1 v. in-8 de 420 pages. . . . . . . . . . . . . . . 7 fr.

**CULLERRE.** **Magnétisme et Hypnotisme.** Exposé des phénomènes observés pendant le sommeil nerveux provoqué au point de vue clinique, psychologique, thérapeutique et médico-légal. *Deuxième édition.* 1886. 1 vol. in-16, avec fig.. . . . . . . . . . . . . . . . 3 fr. 50

— **Nervosisme et névroses**, hygiène des énervés et des névropathes. 1887, 1 vol. in-16. . . . . . . . . . . . . . . . . . . . . 3 fr. 50

**CUVIER** (G.). **Les Oiseaux**, décrits et figurés d'après la classification de Georges CUVIER, mise au courant des progrès de la science. Paris, 1870, 1 vol. in-8 avec 72 pl. contenant 464 fig. noires, 30 fr. ; fig. color. 50 fr.

— **Les Mollusques.** 1868, 1 vol. in-8 avec 36 pl. contenant 520 figures noires. 15 fr. ; — fig. coloriées. . . . . . . . . . . . . . . 25 fr.

— **Les Vers et les Zoophytes** 1869, 1 vol. in-8 avec 37 planches, contenant 550 figures. — Fig. noires, 15 fr. ; — fig. color. . . . . . 25 fr.

**CUYER** et **KUHFF.** **Le corps humain.** Structure et fonctions, formes extérieures, régions anatomiques, situation, rapports et usages des appareils et organes qui concourent au mécanisme de la vie, démontrés à l'aide de planches coloriées, découpées et superposées, dessinées d'après nature. 1 vol. gr. in-8 de 370 pages de texte et 1 atlas de 27 pl. coloriées. Ouvrage complet, cart en 2 vol. . . . . . . . . . . . . . . 75 fr.

— *Le même*, sans les organes génitaux.. . . . . . . . . . . . . 70 fr.

— **Les organes génitaux de l'homme te de la femme.** 2e édition, gr. in-8, 62 pages avec 65 fig. et 2 planches coloriées. . . . . . 7 fr. 50

**CUYER** et **ALIX.** **Le Cheval**, extérieur : régions, pied, proportions, aplombs, allures, âge, aptitudes, robes, tares, vices, vente et achat, examen critique des œuvres d'art équestre, etc.; structure et fonctions ; situation, rapports, structure anatomique et rôle physiologique de chaque organe ; races : origine, divisions, caractères, production et amélioration, texte par E. ALIX, vétérinaire de l'armée, 1886. 1 vol. grand in-8, avec atlas de 16 planches coloriées, découpées et superposées, 2 vol. cart . . . . . . . . . . . . . . . . . . . . . . . 60 fr.
*Séparément :* **Les allures du cheval**, démontrées à l'aide d'une planche coloriée, découpée, superposée et articulée. 1883, 44 p avec fig. 7 fr. 50

**CYON.** **Principes d'électrothérapie**, 1873, 1 vol. in-8 de VIII-275 pages avec figures. . . . . . . . . . . . . . . . . . . . . . . 4 fr.

**CYR** (J.) **Traité pratique des maladies du foie.** 1887, 1 vol. in-8°, de 880 pages. . . . . . . . . . . . . . . . . . . . . . . 12 fr.

**DAGONET.** **Nouveau Traité élémentaire et pratique des maladies mentales**, 1876, 1 vol. in-8 de 732 pages, avec 8 planches en photoglyptie, comprenant 38 types d'aliénés et une carte statistique des établissements d'aliénés de la France. . . . . . . . . . . . . . . . . . 15 fr.

**DALTON.** **Physiologie et hygiène** des écoles, des collèges et des familles, 1870, 1 v. in-18 de 500 p., avec 66 fig. . . . . . . . 4 fr.

**DAREMBERG** (CH.). **Histoire des sciences médicales**, comprenant l'anatomie, la physiologie, la médecine, la chirurgie et les doctrines de pathologie générale. 1870, 2 vol. in-8. . . . . . . . . . . . . . . 20 fr.

**DAVAINE** (C.). **Traité des Entozoaires et des maladies vermineuses** chez l'homme et les animaux domestiques. *Deuxième édition.* 1877, 1 vol. in-8 de 1000 pages, avec 100 fig. . . . . . . . . . . 14 fr.

**DAVASSE.** **La Syphilis**, ses formes, son unité, 1865. 1 v. in-8, 570 p. 8 fr.

**DEBIERRE** (CH.). **L'Hermaphrodisme**, sa nature, son origine, ses conséquences sociales. 1886, gr. in-8 avec 11 figures. . . . . 1 fr. 50

— **L'homme avant l'histoire**. 1887, 1 vol. in-16, avec figures. 3 fr. 50

**DECAYE. Précis de thérapeutique chirurgicale** par le docteur DECAYE. 1882, 1 vol. in-18 de XII-572 pages. . . . . . . . . . . . . . . 6 fr.

**DECHAUX. La femme stérile**, 1882, 1 vol. in-18. . . . . . . 2 fr. 50

— **La saignée d'Hippocrate**. 1886, in-18. . . . . . . . . . . 3 fr. 50

**DEGLAND et GERBE. Ornithologie européenne**, ou Catalogue descriptif, analytique et raisonné des oiseaux observés en Europe. *Deuxième édition*. Paris, 1867, 2 vol. in-8. . . . . . . . . . . . . . . . . 24 fr.

**DELEFOSSE. Procédés pratiques pour l'analyse des urines**, des dépôts et des calculs urinaires. *Troisième édition*. 1886, 1 vol in-18 jésus, 176 pages avec 25 pl., comprenant 90 figures.. . . . . . . . . 3 fr.

— **Pratique de la chirurgie des voies urinaires**. *Deuxième édition* augmentée d'un appendice. 1887. 1 vol. in-18 jésus de IX-585 pages avec 142 figures. . . . . . . . . . . . . . . . . . . . . . . . . . . . 7 fr.

— **Annales des maladies des organes génito-urinaires**. voy. p. 5.

**DELPECH. Salles d'asile et écoles primaires. Premiers symptômes des maladies contagieuses** qui peuvent atteindre les jeunes enfants. Instruction demandée par M. le Préfet de la Seine au Conseil d'hygiène publique et de salubrité. 1880, in-18 jésus . . . . . . . . . . 25 c.

**DENIKER. Atlas Manuel de botanique**. Illustrations des familles et des genres de plantes phanérogames et cryptogames avec le texte en regard par J. DENIKER. 1886, 200 planches comprenant 3300 figures et 200 pages de texte in-4° cart. . . . . . . . . . . . . . . . . . . . . 30 fr.

**DENUCÉ** (P.). **Traité clinique de l'inversion utérine**, 1883, 1 vol. in-8 de 645 pages avec 105 figures.. . . . . . . . . . . . . . . . 12 fr.

**DESHAYES** (G.-P.) **Description des animaux sans vertèbres** découverts dans le bassin de Paris, comprenant une revue générale de toutes les espèces actuellement connues; 1860-1866. *Ouvrage complet*, 3 vol. in-4 de texte et 2 vol. in-4 de 196 planches, publiés en 50 livraisons. Prix de chaque livraison., 5 fr. — Prix de l'ouvrage complet 250 fr.

— **Conchyliologie de l'île de la Réunion** (Bourbon). 1863, gr. in-8, 144 pages, avec 14 planches coloriées. . . . . . . . . . . . . 10 fr.

**DESPINE et PICOT. Manuel pratique des maladies de l'enfance**, *Troisième édition*. 1884, 1 vol. in-18 jésus de XII-800 pages. . . 7 fr.

**DESPRÉS** (A.) **La prostitution en France**. Études morales et démographiques avec une statistique générale de la prostitution en France, 1882. 1 vol. gr. in-8 de XII-208 pages avec 2 pl. lithographiées. 6 fr.

— **La Chirurgie journalière**, leçons de clinique chirurgicale. *Deuxième édition*. 1881. 1 vol. gr. in-8° de 850 pages avec figures. . . . 12 fr.

**Dictionnaire de chimie**, comprenant les applications aux sciences, aux arts, à l'agriculture et à l'industrie par E. BOUANT, agrégé des sciences physiques avec la collaboration de professeurs, d'ingénieurs et d'industriels. 1887, gr. in-8° d'environ 1100 pages à 2 colonnes, avec 500 figures.

**Dictionnaire de Médecine, de Chirurgie, de Pharmacie**, de l'Art vétérinaire et des Sciences qui s'y rapportent, avec la synonymie *grecque, latine, allemande, anglaise, italienne et espagnole*. *Seizième édition*, mise au courant des sciences médicales et biologiques et de la pratique journalière, augmentée de six nouveaux glossaires, par E. LITTRÉ,

. . .

membre de l'Académie française et de l'Académie de médecine. 1886, 1 vol gr. in-8 de 1880 p. à deux colonnes, avec 550 figures. . . 20 fr.
Demi-reliure maroquin, plats en toile . . . . . . . . . . . 4 fr.
Demi-reliure maroquin à nerfs, plats en toile, très soignée. . . 5 fr.
Ouvrage longtemps connu sous le nom de *Dictionnaire de médecine de Nysten* et devenu classique par un succès de quinze éditions.

**Atlas populaire de Médecine, de Chirurgie, de Pharmacie, de l'Art vétérinaire** et des sciences qui s'y rapportent, pouvant servir de complément à tous les dictionnaires de médecine. 1885, 48 planches comprenant 196 figures, gr. in-8 cartonné. . . . . . . . . . . . . 5 fr.

**DONNÉ. Conseils aux mères sur la manière d'élever les enfants nouveau-nés.** 7e *édition*. 1884, 1 vol. in-18 jésus de 350 p. . . . 3 fr.

— **Hygiène des gens du monde.** *Deuxième édition.* 1879, in-18, 448 pages. . . . . . . . . . . . . . . . . . . . . . 3 fr. 50

**DUBAR. Anatomie pathologique des ostéites.** 1883, gr. in-8° avec 7 planches. . . . . . . . . . . . . . . . . . . . . . . . . . 3 fr. 50

— **Des tubercules de la mamelle.** Paris, 1881, in-8, 116 pages, avec 3 planches chromolithographiées.. . . . . . . . . . . . . 3 fr. 50

**DUBRAC. Traité de jurisprudence médicale et pharmaceutique,** comprenant la législation, l'état civil et les questions qui s'y rattachent, les dispositions à titre gratuit, la responsabilité médicale, le secret professionnel, les expertises, les honoraires des médecins et les créances des pharmaciens, l'exercice illégal de la médecine, les contraventions aux lois sur la pharmacie, la police sanitaire, les ventes de clientèle médicale, l'inaptitude au service militaire, les eaux minérales et thermales, etc., 1882, 1 vol in-8 de 800 pages . . . . . . . . . . . . 12 fr.

**DUCHARTRE. Eléments de Botanique,** comprenant l'anatomie, l'organographie, la physiologie des plantes, les familles naturelles et la géographie botanique. *Troisième édition.* Paris, 1884, 1 vol. in-8 de 1272 pages, avec 571 figures. Cart. . . . . . . . . . . . . 20 fr.

**DUCHENNE. De l'Électrisation localisée** et de son application à la pathologie et à la thérapeutique. *Troisième édition*, 1872, 1 vol. in-8 avec 279 fig. et 3 pl. noires et coloriées. . . . . . . . . . . 18 fr.

— **Physiologie des mouvements,** démontrée à l'aide de l'expérimentation électrique et de l'observation clinique, et applicable à l'étude des paralysies et des déformations. 1867, in-8, xvi-872 pages avec 101 figures. . . . . . . . . . . . . . . . . . . . . . . . . 14 fr.

— **Mécanisme de la physionomie humaine, ou analyse électro-physiologique de l'expression des passions,** publié en trois éditions :
1° *Édition* grand in-8 formant 1 vol. de 264 pages, avec 9 planches représentant 144 fig. photographiées. *Deuxième édition* . . . 20 fr.
2° *Édition de luxe* formant 1 vol. grand in-8, avec atlas composé de 74 planches photographiées et de 9 planches représentant 144 fig. *Deuxième édition*. Cart. . . . . . . . . . . . . . . . . 68 fr.
3° *Grande édition* in-folio, 84 p. texte in-folio et 84 planches, dont 74 sur plaques normales et représentant les expériences électro-physiologiques.. . . . . . . . . . . . . . . . . . . . . . 200 fr.

**DUCLAUX. Le lait, études chimiques et microbiologiques.** 1887, in-16, avec figures . . . . . . . . . . . . . . . . . . . . . 3 fr. 50

**DUPOUY. Médecine et mœurs de l'ancienne Rome d'après les poètes latins.** 1885, 1 volume in-18 jésus de 430 pages. . . . . . . . 4 fr.

**DUVAL** (MATH.). **Précis de Technique microscopique et histologique,** ou Introduction pratique à l'anatomie générale, 1878, in-18, 313 pages, avec 43 figures dans le texte. . . . . . . . . . . . 4 fr.

— **Cours de physiologie.** Voyez Kuss, page 23.

**École de Salerne** (L'). traduction en vers français, par Ch. Meaux Saint-Marc avec le texte latin, précédée d'une introduction par le Dr. Daremberg, et suivie de commentaires, 1880. 1 vol. in-18 jésus de 600 pages avec 7 figures. . . . . . . . . . . . . . . . . . . . . 7 fr.

Papier de Hollande, tiré à 100 exemplaires. . . . . . . . . . 14 fr.

**ELOUI. Recberches histologiques** sur le tissu connectif de la cornée des animaux vertébrés. 1881, 1 vol. gr. in-8, avec 6 planches chromo. 6 fr.

**EMMET** (Th. A.). **La pratique des maladies des femmes,**ou vrage traduit sur la troisième edition et annoté par A. Olivier, ancien interne des hôpitaux. Avec une préface par le professeur Trélat. 1887, gr. in 8°, 860 pages avec 220 figures dans le texte.

**L'Encéphale**. Journal des maladies mentales et nerveuses, sous la direction de MM. B. Ball et J. Luys, médecins des hôpitaux. Paraît par cahiers de 8 feuilles (128 pages) avec planches tous les deux mois.

Prix de l'abonnement : Paris, 20 francs. Départements, 22 fr. Union postale, 1re zone, 24 fr. 2e zone, 25 fr.

Paraît depuis 1881. Les années 1881, 1882, 1883, 1884, 1885, 1886 forment chacune un beau vol. avec planches et sont en vente, 1881 et 1882 au prix de 18 fr. l'année; 1883, 1884, 1885, 1886 au prix de 20 fr. l'année.

**Encyclopédie internationale de chirurgie**, publiée sous la direction du docteur John Ashhurst et illustrée de figures intercalées dans le texte. Ouvrage précédé d'une introduction. par L. Gosselin. 7 volumes gr. in-8 de chacun 800 pages à 2 colonnes avec environ 2500 figures.

Tome I : Pathologie chirurgicale générale, maladies chirurgicales infectieuses et virulentes. — Tome II : Chirurgie générale, maladies chirurgicales communes aux divers tissus organiques. — Tome III : Peau muscles. vaisseaux et ganglions lymphatiques : vaisseaux sanguins, nerfs. — Tome IV : Os et articulations : résections et tumeurs. — Tome V : Lésions traumatiques de la tête ; Yeux, Oreilles, Bouche, Face, Nez, Dents. Cou, Rachis. — Tome VI : Voies aériennes, thorax, sein, par J. Solis Cohen, L. Le Bec, Th. Annandale. Abdomen, rectum et anus, par H. Morris, L. Picqué, Ashhurst, M. Allingham. Orthopédie, par Barrette. — Tome VII : Organes génito-urinaires de l'homme et de la femme. par Harrisson, Duplay, Schwartz, Picqué, Bouilly, P. Segond. Prix de chaque volume. . . . . . . . . . . . . . . . . . . . . 17 fr. 50

**ENGEL. Nouveaux éléments de chimie médicale et de chimie biologique,** avec les applications à l'hygiène, à la médecine légale et à la pharmacie, Deuxième édition, 1883, 1 vol. in-18 jésus de VIII-671 p. avec 118 fig . . . . . . . . . . . . . . . . . . . . . . . . . . 8 fr.

**ENGELMANN. La pratique des accouchements chez les peuples primitifs**. Étude d'ethnographie et d'obstétrique par G. J. Engelmann. Edition française remaniée et augmentée par P. Rodet, avec préface par le professeur Charpentier. 1886, in 8° avec 83 figures dans le texte. 7 fr.

**ESPANET** (Alexis). **La pratique de l'homœopathie simplifiée.** *Deuxième édition.* 1879. 1 vol. in-18 jésus de VIII-496 pages, cartonné. . . 5 fr.

**EUSTACHE** (G.). **Manuel pratique des maladies des femmes**, médecine et chirurgie. 1881, in-18, 748 pages. . . . . . . . . . . . 8 fr.

**FAGET** (J.-C.). **Monographie sur le type et la spécificité de la fièvre jaune** 1875. gr. in-8 de 84 p., avec 109 tracés graphiques. . . . 4 fr.

— **L'art d'apaiser les douleurs de l'enfantement**. Paris, 1880, in-8 de 87 pages. . . . . . . . . . . . . . . . . . . . . . . . . 2 fr.

**FALRET** (J.-P.). **Des maladies mentales et des asiles d'aliénés.** Paris, 1864, in-8, LXX-800 pages avec 1 planche. . . . . . . . 11 fr.

**FAU** et **CUYER. Anatomie artistique du corps humain.** Planches par le docteur FAU, texte avec figures par E. Cuyer. 1886, in-8° 208 pages et 17 planches. Fig. noires, 6 fr. — Fig. color. . . . . . . . . . 12 fr.

**FELTZ. Traité clinique et expérimental des embolies capillaires.** *Deuxième édition.* 1870, in-8 de 450 pages, avec 11 planches chromolithographiées, comprenant 90 dessins. . . . . . . . . . . . . . 12 fr.

**FERRAND** (A.). **Traité de thérapeutique médicale,** ou guide pour l'application des principaux modes de médication thérapeutique et au traitement des maladies, par le docteur A. FERRAND, médecin des hôpitaux. Paris, 1886, 1 vol. in-18 jésus de 902 pages, cart. . . . . . . . 9 fr.

**FERRAND** (E.). **Aide-mémoire de pharmacie,** vade-mecum du pharmacien à l'officine et au laboratoire. *Quatrième édition*, comprenant les médicaments nouveaux et les formules nouvelles en concordance avec le Codex de 1884. Paris, 1885. 1 vol. in-18 jésus, de 815 pages avec 188 fig. cart. . . . . . . . . . . . . . . . . . . . . . . . 7 fr.

— **Premiers secours aux empoisonnés, aux noyés, aux asphyxiés, aux blessés** en cas d'accident, et aux malades en cas d'indisposition subite, avec 86 fig. 1886, *Deuxième édition*, in-18 jés. de 308 pages. 3 fr.

**FEUCHTERSLEBEN. Hygiène de l'âme,** traduit de l'allemand. *Troisième édition.* Paris, 1870, 1 vol. in-18 de 260 pages. . . . 2 fr. 50

**FLORENCE** (A.). **Les alcaloïdes des solanées.** 1886, in-8°. . . 2 fr. 50

**FOLEY. Étude sur la statistique de la Morgue.** Paris, 1880, in-8 de 84 pages avec 15 figures. . . . . . . . . . . . . . . . . . . 2 fr.

**FOLIN** (de). **Sous les mers.** Histoire des explorations sous-marines, 1887, in-16 avec figures . . . . . . . . . . . . . . . . . 3 fr. 50

**FONSSAGRIVES. Hygiène et assainissement des villes,** campagnes et villes; conditions originelles des villes; rues; quartiers; plantations; promenades; éclairage; cimetières; égouts; eaux publiques; atmosphère; population; salubrité; mortalité; institutions actuelles d'hygiène municipale; indications pour l'étude de l'hygiène des villes. Paris, 1874, 1 vol. in-8 de XII-568 pages. . . . . . . . . . . . . . . . . 8 fr.

— **Thérapeutique de la phthisie pulmonaire** basée sur les indications. *Deuxième édition.* 1880, in-8, LXIV 560 pages. . . . . . . . . . . 9 fr.

— **Principes de thérapeutique générale** ou le médicament étudié aux points de vue physiol., posol. et clinique, 1884, 1 vol. in-8 de 590 pages. 2e *édition.* . . . . . . . . . . . . . . . . . . . . . . 9 fr.

— **Hygiène alimentaire** des malades, des convalescents et des valétudinaires, ou du Régime envisagé comme moyen thérapeutique. *Troisième édition*, revue et corrigée. 1881, 1 vol. in-8 de XXXII-670 p. . . . 9 fr.

— **Traité d'hygiène navale.** *Deuxième édition*, complètement remaniée et mise soigneusement au courant des progrès de l'art nautique et de l'hygiène générale. 1877, 1 vol. in-8°. XVI-920 p. et 145 fig. . . . . 15 fr.

**FOURNIER** (H.). **De l'Onanisme,** causes, dangers et inconvénients pour les individus, la famille et la société, remèdes, 1885, 1 vol. in-12 de 175 pages. . . . . . . . . . . . . . . . . . . . . . . . 2 fr.

**FOVILLE** (ACH.). **Les aliénés aux États-Unis,** législation et assistance. Paris, 1873, in-8 de 118 pages. . . . . . . . . . . . . . . 2 fr. 50

— **Les aliénés** Etude pratique sur la législation et l'assistance qui leur sont applicables. Paris, 1870, 1 vol. in-8 de XIV-207 pages. . . . 3 fr.

— **La législation** relative aux aliénés en Angleterre et en Ecosse, rapport de missions. 1885, in-4°, 208 pages. . . . . . . . . . . . . 5 fr.

**FOX. Iconographie photographique des maladies de la peau**, par G. H. Fox, professeur de clinique dermatologique à New-York. Quarante-huit planches photographiées d'après nature, coloriées à la main. 1882, 1 vol. in-4 cartonné. . . . . . . . . . . . . . . . . . . 120 fr.

**FRERICHS. Traité pratique des maladies du foie et des voies biliaires**, 3e *édition*. 1877, 1 vol. in-8 de XVI-896 pages avec 158 figures. 12 fr.
— **Traité du Diabète**. Trad. par A. LUBANSKI, 1885, 1 volume grand in-8 avec 5 planches chromolithogr. et fig. dans le texte. . . . . . 12 fr.

**GALEZOWSKI. Échelles optométriques et chromatiques** pour mesurer l'acuité de la vision, les limites du champ visuel et la faculté chromatique, accompagnées de tables synoptiques pour le choix des lunettes, 34 planches noires et coloriées, 1883, in-8° cart. . . . . . . . . 7 fr. 50
— **Traité des maladies des yeux.** *Troisième édition.* Paris, 1887, 1 vol. in-8 de XVI-896 p. avec 416 fig. . . . . . . . . . . . . . . . 21 fr.
— **Traité iconographique d'ophthalmoscopie,** comprenant la description des différents ophthalmoscopes, l'exploration des membranes internes de l'œil et le diagnostic des affections cérébrales et constitutionnelles. *Deuxième édition.* Paris, 1885, in-4 de 281 p., avec 28 pl. chromolithographiées. . . . . . . . . . . . . . . . . . . . . . . . . 35 fr.
— **Échelles portatives des caractères et des couleurs** pour mesurer l'acuité visuelle. Paris, 1880, in-18, 34 planches, cartonné. 2 fr. 50
— **Du diagnostic des maladies des yeux** par la chromatoscopie rétinienne. Paris, 1868, 1 v. in-8 de 267 p., avec 31 figures, une échelle chromatique comprenant 44 teintes et cinq échelles typographiques tirées en noir et en couleurs. . . . . . . . . . . . . . . 7 fr.

**GALEZOWSKI et DAGUENET. Diagnostic et traitement des affections oculaires.** 1886, 1 vol. grand in-8. . . . . . . . . . 18 fr.

**GALIEN. Œuvres anatomiques, physiologiques et médicales**, traduites par le Dr CH. DAREMBERG. Paris, 1854-1857, 2 vol. gr. in-8 de 800 p. 20 fr.

**GALISSET et MIGNON. Nouveau traité des vices rédhibitoires** ou **Jurisprudence vétérinaire**, contenant la législation et les garanties dans les ventes et échanges d'animaux domestiques, la procédure à suivre, la description des vices rédhibitoires, le formulaire des expertises, procès-verbaux et rapports judiciaires, et un précis des législations étrangères. *Troisième édition*. 1864, in-18 jésus de 542 p. 6 fr.

**GALLARD. Clinique médicale de la Pitié**, 1877, 1 vol. in-8 de XLIV-656 pages avec 25 fig. . . . . . . . . . . . . . . . . . . . 10 fr.
— **Leçons cliniques sur les maladies des femmes.** *Deuxième édition*, 1879, in-8 de 800 pages avec 100 figures . . . . . . . . . 14 fr.
— **Leçons cliniques sur la menstruation et** ses troubles, recueillies par le docteur ANDRÉ PETIT. 1885, 1 volume in-8, 325 pages avec 37 fig. 6 fr.
— **Leçons cliniques sur les maladies des ovaires.** 1886, in-8° avec 47 figures. . . . . . . . . . . . . . . . . . . . . . . . 8 fr.

**GALLOIS** (E.). **Manuel de la sage-femme** et de l'élève sage-femme par E. GALLOIS, professeur à l'École de médecine de Grenoble. 1886, in-18, 640 pages avec fig. dans le texte. . . . . . . . . . . . . . . . 6 fr.

**GALLOIS** (N.). **Formulaire de l'Union médicale. Douze cents formules** favorites des médecins français et étrangers. *Troisième édition*. Paris, 1882, 1 vol. in-32 de XXVIII-622 pages, cart. . . . . . . . 3 fr. 50.

**GALOPEAU. Manuel du pédicure**, ou l'Art de soigner les pieds, par GALOPEAU. Paris, 1877, 1 vol. in-18, 132 p., avec 28 fig. . . . . 2 fr.

**GARNIER** (P.). **L'automatisme somnambulique** devant les tribunaux. 1887, in-8. . . . . . . . . . . . . . . . . . . . . . . . . . . 1 fr.

. . . .

**GAUJOT et SPILLMANN** (E.). **Arsenal de la chirurgie contemporaine**. Description, mode d'emploi et appréciation des appareils et instruments en usage pour le diagnostic et le traitement des maladies chirurgicales, l'orthopédie, la prothèse, les opérations simples, générales, spéciales et obstétricales, 1867-1872, 2 vol. in-8 avec 1855 fig. . 32 fr.
*Séparément :* Tome II, 1 vol. in-8 de 1086 p. avec 1437 figures . 18 fr.

**GAUTIER** (A.). **La sophistication des vins,** méthodes analytiques et procédés pour reconnaître les fraudes par A. GAUTIER, professeur de la Faculté de médecine. 3ᵉ *édition* accompagnée d'une planche comprenant 53 tons de vin. Paris, 1884, 1 v. in-18 jés. de 268 p. . . . 4 fr. 50

— **Le cuivre et le plomb** dans l'alimentation et l'industrie, au point de vue de l'hygiène. 1883, in-18. 310 pages. . . . . . . . . . 3 fr. 50

**GAUTIER** (L. M.). **Les champignons** considérés dans leurs rapports avec la médecine, l'hygiène publique et privée, l'agriculture, l'industrie et description des principales espèces commestibles suspectes et vénéneuses de la France. 1884, 1 vol. grand in-8 de 508 pages avec 16 planches chromolitographiées et 195 figures dans le texte. . . . . 24 fr.

**GAVOY. L'Encéphale,** description iconographique du cerveau, du cervelet et du bulbe par le docteur GAVOY. 1886, in 4°, 200 pages avec 59 planches en glyptographie. Ouvrage récompensé par l'Institut (Académie des sciences). . . . . . . . . . . . . . . . . 100 fr.

**GELLÉ. Précis des maladies de l'oreille** comprenant l'anatomie, la physiologie, la pathologie, la thérapeutique, la prothèse, l'hygiène, la médecine légale, la surdité et la surdi-mutité et les maladies du pharynx et des fosses nasales. 1885, in-18, 708 pages avec 157 figures dans le texte . . . . . . . . . . . . . . . . . . . . . . . . . 9 fr.

**GERBAUD. De la rétention du placenta et des membranes dans l'avortement.** 1886, gr. in-8. 224 pages. . . . . . . . . . . 4 fr.

**GERMAIN** (de Saint-Pierre). **Nouveau Dictionnaire de botanique,** comprenant la description des familles naturelles, les propriétés médicales et les usages économiques des plantes, la morphologie et la biologie des végétaux (étude des organes et étude de la vie). Paris, 1870, 1 vol. in-8 de XVI-1388 pages avec 1640 fig . . . . . . . . . . . . 25 fr.

**GILLET. Les Champignons** (fungi hyménomycètes) qui croissent en France, description et iconographie, propriétés utiles ou vénéneuses. Paris, 1878, 1 vol. in-8, de 828 pages, avec atlas de 133 planches coloriées, ensemble 2 vol. cart. . . . . . . . . . . . . . . . . . . . . . . 68 fr.

**GILLETTE. Chirurgie journalière des hôpitaux de Paris,** répertoire de thérapeutique chirurgicale. Paris, 1878, 1 vol. in-8 de XVI-772 pages avec 662 figures, cart. . . . . . . . . . . . . . . . . . . 12 fr.

— **Clinique chirurgicale des hôpitaux de Paris.** Paris, 1877, 1 vol. in-8, 324 p. avec fig. . . . . . . . . . . . . . . . . . . . . . . . 5 fr.

**GIRARD** (H.). **Études pratiques sur les Maladies nerveuses et mentales,** 1863, 1 vol. grand in-8 de 234 pages. . . . . . . . . . . 12 fr.

**GIRARD** (M.). **Les insectes, Traité élémentaire d'Entomologie,** comprenant l'histoire des espèces utiles et leurs produits, des espèces nuisibles et des moyens de les détruire, l'étude des métamorphoses et des mœurs, les procédés de chasse et de conservation, par MAURICE GIRARD, président de la Société entomologique de France. Ouvrage complet, 1873-1885, 3 vol. in-8 avec atlas de 118 planches. Figures noires, 100 fr.
Figures coloriées. . . . . . . . . . . . . . . . . . . . . . 170 fr.
Séparément : Tome II, 2ᵉ partie (pages 577 à 1028), fig. noires. 10 fr.
Figures coloriées. . . . . . . . . . . . . . . . . . . . . . 14 fr.
Tome III, 1ʳᵉ partie, fig. noires, 20 fr. — fig. col. . . . . . 40 fr.
Tome III, 2ᵉ partie : Hémiptères, Diptères et ordres satellites, avec 20 planches. Figures noires, 30 fr. Figures color. . . . 40 fr.

**GIRARD** (M.). **Les abeilles**, organes et fonctions, éducation et produits, miel et cire, Paris, 1887, 1 vol. in-16 de VIII-280 p. avec 1 planche color. et 30 figures . . . . . . . . . . . . . . . . . . 3 fr. 50

**GIROD. Manipulations de botanique**. Guide pour les travaux d'histologie végétale. 1887, in-8 avec 20 planches gravées hors texte. . . 7 fr.

**GIRAUD-TEULON** (F.). **La vision et ses anomalies**, cours théorique et pratique sur la physiologie et les affections fonctionnelles de l'appareil de la vue, 1881, gr. in-8, 936 pages avec 117 figures dans le texte. 20 fr.

**GODET. Les Japonais chez eux**. étude d'hygiène, 1881, 1 vol. in-8 2 fr. 50

**GODRON** (D.-A.). **De l'espèce et des races dans les êtres organisés**, et spécialement de l'unité de l'espèce humaine. 2e *édition*. Paris, 1872, 2 vol. in-8. . . . . . . . . . . . . . . . . . . . . . 12 fr.

**GOFFRES. Précis iconographique de bandages, pansements et appareils**. 1873, 1 vol. in-18 jésus, 596 pages avec 81 planches gravées. Figures noires, cartonné. . . . . . . . . . . . . . . . 18 fr.

LE MÊME figures coloriées. cartonné. . . . . . . . . . . . . 36 fr.

**GORDON. Traité expérimental** d'électricité et de magnétisme, traduit et annoté par J. Raynaud, professeur à l'Ecole de télégraphie, précédé d'une introduction par M. A. Cornu, 1881, 2 vol. in-8, ensemble 1332 pages, avec 371 fig. et 58 planches noires et coloriées. . . . 35 fr.

**GOSSELIN** (L.). **Clinique chirurgicale de l'hôpital de la Charité**. *Troisième édition*. Paris, 1879, 3 vol. in-8, avec figures. . . . . 36 fr.

**GOURRIER. Les lois de la génération**, sexualité et conception, par le docteur H.-M. Gourrier. Paris, 1875, 1 vol. in-18 jésus de 200 p. 2 fr.

**GOYAU. Traité pratique de maréchalerie**. comprenant le pied du cheval, la maréchalerie. la ferrure appliquée aux divers genres de service, la médecine et l'hygiène du pied, 1882, in-18, 528 pages avec 364 figures dans le texte. . . . . . . . . . . . . . . . . . . . . 10 fr.

**GRAEFE Clinique Ophthalmologique**. Edition publiée par le docteur Ed. Meyer. Paris, 1866, in-8 avec 21 figures. . . . . . . . 8 fr.

**GRENIER. Flore de la Chaîne jurassique** Edition complète, précédée de la *Revue de la Flore du mont Jura*, 3 parties formant 1 vol. in-8 de 1092 pages, cart. . . . . . . . . . . . . . . . . . . . . 12 fr.

**GRIESINGER. Traité des maladies infectieuses**. Maladies des marais, fièvre jaune, maladies typhoïdes (fièvre pétéchiale ou typhus des armées, fièvre typhoïde fièvre récurrente ou à rechutes, typhoïde bilieuse, peste), choléra. *Deuxième édition* revue et annotée par le Dr E. Vallin, 1877, 1 vol. in-8, XXXII-742 pages. . . . . . . . . . . . . . 10 fr.

**GRISOLLE Traité de la pneumonie**. 1864, in-8. . . . . . . 9 fr.

**GROS** (C.-H.). **Mémoires d'un estomac**, écrits par lui-même pour le bénéfice de tous ceux qui mangent et qui lisent, et édités par un ministre de l'intérieur. 2e édition. 1875, 1 vol. in-12 de 186 pages. . . . 2 fr.

**GUARDIA** (J.-M.). **La Médecine à travers les siècles**. Histoire et philosophie, Paris, 1865, 1 vol. in-8 de 800 pages. . . . . . . . 10 fr.

**GUBLER** (A.). **Cours de thérapeutique**, professé à la Faculté de médecine, 1880. 1 vol. in-8 de 600 pages. . . . . . . . . . . . 9 fr.

**GUBLER et LABBÉE. Commentaires thérapeutiques du Codex medicamentarius** ou histoire de l'action physiologique et des effets thérapeutiques des médicaments inscrits dans la pharmacopée. *Troisième édition*, revisée d'après le Codex de 1884. 1885, 1 vol. grand in-8, cartonné . . . . . . . . . . . . . . . . . . . . . . 16 fr.

**GUEGUEN. Étude sur la marche de la température dans les fièvres intermittentes et les fièvres éphémères**. 1878, in-8, avec planches graphiques. . . . . . . . . . . . . . . . . . . . . . 5 fr.

**GUÉRIN** (Alph.). **Du pansement ouaté** et de son application à la thérapeutique chirurgicale par Alph. Guérin, président de l'Académie de médecine, chirurgien de l'Hôtel-Dieu. 1885, in-18, 392 pages avec figures dans le texte . . . . . . . . . . . . . . . . . . . . . . . . . 4 fr.

**GUÉRIN** (Gabriel). **Origine et transformations des matières azotées** chez les êtres vivants. 1886, in-8° . . . . . . . . . . . . . . 2 fr.

**GUIBOURT. Histoire naturelle des drogues simples.** *Septième édition*, par G. Planchon, professeur à l'Ecole de pharmacie. Paris, 1876, 4 forts vol. in-8, avec 1077 figures. . . . . . . . . . . . . . . . . . . . . 36 fr.

**GUNTHER. Nouveau manuel de médecine vétérinaire homœopathique** 2e *édition*. Paris, 1871, 1 vol. in-18 de XII-504 pag. avec 34 fig. 5 fr.

**GUYON. Eléments de chirurgie clinique**, comprenant le diagnostic chirurgical, les opérations en général, l'hygiène, le traitement des blessés et des opérés, par J.-C.-Félix Guyon, professeur à la Faculté de Paris. Paris, 1873, 1 vol. in-8 de XXXVIII-672 pages, avec 63 figures. 12 fr.

— **Leçons cliniques sur les maladies des voies urinaires**, professées à l'hôpital Necker. Paris, 1885, 1 vol. grand in-8 de 1000 pages avec 40 figures. 2e *édition*. . . . . . . . . . . . . . . . . . . . . . . . . 16 fr.

— **Leçons cliniques sur les affections chirurgicales de la vessie et de la prostate**, recueillies et publiées par le docteur Guiard, 1887. 1 vol. in-8.

**HAHNEMANN. Exposition de la doctrine médicale homœopathique**, ou Organon de l'art de guérir. *Cinquième édition*. Paris, 1873, 1 vol. in-8 de 640 pages avec portrait. . . . . . . . . . . . . . . . 8 fr.

— **Traité de matière médicale homœopathique**, comprenant les pathogénésies du Traité de matière médicale pure et du Traité des maladies chroniques. Traduit par Léon Simon, et V.-P.-Léon Simon, de l'hôpital Hahnemann. Paris, 1877-1885, tomes I, II et III, in-8. . . . . 24 fr.
Tome IV, sous presse.

— **Etudes de médecine homœopathique.** Paris, 1855, 2 séries publiées chacune en 1 vol. in-8 de 600 p. Prix de chacune. . . . . . . . . 7 fr.

**HALLOPEAU. Traité élémentaire de pathologie générale**, 2e *édition*, 1887, in-8 avec figures dans le texte. . . . . . . . . . . . . 12 fr.

— **Du mercure**, action physiologique et thérapeutique, 1878, gr. in-8, 275 p.. . . . . . . . . . . . . . . . . . . . . . . . . . . . 5 fr.

**HAMILTON. Traité pratique des fractures et des luxations.** Traduit sur la 6e édition et augmentée de nombreuses additions par G. Poinsot, professeur agrégé à la Faculté de médecine de Bordeaux, chirurgien des hôpitaux. 1884, grand in-8 de 1284 pages avec 514 figures avec 514 figures dans le texte. . . . . . . . . . . . . . . . . . . . 24 fr.

**HAMMOND. Traité des maladies du système nerveux** comprenant les maladies du cerveau, les maladies de la moelle et de ses enveloppes, les affections cérébro-spinales, les maladies du système nerveux périphérique et les maladies toxiques du système nerveux. Traduction française augmentée de notes et d'un appendice, par le docteur F. Labadie-Lagrave. 1879, 1 v. gr. in-8 de XXIV-1300 p. avec 116 fig. cart. . . . . . 22 fr.

**HARDY** (Alfred.). **Traité pratique et descriptif des maladies de la peau**, par Alfred Hardy, professeur à la Faculté de médecine de Paris. 1886, 1 vol. in-8, avec fig. cart. . . . . . . . . . . . . . 18 fr.

**HARRIS et AUSTEN. Traité théorique et pratique de l'art du dentiste**, traduit de l'anglais et annoté par E. Andrieu. Paris, 1884, 1 vol. in-8 de 1200 pages avec 465 figures. Cartonné. . . . . . . 20 fr.

**HÉRAUD. Nouveau dictionnaire des plantes médicinales**, description, habitat et culture, récolte, conservation, partie usitée, composition chimique, formes pharmaceutiques et doses, action physiologique, usages dans le traitement des maladies. *Deuxième édition.* 1884, 1 vol. in-18, cartonné, de 620 pages, avec 275 figures. . . . . . . . . . . 6 fr.

— **Les secrets de la science, de l'industrie et de l'économie domestique.** Recettes, formules et procédés d'une utilité générale et d'une application journalière. 1879, 1 vol. in-18 jésus, x-654 p. avec 205 figures. . . . . . . . . . . . . . . . . . . . . . . . 6 fr.

— **Jeux et récréations scientifiques**, applications usuelles des mathématiques, de la physique, de la chimie et de l'histoire naturelle. 1884, in-18 jésus, 636 pages avec 297 figures, cart. . . . . . . . . . . 6 fr.

**HERING. Médecine homœopathique domestique.** Traduction nouvelle, par Léon Simon. 6e *édition.* 1873, in-12, XII-756 p. avec 169 fig. . 7 fr.

**HIPPOCRATE. Œuvres complètes**, traduction nouvelle, avec le texte en regard, suivie d'une table des matières, par E. Littré. Ouvrage complet. Paris, 1839-1861, 10 vol. in-8, de 700 p. chacun. . . . . . 100 fr.
Il a été tiré quelques exempl. sur jés. vélin. Prix de chaque vol. 15 fr.

**HIRSCHEL. Guide du médecin homœopathe au lit du malade**, et Répertoire de thérapeutique homœopathique. Traduction par V.-Léon Simon. 2e *édition.* Paris, 1874, in-18 jésus de XXIV-540 p. . . . . 5 fr.

**HOCQUARD. Contribution à l'étude des staphilomes** antérieurs (cirsophthalmie), 1881, in-8, 46 pages avec planche coloriées. . 3 fr.

**HOFMANN** (E.). **Nouveaux éléments de médecine légale**, introduction et commentaires par P. Brouardel, professeur à la Faculté de médecine. Paris, 1880, in-8, 816 pages avec 50 fig. . . . . . . . . . 14 fr.

**HOLMES. Thérapeutique des maladies chirurgicales des enfants**, 1870, 1 vol. in-8 de 917 pages avec 330 figures . . . . . . . 15 fr.

**HORTOLÈS** (CH.). **Étude du processus histologique des néphrites**, 1881, gr. in-8, 182 pages avec figures et 5 planches coloriées. . 6 fr.

**HUFELAND. L'art de prolonger la vie ou la Macrobiotique**, nouvelle édition française, augmentée de notes par J. Pellagot. Paris, 1871, 1 vol. in-18 jésus de 640 pages. . . . . . . . . . . . . . . . . 4 fr.

**HUGHES** (R.). **Action des médicaments homœopathiques**, ou éléments de pharmaco-dynamique, traduit de l'anglais et annoté par le docteur I. Guérin-Méneville. Paris, 1874, 1 vol in-18 jésus de XVI 647 p. 6 fr.

— **Manuel de thérapeutique** selon la méthode de Hahnemann. Traduit par I. Guérin-Méneville, 1881, 1 vol. in-18 jés. XVI-668 pages. . . . . 6 fr.

**HUGOUNENQ. Les alcaloïdes d'origine animale.** 1886. in-8°. . 2 fr.

**HUGUIER. Mémoire sur les allongements hypertrophiques du col de l'utérus** dans les affections désignées sous les noms de *descente*, de *précipitation de cet organe*, et sur leur traitement. In-4, 231 pages, avec 13 planches lithographiées. . . . . . . . . . . . . . 15 fr.

— **De l'hystérométrie** et du cathétérisme utérin, de leurs applications au diagnostic et au traitement des maladies de l'utérus 1865, in-8 de 400 pages avec 4 planches . . . . . . . . . . . . . . . . . . 6 fr.

**HURTREL-D'ARBOVAL. Dictionnaire de médecine, de chirurgie e d'hygiène vétérinaires.** Édition entièrement refondue et augmentée de l'exposé des faits nouveaux observés par les plus célèbres praticiens français et étrangers, par A. Zundel, vétérinaire supérieur d'Alsace-Lorraine. Paris, 1877, 3 vol. grand in-8 à 2 colonnes, avec 1600 figures. *Ouvrage complet* . . . . . . . . . . . . . . . . . . . . 60 fr.

**HUXLEY. Les sciences naturelles** et les problèmes qu'elles font surgir (*Lay Sermons*). Edition française publiée avec le concours de l'auteur et accompagnée d'une Préface nouvelle. Paris, 1877, 1 vol. in-18 jésus de 500 pages. . . . . . . . . . . . . . . . . . . . . . . . 4 fr.

**IMBERT-GOURBEYRE. Des paralysies puerpérales.** Paris, 1861, 1 vol. in-4 de 80 pages. . . . . . . . . . . . . . . . . . . . . . 2 fr. 50

**JAHR. Nouveau Manuel de Médecine homœopathique**, divisé en deux parties: 1° Manuel de matière médicale; 2° Répertoire thérapeutique et symptomatologique. *Huitième édition*, 1872, 4 vol. in-18 jésus... 18 fr.

— **Principes et règles qui doivent guider dans la pratique de l'Homœopathie.** Exposition raisonnée des points essentiels de la doctrine médicale de HAHNEMANN. Paris, 1857, in-8 de 528 pages.. . . . . 7 fr.

— **Du Traitement homœopathique des Affections nerveuses** et des Maladies mentales. Paris, 1854, 1 vol. in-12 de 600 pages. . . . . . 6 fr.

— **Du Traitement homœopathique des Maladies des Organes de la Digestion**, comprenant un précis d'hygiène générale et suivi d'un répertoire diététique à l'usage de tous ceux qui veulent suivre le régime rationnel de la méthode de Hahnemann. Paris, 1859, 1 vol. in-18 jésus de 520 pages . . . . . . . . . . . . . . . . . . . . 6 fr.

**JAMMES** (L.). **Manuel des étudiants en pharmacie.** 1886, 2 vol. in-18 avec figures dans le texte. . . . . . . . . . . . . . . . . . 10 fr.

**JEANNEL** (J.). **Formulaire officinal et magistral, international**, comprenant environ 4,000 formules tirées des Pharmacopées légales de la France et de l'étranger ou empruntées à la pratique des thérapeutistes et des pharmacologistes, avec les indications thérapeutiques, les doses des substances simples et composées, le mode d'administration, l'emploi des médicaments nouveaux, etc., suivi d'un mémorial thérapeutique. *Quatrième édition*, en concordance avec le Codex médicamentarius de 1884 et le Formulaire des hôpitaux militaires de 1884. 1 vol. in-18 de XVI-1,044 pages, cart . . . . . . . . . . . . . . . . 6 fr. 50

**JEANNEL** (J.). **De la prostitution dans les grandes villes, au dix-neuvième siècle**, et de l'extinction des maladies vénériennes; questions générales d'hygiène, de moralité publique et de légalité, mesures prophylactiques internationales, réformes à opérer dans le service sanitaire; discussion des règlements exécutés dans les principales villes de l'Europe. Ouvrage précédé de documents relatifs à la prostitution dans l'antiquité. *Deuxième édition*, refondue et complétée par des documents nouveaux. Paris, 1874, 1 vol. in-18 de 650 pages avec figures. . 5 fr.

**JEANNEL** (MAURICE). **Arsenal du diagnostic médical**, mode d'emploi et appréciation des instruments d'exploration employés en séméiologie et en thérapeutique, avec les applications au lit du malade, 1877, 1 vol. in-8 de XVI-440 p., avec 262 fig. . . . . . . . . . . . . 7 fr.

— **L'Infection purulente ou pyohémie**, ouvrage couronné par la Société de chirurgie, Paris, 1880, in-8. . . . . . . . . . . . . 7 fr.

**JENNINGS** (O.). **Sur un nouveau mode de traitement de la morphinomanie**, 1887, in-8°, avec tracés sphygmographiques. . . . 1 fr.

**JOBERT. De la réunion en chirurgie**, 1864, 1 vol. in-8, XVI-720 pages, 7 pl. dessinées d'après nature, gravées en taille-douce et color. 12 fr.

**JOLLY. Le tabac et l'absinthe**, leur influence sur la santé publique, sur l'ordre moral et social, 1887, 1 vol. in-18 jésus, de 216 pages. . 2 fr.

— **Hygiène morale.** Paris, 1877, 1 vol. in-18 jésus, 300 pages. . 2 fr.

*Table des matières.* L'homme, la vie, l'instinct, la curiosité, l'imitation, l'habitude, la mémoire, l'imagination, la volonté.

**JOUSSET** (P.). **Leçons de clinique médicale.** Paris, 1877, gr. in-8 XI-552 p. . . . . . . . . . . . . . . . . . . . . . . . 7 fr. 50

**JOUSSET** (P.). **Nouvelles leçons de clinique médicale.** 1877 à 1885. Paris, 1886, gr. in-8. . . . . . . . . . . . . . . . . . . . 9 fr.

— **Éléments de médecine pratique,** contenant le traitement homœopathique de chaque maladie. *Deuxième édition* Paris, 1877, 2 vol. in-8. 15 fr.

— **Traité élémentaire de matière médicale** expérimentale et de thérapeutique positive par P. Jousset, avec la collaboration de Bon, Claude, Gabalda, Guérin-Meneville, M. Jousset, Piedvache et J. P. Tessier. 1884, 2 vol. in-8. . . . . . . . . . . . . . . . . . . . . . 18 fr.

**JOUSSET** (Marc). **Essai sur les hématocèles utérines intra-péritonéales.** 1883, in-8. . . . . . . . . . . . . . . . . . . . . . . . . 3 fr.

**JULLIEN** (Louis). **Traité pratique des maladies vénériennes**. *Deuxième édition*. 1886, 1 vol. gr. in-8 de 1260 pages avec 127 figures, cart. 21 fr.

**JUNGFLEISCH** (E.) **Manipulations de chimie,** guide pour les travaux pratiques de chimie. 1886, 1 volume grand in-8 de 1240 pages avec 372 figures intercalées dans le texte, cartonné. . . . . . . . 27 fr.

**KELSCH** et **KIENER. Traité des maladies des pays chauds**, 1887, 1 volume gr. in-8° de 700 pages, avec planches chromolithographiées et figures intercalées dans le texte.

**KOCHER. De la criminalité chez les Arabes** au point de vue de la pratique médico-judiciaire en Algérie. 1884, in-8 de 244 pages. . 5 fr.

**KIENER** (L.-C.). **Species général et iconographie des coquilles vivantes,** comprenant la collection du Muséum d'histoire naturelle de Paris, la collection Lamarck et les découvertes récentes des voyageurs, par L.-C. Kiener, continuée par le Dr Fischer, aide-naturaliste au Muséum d'histoire naturelle. Paris, 1837-1880, 12 vol. in-8° avec 902 planches col. 900 fr.

L'ouvrage est complet en 165 livraisons. Prix de chacune, de 6 planches color. et 24 pages de texte, grand in-8, fig. color. 6 fr. — In-4, fig. col. . . . . . . . . . . . . . . . . . . . . . . 12 fr.

Les livraisons 139 et 140 contiennent le texte complet du genre TURBO rédigé par M. Fischer. 128 pages et 6 pl. nouv.

Les livraisons 141 à 165 contiennent le texte du genre TROQUE et 76 planches nouvelles par M. Fischer, pl. 44, 47 à 49, 53, 54, 57 à 120 (fin de l'ouvrage). On peut acquérir chaque famille, chaque genre séparément.

**KOEBERLÉ. Des maladies des ovaires** et de l'ovariotomie, par E. Koeberlé. Paris, 1878, in-8, 135 pages avec figures. . . . . . . 4 fr. 50

**KUSS** et **DUVAL. Cours de physiologie** par Mathias Duval, professeur à la Faculté de médecine de Paris. 6e *édition*, complétée par l'exposé des travaux les plus récents. Paris, 1887, 1 v. in-18 jés., VIII-712 p., avec 206 fig., cart. . . . . . . . . . . . . . . . . . . . . . . . 8 fr.

**KUSSMAUL. Les troubles de la parole**, traduction française augmentée de notes et d'additions et précédée d'une introduction par le professeur Benjamin Ball. 1884, in-8 . . . . . . . . . . . . . . 7 fr.

**LABADIE-LAGRAVE. Du froid** en thérapeutique. Paris. 1878, 1 volume, in-8°, 282 pages. avec 26 pl. et fig. . . . . . . . . . . 6 fr.

Voy. Hammond, page 20.

**LABOULBÈNE. Nouveaux éléments d'anatomie pathologique descriptive et histologique.** Paris, 1879, 1 vol. gr. in-8, 950 pages, avec 297 fig dans le texte, cartonné. . . . . . . . . . . . . . . . . . 20 fr.

**LANDOUZY** (L.). **Des paralysies dans les maladies aiguës.** Paris, 1880, in-8. 362 pages. . . . . . . . . . . . . . . . . . . . . . . . 6 fr.

**LAVALLÉE** (A.). **Arboretum segrezianum,** icones selectæ arborum et fruticum in hortis segrezianis collectorum. 1880-1885, in-4 36 pl 60 fr.

— **Les Clématites à grandes fleurs.** Description des espèces cultivées dans l'arboretum de Segrez. 1884, in-4 avec 24 planches dessinées d'après nature. . . . . . . . . . . . . . . . . . . . . . . . 40 fr.

**LAVERAN** (A.). **Nature parasitaire des accidents de l'impaludisme,** description d'un nouveau parasite, trouvé dans le sang des malades atteintsd fièvre palustre. Paris, 1881, in-8, de 101 p. et 2 planches. 3 fr. 50

**LAVERAN** et **TEISSIER. Nouveaux éléments de pathologie et de clinique médicales,** par A. LAVERAN, professeur à l'École de médecine militaire du Val-de-Grâce, et J. TEISSIER, professeur à la Faculté de médecine de Lyon. *Deuxième édition.* Paris, 1883, 2 vol. in-8 avec fig. . . . . . . . . . . . . . . . . . . . . . . . 18 fr.

**LAYET. Hygiène des professions et des industries,** précédé d'un étude générale des moyens de prévenir et de combattre les effets nuisibles de tout travail professionnel, 1875, 1 v. in-12 de XIV-560 pages. 5 fr

**LEBERT. Traité d'Anatomie pathologique générale et spéciale,** ou Description et iconographie pathologique des affections morbides, tant liquides que solides, observées dans le corps humain. *Ouvrage complet.* Paris, 1855-1861. 2 vol. in-fol de texte, et 2 vol. in-fol. comprenant 200 planches dessinées d'après nature, gravées et coloriées. . . . . 615 fr.

**LE BLOND. Manuel de gymnastique hygiénique médicale,** comprenant les exercices du corps et leurs applications au développement des forces, à la conservation de la santé et au traitement des maladies. Avec une Introduction par le docteur H. BOUVIER. Paris, 1877, 1 vol. in-18 jésus, avec 80 fig. . . . . . . . . . . . . . . . . . . 5 fr.

**LEFORT** (JULES). **Traité de chimie hydrologique** comprenant des notions générales d'hydrologie et l'analyse chimique des eaux douces et des eaux minérales, 2e *édition;* Paris, 1875, 1 vol. in-8, 798 pages avec 50 figures et une planche chromolithographiée. . . . . . . . . . . . . 12 fr.

**LEGOUEST. Traité de Chirurgie d'armée.** *Deuxième édition.* Paris, 1872, 1 fort vol. in-8 de 800 p. avec 149 fig. . . . . . . . . . 14 fr.

**LEGRAND du SAULLE. Les hystériques,** état physique et état mental, actes insolites, délictueux et criminels. *Deuxième édition,* 1882, in-8 de 625 p. . . . . . . . . . . . . . . . . . . . . . . . . 8 fr.

**LE JOLIS. Liste des algues marines** de Cherbourg. Paris, 1880, in-8, 168 pages, avec 6 planches. . . . . . . . . . . . . . . . . . 5 fr.

**LENHOSSEK. Des déformations artificielles du crâne.** 1880, in-4, 134 pages, avec 3 pl. et 16 fig., cartonné. . . . . . . . . . . . 14 fr.

**LENTZ. De l'alcoolisme** et de ses diverses manifestations considérées au point de vue physiologique, pathologique, clinique et médico-légal, mémoire couronné par l'Académie de médecine de Belgique. 1885, in-8. . . . . . . . . . . . . . . . . . . . . . . . . . . 10 fr.

**LETIEVANT. Traité des sections nerveuses,** physiologie pathologique, indications, procédés opératoires, 1873, 1 vol. in-8 avec 20 figures 8 fr.

**LEUDET. Clinique médicale** de l'Hôtel-Dieu de Rouen, 1874, 1 vol. in-8 de 650 pages. . . . . . . . . . . . . . . . . . . . . . . . 8 fr.

**LEURET et GRATIOLET. Anatomie comparée du système nerveux** considérée dans ses rapports avec l'intelligence; 1839-1857. *Ouvrage complet.* 2 vol. in-8 et atlas de 32 pl. in-folio, dessinées d'après nature et gravées avec le plus grand soin. Fig. noires. . . . . . . . . . 48 fr.

LE MÊME, figures coloriées. . . . . . . . . . . . . . . . . . 96 fr.

Séparément le tome II. Paris, 1857, in-8 de 692 pages, avec atlas de 16 planches dessinées d'après nature, gravées. Figures noires. . . 24 fr.

Figures coloriées. . . . . . . . . . . . . . . . . . . . . . 48 fr.

**LEVY** (MICHEL). **Traité d'hygiène publique et privée.** *Sixième édition,* 1879, 2 vol. gr. in-8, ensemble 1900 pages avec figures. . . . 20 fr.

**LICHTWITZ** (L.) **Les anesthésies hystériques** des muqueuses et des organes des sens et les zones hystérogènes des muqueuses, recherches cliniques, 1887, in-8. . . . . . . . . . . . . . . . . . . . 3 fr

**LITTRÉ. Dictionnaire de médecine.** Voyez Dictionnaire.

**LEYDEN** (E). **Traité clinique des maladies de la moelle épinière** par E. LEYDEN, professeur de clinique médicale à l'Université de Berlin, traduit par les docteurs Eugène Richard et Ch. Viry, 1879, 1 vol. gr. 850 pages. . . . . . . . . . . . . . . . . . . . . . . . 14 fr.

**LIVON** (CH.). **Manuel de vivisections** par Ch. LIVON, professeur d'anatomie et de physiologie à l'école de médecine de Marseille. 1882, 1 vol. in-8 avec 119 figures noires et col. . . . . . . . . . . . . 7 fr.

**LOMBARD. Traité de climatologie médicale,** comprenant la météorologie médicale et l'étude des influences du climat sur la santé, par le docteur H. C. LOMBARD, de Genève. Paris, 1877-1879, 4 vol. in-8°. 40 fr.

— **Atlas de la distribution géographique des principales maladies** dans ses rapports avec les climats. 1880, in-4° de 25 cartes imprimées en couleurs avec texte explicatif, cart. . . . . . . . . . 12 fr.
Cet atlas est le complément nécessaire du *Traité de climatologie médicale.*

— **Les stations sanitaires au bord de la mer et dans les montagnes,** les stations hivernales, choix d'un climat pour prévenir ou guérir les maladies, 1880, in-8° 92 pages. . . . . . . . . . . . . 2 fr.

**LORAIN. Le choléra observé à l'hôpital Saint-Antoine.** Paris, 1868, 1 vol. gr. in-8 de 300 pages avec graphiques. . . . . . . . . 7 fr.

— **Le Pouls, ses variations et ses formes diverses dans les maladies.** Paris. 1870. 1 vol. gr. in-8, 372 pages avec 488 fig. . . . . 10 fr.

— **De la température du corps humain** et de ses variations dans les diverses maladies. Publication faite par les soins du professeur BROUARDEL, 1878, 2 vol. gr. in-8, avec figures et portrait. . . . . 30 fr.

— **De l'Albuminurie.** Paris, 1860, in-8, avec une planche. . . . 2 fr. 50
Voy. VALLEIX, *Guide du Médecin praticien.*

**LUTAUD. Répertoire de médecine et chirurgie pratiques** publié sous la direction du docteur Lutaud. 1885, in 8, 316 pages. . . . . 5 fr. 50

— **Formulaire de thérapeutique.** suivi des applications nouvelles à la thérapeutique par CAMPARDON et d'un vade-mecum des injections hypodermiques, 1886, in-18. cartonnés. . . . . . . . . . . . . . 2 fr. 50

**LUTAUD** et **HOGG. Étude sur les hôpitaux d'isolement** en Angleterre, 1886, gr. in-8° avec planches. . . . . . . . . . . . . . . 12 fr

**LUTON. Études de thérapeutique** générale et spéciale avec applications aux maladies les plus usuelles, par A. LUTON, professeur de clinique médicale à l'École de médecine de Reims. 1882, in-8, 472 pages. 6 fr.

**LUYS** (J.). **Iconographie photographique des centres nerveux.** Paris, 1873. 1 vol. gr. in-4° de texte et d'explication des planches VIII-74, 40 pages avec atlas de 70 photogr. et 65 schémas lithogr., cart. en 2 vol. . . . . . . . . . . . . . . . . . . . . . . . . 150 fr.

— **Études de physiologie et de pathologie cérébrales.** Des actions réflexes du cerveau dans les conditions normales et morbides de leurs manifestations. 1874. 1 vol. gr. in-8 de XII-200 pages, avec 2 pl. contenant 8 fig. tirées en lithographie et 2 fig. tirées en photoglyptie. 5 fr.

— **Recherches sur la mensuration de la tête à l'aide de nouveaux procédés céphalographiques,** 1886, in-8°, avec figures. . . 1 fr. 50

**LYELL. L'Ancienneté de l'homme,** prouvée par la géologie, et remarques sur les théories relatives à l'origine des espèces par variation. *Deuxième*

*édition* française revue et corrigée par Hamy. Paris, 1870, in-8 de xvi-560 pag. avec 68 figures. — **Précis de Paléontologie humaine**, par Hamy, servant de supplément. Paris, 1870, 1 vol. in-8, avec figures. 16 fr.

**MAGITOT** (E.). **Mémoire sur les tumeurs du périoste dentaire** et sur l'ostéo-périostite alvéolo-dentaire. 2e *édit.* 1873, in-8, 1 pl. . . 3 fr.

**MAGNE. Hygiène de la vue.** *Quatrième édition*, 1866, in-18 jés. de 350 p. avec 30 fig. . . . . . . . . . . . . . . . . . . . . . 3 fr.

**MAGNIN** (Antoine). **Recherches sur la géographie botanique du Lyonnais**, Bas-plateaux lyonnais, Cotière méridionale de la Dombes, 1880, 1 vol. grand in-8° 160 pages avec 2 cartes coloriées. . . . . . . . 8 fr.

**MAHÉ. Manuel pratique d'hygiène navale**, ou des moyens de conserver la santé des gens de mer, à l'usage des officiers mariniers et marins des équipages de la flotte. Paris, 1874, 1 vol. in-18 de xv-451 pages. Cartonné. . . . . . . . . . . . . . . . . . . . . . 3 fr. 50

— **Programme de séméiotique et d'étiologie, pour l'étude des maladies exotiques et principalement des maladies des pays chauds**, 1879, 1 vol. in-8°, 428 pages. . . . . . . . . . . . . . . . 7 fr.

**MALPERT-NEUVILLE** (R.) **Examen bactériologique des eaux naturelles.** 1887, in-8°, avec 32 figures. . . . . . . . . . . . . 2 fr.

**MARCHANT** (G.). **Des épanchements sanguins intracrâniens consécutifs au traumatisme**, 1881, in-8, 200 pages. . . . . . . . . 4 fr. 50

**MARTIN** (F.). **Les cimetières et la crémation**, étude historique et critique. Paris, 1881, in 8 182 pages. . . . . . . . . . . . 5 fr.

**MARTIN SAINT-ANGE. Iconographie pathologique de l'œuf humain fécondé** en rapport avec l'étiologie de l'avortement. 1884, in-4, 188 pages avec 19 planches chromo-lithographiées. . . . . . . 35 fr.

**MARTINS. Du Spitzberg au Sahara.** Étapes d'un naturaliste au Spitzberg, en Laponie, en Ecosse, en Suisse, en France, en Italie, en Orient, en Égypte et en Algérie. Paris, 1866, in-8, xvi-620 pag. avec 16 pl. 10 fr.

**MARVAUD** (Angel). **Les aliments d'épargne** : alcool et boissons aromatiques, café, thé, coca, cacao, maté, par le docteur Marvaud. 2e édit. Paris, 1874, 1 vol. in-8 de 504 pages avec figures. . . . . . 6 fr.

— **Le sommeil et l'insomnie**, étude physiologique, clinique et thérapeutique. Paris, 1881, in-8, 137 pages. . . . . . . . . . . . 3 fr. 50

**MASSELON. Précis d'ophthalmologie chirurgicale**, par le docteur Masselon, chef de clinique de M. de Wecker. 1886, 1 vol in-18 jésus avec 148 figures. . . . . . . . . . . . . . . . . . . . . . . . 6 fr.

**MATHIEU** (M.) **Du cancer précoce de l'estomac.** 1884, grand in-8, 150 pages . . . . . . . . . . . . . . . . . . . . . . . 3 fr.

**MAURIAC** (Ch.). **Leçons sur les maladies vénériennes**, professées à l'hôpital du Midi, par Ch. Mauriac, médecin de l'hôpital du Midi. 1883, in-8, 1072 pages . . . . . . . . . . . . . . . . . . . . 18 fr.

— **Nouvelles leçons sur les maladies vénériennes**, professées à l'hôpital du Midi, 1888, in-8°.

**MAYER. Des Rapports conjugaux**, considérés sous le triple point de vue de la population, de la santé et de la morale publique. *Huitième édit.*, 1884, 1 v. in-18 jésus de 370 pag. . . . . . . . . . . . . 3 fr.

— **Conseils aux femmes sur l'âge de retour**, médecine et hygiène. Paris, 1875. 1 vol. in-12 de 256 pages. . . . . . . . . . . . . . 3 fr.

**MÊLIER. Relation de la fièvre jaune** survenue à Saint-Nazaire en 1861, 1863, in-4 de 276 pages avec 3 cartes. . . . . . . . . . . 10 fr.

**ERCIER** (J.). **Conseils aux personnes affaiblies.** 1883, in-18. 1 fr.

**IARD** (A.). **Des troubles fonctionnels et organiques, de l'amétrope et de la myopie** en particulier, de l'accommodation binoculaire et cutanée dans les vices de la réfraction. 1873, 1 vol. in-8 de VIII-460 p. . . 7 fr.

**OITESSIER. La Photographie appliquée aux recherches micrographiques**, Paris, 1866, 1 vol. in-18 jésus, avec 41 figures gravées d'après des photographies et 3 planches photographiques. . . . . . . 7 fr.

**OQUIN-TANDON. Éléments de Botanique médicale,** contenant la description des végétaux utiles à la médecine et des espèces nuisibles à l'homme, vénéneuses ou parasites. *Troisième édition.* Paris, 1875, 1 vol. in-18 jésus, avec 128 figures. . . . . . . . . . . . . . . 6 fr.

— **Histoire naturelle des Mollusques terrestres et fluviatiles de France,** contenant des études générales sur leur anatomie et leur physiologie, et la description particulière des genres, des espèces, des variétés. Paris, 1855, 2 vol. gr. in-8 de 450 pages, avec un atlas de 54 planches, figures noires, 42 fr. — figures coloriées. . . . . . 66 fr.

**ORACHE. Traité d'hygiène militaire.** 2e *édition* entièrement remaniée, mise au courant des progrès de l'hygiène générale et des nouveaux règlements de l'armée, 1886, 1 vol. in-8 de 956 pages avec 175 figures. . . . . . . . . . . . . . . . . . . . . . . . 15 fr.

**OREL** (CH.). **Traité élémentaire d'histologie humaine,** normale et pathologique, précédé d'un exposé des moyens d'observer au microscope, *Troisième édition.* Paris, 1880, in-8, 418 pages avec atlas de 36 planches dessinées d'après nature par A. VILLEMIN. . . . . . . 16 fr.

**ORELLE** (E.). **L'air atmosphérique.** 1886, in-8°. . . . . . 2 fr. 50

**AEGELÉ et GRENSER. Traité pratique de l'art des accouchements,** traduit sur la dernière édition allemande. annoté et mis au courant des derniers progrès de la science, par G.-A. AUBENAS, profess. à la Faculté de médecine de Strasbourg. Ouvrage précédé d'une introduction par J.-A. STOLTZ, doyen de la Faculté de médecine de Nancy. *Deuxième édition.* Paris, 1880, 1 vol. in-8 de 800 pages, avec une planche sur acier et 207 figures. 12 fr.

**OTHNAGEL et ROSSBACH. Nouveaux éléments de matière médicale et de thérapeutique.** exposé de l'action physiologique et thérapeutique des médicaments, avec une introduction par Ch. BOUCHARD, professeur de pathologie et de thérapeutique générales à la Faculté de médecine de Paris. 1880, 1 vol. in-8 de XXXII-860 pages . . . . . . 14 fr.

**RÉ. Hygiène des maternités.** Résultats de huit années d'observation à la maternité de Bordeaux. 1886, in-8, avec 2 plans . . . . 2 fr. 50

**RIBASE. Œuvres,** texte grec, traduit en français, avec une introduction, des notes, des tables et des planches, par les docteurs BUSSEMAKER, DAREMBERG et A. MOLINIER. Paris, 1851-1876, 6 vol. in-8 de 700 pages chacun. Ouvrage complet. . . . . . . . . . . . . . . 72 fr.

**JDET. Recherches anatomiques, physiologiques et microscopiques sur les Dents** et sur leurs maladies. 1862, in-8. avec une pl.. . 4 fr.

**ZANAM. La circulation et le pouls,** histoire, physiologie. séméiotique, indications thérapeutiques. 1886, 1 vol. gr. in-8°, 1060 pages avec portraits et 495 figures dans le texte. . . . . . . . . . . . . . 20 fr.

**ARISOT** (P.). **Recherches sur le pouls** dans le cours de la convalescence, et la rechute de la fièvre typhoïde. 1884, grand in-8 avec 6 planches hors texte en photolithographie . . . . . . . . . . . . . . 3 fr.

**ARSEVAL** (LUD.). **Observations pratiques** de SAMUEL HAHNEMANN, et Classification de ses recherches sur les **Propriétés caractéristiques des médicaments.** Paris, 1857-1860, in-8 de 400 pages. . . . . . . . . 6 fr.

**PAULET et LÉVEILLÉ. Iconographie des Champignons,** de PAULET. R cueil de 217 planches dessinées d'après nature, gravées et coloriées, a compagné d'un texte nouveau présentant la description des espèces fig rées, leur synonymie, l'indication de leurs propriétés utiles ou vénéneus l'époque et les lieux où elles croissent, par J.-H. LÉVEILLÉ. Paris, 185 1 vol. in-folio de 135 pages, avec 217 planches coloriées, cartonné. 170 f

Séparément le texte, par M. LÉVEILLÉ, pet. in-fol. de 135 pages. 20 f

Séparément chacune des dernières planches in-folio coloriées. . 1 f

**PENARD. Guide pratique de l'Accoucheur et de la Sage-Femm** 6ᵉ *édition*. Paris, 1883. 1 vol. in-18, xxiv-697 p., avec 180 fig. cart. 6 f

**PERIER** (E.). **Hygiène de la première enfance.** Guide des mères et de nourrices. 1886, in-18. . . . . . . . . . . . . . . . . . . . 2 fr. 5

**PERRET. Erreurs et superstitions,** doctrines médicales, par le doc teur L. PERRET. Paris, 1879, 1 vol. in-8, XII-350 pages. . . . . . 5 f

**PERRET** (S.). **Clinique médicale de l'Hôtel-Dieu de Lyon.** 1887 in-8°. . . . . . . . . . . . . . . . . . . . . . . . 8 fr

**PERRIN DE LA TOUCHE. Des ecchymoses cutanées,** étude médico légale. 1885, gr. in-8. . . . . . . . . . . . . . . . . . . . . 3 fr

**PERTUS. Traité des maladies du chien,** précédé d'une description de races et de l'âge. 1885, in-18. . . . . . . . . . . . . . . 1 fr. 5

**PEYROT. De la valeur thérapeutique et opératoire de l'iridectomie,** pa le Dʳ J.-J. PEYROT, chirurgien des hôpitaux. 1878, gr. in-8° 104 p. 3 fr. 5

**PICARD. Névroses des organes génito-urinaires** de l'homme, pa ULTZMANN. Paris, 1883, in-8 de 100 pages. . . . . . . . . . 2 fr. 5

— **Maladies de la prostate,** 1 vol. — **Maladies de l'urèthre,** 1 vol. — **Maladies de la vessie.** 1 vol. Chaque volume. . . . . . . . . 8 fr

**PICTET. Traité de Paléontologie,** ou Histoire naturelle des animau fossiles considérés dans leurs rapports zoologiques et géologiques *Deuxième édition*, corrigée et augmentée. Paris, 1853-1857, 4 volume in-8, avec atlas de 110 planches grand in-4. . . . . . . . . 80 fr

**PIESSE. Des odeurs, des parfums et des cosmétiques,** histoire natu relle, composition chimique, préparation, recettes, industrie, effets phy siologiques et hygiène des poudres, vinaigres, dentifrices, pommades, fards savons, eaux aromatiques, essences, infusions, teintures, alcoolats, sachets etc. *Seconde édition*. 1877, in-18 jés. de xxxvi-580 p., avec 92 fig.. 7 fr

**POINCARÉ. Le système nerveux** au point de vue normal et patholo gique, leçons de physiologie, 1873-1876, 3 v. in-8 de 500 p., avec fig. 18 fr

**POLLOSSON. Traitement de l'anus contre nature** et des fistules sterco rales. 1883, in-8, 216 pages . . . . . . . . . . . . . . . 4 fr

**POULLET** (J.). **Des diverses espèces de forceps,** leurs avantages et leur inconvénients 1883, in-8 avec 80 fig. dans le texte. . . . . . . . 6 fr

**POUSSON** (A.). **De l'ostéoclasie.** 1886, gr. in-8, 263 pages, avec fig. 5 fr

**PROST-LACUZON. Formulaire pathogénétique** usuel ou Guide ho mœopathique pour traiter soi-même les maladies. 5ᵉ *édition* 1877, in-1 jésus de 583 pages. . . . . . . . . . . . . . . . . . . 6 fr

**QUATREFAGES. Hommes fossiles et hommes sauvages,** études d'anthro pologie comparée par A. de Quatrefages, membre de l'Institut, professeur au Muséum d'histoire naturelle. 1883, 1 vol. gr. in-8 de 650 pages ave 209 figures dans le texte et une carte . . . . . . . . . . . . 15 fr

Relié en toile, fers spéciaux. . . . . . . . . . . . . . . . . . . 18 fr.

**Les Pygmées.** 1887, in-16, avec 31 fig. intercalées dans le texte. 3 fr. 5

I. *Les Pygmées des anciens d'après la science moderne.* — II. *Négritos o Pygmées asiatiques;* — III. *Négrilles ou Pygmées africains.* — IV. *Hottentot et Boschimans.*

**QUATREFAGES et HAMY. Les Crânes des races humaines** décrits et figurés d'après les collections du Muséum d'histoire naturelle de Paris, de la Société d'Anthropologie de Paris et les principales collections de la France et de l'Etranger, par A. DE QUATREFAGES, membre de l'Institut, professeur au Muséum, et ERN. HAMY, aide-naturaliste au Muséum. *Ouvrage complet*. 1881, in-4 de 500 p. avec 100 planches lith. et fig. 160 fr.

L'ouvrage complet en 11 livraisons, chacune de 5 à 6 feuilles de texte et de 10 pl. — Prix de chaque livraison. . . . . . . . . . . . . . . . . . 14 fr.

**RACLE. Traité de Diagnostic médical**. Guide clinique pour l'étude des signes caractéristiques des maladies, contenant un Précis des procédés physiques et chimiques d'exploration clinique. *Sixième édition*, par CH. FERNET et J. STRAUS, médecins des hôpitaux, agrégés de la Faculté. Paris, 1878, 1 vol. in-18 jésus, XII-860 pages, avec 99 fig., cart. . . 8 fr.

**RANVIER** (L). **Leçons d'anatomie générale**, faites au Collège de France. *Appareils nerveux terminaux des muscles de la vie organique :* cœurs sanguins, cœurs lymphatiques, œsophage, muscles lisses 1880, 1 vol. in-8° VII-536 pages avec figures et tracés. . . . . . . . . . 10 fr.

— *Terminaisons nerveuses sensitives, cornée*. Paris, 1881, 1 vol. in-8, avec figures. . . . . . . . . . . . . . . . . . . . 10 fr.

**RATTEL. Des cornets acoustiques** et de leur emploi dans le traitement médical de la surdi-mutité. 1886, in-18 avec figures. . . . . 1 fr. 50

**REDARD** (PAUL). **De la section des nerfs ciliaires et du nerf optique**, 1879, in-8°, 156 pages. . . . . . . . . . . . . . . . . . . . 3 fr. 50

— **Examen de la vision chez les employés de chemins de fer**. 1880, in-8, 64 pages avec quatre planches coloriées. . . . . . . . . 4 fr.

— **Traité de thermométrie médicale** comprenant les abaissements de la température, l'algidité centrale et la thermométrie locale, 1885, 1 vol. in-8 de 700 pages avec 200 figures dans le texte. . . . . . . 12 fr.

**RÉGUIS. Essai sur l'histoire naturelle des vertébrés de la Provence** et des départements circonvoisins. Paris, 1882, 1 vol. in-8 de 429 p. 8 fr.

**REMAK. Galvanothérapie**, ou de l'application du courant galvanique constant au traitement des maladies nerveuses et musculaires. Paris, 1860, 1 vol. in-8 de 467 pages. . . . . . . . . . . . . . . . . 7 fr.

**RÉMY** (S.). **De la grossesse** compliquée de kyste ovarique. Paris. 1886, gr. in-8, 240 pages. . . . . . . . . . . . . . . . . . . . . . 5 fr.

**RENOUARD. Lettres philosophiques et historiques sur la Médecine au XIXe siècle**. *Troisième édition*. Paris, 1861, in-8 de 240 p. . 3 fr. 50

**REVEIL. Formulaire raisonné des Médicaments nouveaux et des médications nouvelles**. *Deuxième édition*, revue et corrigée. Paris, 1865, 1 vol. in-18 jésus de XII-698 pages avec figures. . . . . . . . . 6 fr.

**REVEILLÉ-PARISE**. **Guide pratique des goutteux et des rhumatisants**. Édition refondue par E. CARRIÈRE. Paris, 1878. in 18 jés., VIII-306 p. 3 fr. 50

— **Physiologie et hygiène** des hommes livrés aux travaux de l'esprit, édition entièrement refondue et mise au courant des progrès de la science par le D[r] ED. CARRIÈRE, lauréat de l'Institut. 1881, 1 vol. in-18 jésus, 435 pages. . . . . . . . . . . . . . . . . . 4 fr.

**REYNIER**. (P.). **Des nerfs du cœur**, anatomie et physiologie. Paris, 1880, gr. in-8 de 171 pag. . . . . . . . . . . . . . . . . . . . 4 fr.

**RIANT. Matériel de secours aux blessés**. Paris, 1878, in-8 avec fig. 4 fr.

— **Hygiène du cabinet de travail**, 1883, 1 vol. in-18 de 182 pages. 2 fr. 50

— **Hygiène de l'orateur**, 1886, in-18. . . . . . . . . . . . 3 fr. 50

**RIBES Traité d'Hygiène thérapeutique**, ou Application des moyens de l'hygiène au traitement des maladies, 1860, 1 v. in-8 de 828 p. . . 10 fr.

**RICHARD. Histoire de la génération** chez l'homme et chez la femme, par le docteur David RICHARD. 1886, 1 vol. de 350 pages, avec 8 planches gravées en taille-douce et tirées en couleur. Cart. . . . . . . 12 fr.

— **Histoire de la génération** chez l'homme et chez la femme. 1881, 1 vol. in-18 jésus de 320 pages, avec figures. . . . . . . . . . . 3 fr. 50

**RICHELOT. De la péritonite herniaire** et de ses rapports avec l'étranglement. 1874, in-8 de 88 pages.. . . . . . . . . . . . . . . 2 fr.

— **Du tétanos.** 1875, in-8 de 147 pages. . . . . . . . . . . . 3 fr.

— **Des tumeurs kystiques de la mamelle**, 1878, gr. in-8° . 3 fr. 50

**RICORD. Lettres sur la Syphilis.** *Troisième édit.* 1863. 1 v. in-18 jésus de VI-558 pages. . . . . . . . . . . . . . . . . . . . 4 fr.

**RINDFLEISCH. Éléments de pathologie** par E. RINDFLEISCH, professeur à l'Université de Wurzbourg, trad. de l'allemand par J. SCHMITT, professeur agrégé à la Faculté de médecine de Nancy, avec une préface par le professeur BERNHEIM. 1886, in-8°, 395 pages. . . . . . . . . 6 fr.

— **Traité d'histologie pathologique.** Traduction nouvelle d'après la septième édition allemande par F. GROSS, professeur à la Faculté de médecine de Nancy et SCHMITT, professeur agrégé, 1888, 1 volume gr. in-8, avec figures dans le texte.

**RIVIÈRE** (E.). **Paléoethnologie. Antiquité de l'homme** dans les Alpes-Maritimes. Paris, 1879-1887. In-4 avec planches lithographiées et figures intercalées dans le texte. Ouvrage complet en 12 livraisons, cart. 65 fr. Prix de chaque livraison. . . . . . . . . . . . . . . . . . . . 5 fr.

**ROBIN** (A). **Des troubles oculaires dans les maladies de l'encéphale.** Paris, 1880, 1 vol. in-8 de 601 pag., avec 46 fig. et 1 pl. lithogr. 9 fr.

— **Des affections cérébrales** consécutives aux lésions non traumatiques du rocher et de l'appareil auditif. 1883, in-8. . . . . . . . 3 fr. 50

**ROBIN** (CH.). **Traité du microscope** et des injections, de leur emploi, de leurs applications à l'anatomie humaine et comparée, à la physiologie, à la pathologie médico-chirurgicale, à l'histoire naturelle animale et végétale et à l'économie agricole. *Deuxième édition.* 1877, 1 vol. in-8 1101 pages avec 336 figures, cart.. . . . . . . . . . . . . . . . 20 fr.

— **Leçons sur les humeurs** normales et morbides du corps de l'homme, professées à la Faculté de médecine de Paris. *Deuxième édition.* Paris, 1874, 1 vol. in-8 de 1008 pages avec 35 figures, cart.. . . . . 18 fr.

— **Anatomie et physiologie cellulaires**, ou des cellules animales et végétales, du protoplasma et des éléments normaux et pathologiques qui en dérivent. Paris, 1873, 1 vol. in-8 de 640 p., avec 83 fig., cart. 16 fr.

— **Programme du cours d'Histologie.** *Deuxième édition.* Paris, 1870, 1 vol. in-8 de XL-416 pages. . . . . . . . . . . . . . . 6 fr.

— **Mémoire sur la rétraction, la cicatrisation et l'inflammation des vaisseaux ombilicaux** et sur le système ligamenteux qui leur succède. Paris, 1860, 1 vol. in-4 avec 5 planches lithographiées. . . . 3 fr. 50

— **Mémoire sur les modifications de la muqueuse utérine** pendant et après la grossesse. Paris, 1861, in-4, avec 5 pl. lithographiées. 4 fr. 50

— **Mémoire sur l'évolution de la notocorde,** des cavités des disques intervertébraux et de leur contenu gélatineux. Paris, 1868, 1 vol. in-4, 202 pages avec 12 planches . . . . . . . . . . . . . . . 12 fr.

— **Mémoire sur le développement embryogénique des Hirudinées.** Paris, 1875, in-4 de 472 p., avec 19 planches . . . . . . . . 20 fr.

**ROBIN** (CH.) **et VERDEIL. Traité de Chimie anatomique et physiologique** normale et pathologique, ou des Principes immédiats normaux et morbides qui constituent le corps de l'homme et des mammifères. 1853, 3 forts volumes in-8, avec atlas de 45 planches dessinées d'après nature, gravées, en partie coloriées. . . . . . . . . . . . 36 fr.

**ROBINSKI. Du développement du typhus exanthématique.** sous l'influence des eaux malsaines et d'une mauvaise alimentation. 1881. in-8. 4 fr.

**ROCHARD. Histoire de la chirurgie française au XIX$^{e}$ siècle**, étude historique et critique sur les progrès faits en chirurgie et dans les sciences qui s'y rapportent, depuis la suppression de l'Académie royale de chirurgie jusqu'à l'époque actuelle. Paris, 1875, 1 v in-8 de XVI-800 p.. 12 fr.

**ROUBAUD** (FÉLIX). **Traité de l'impuissance et de la stérilité**, chez l'homme et chez la femme, comprenant l'exposition des moyens recommandés pour y remédier. 3$^{e}$ *édition* Paris, 1876, in-8 de 804 pages. 8 fr.

**ROUSSEL** (A.). **De la syphilis tertiaire** dans la seconde enfance et chez les adolescents. Etude accompagnée d'observations recueillies à l'hospice de l'Antiquaille de Lyon. Paris, 1881, gr. in-8, 141 pages . . 4 fr. 50

**ROUSSEL** (TH.). **Traité de la pellagre et des pseudo-pellagres**. Ouvrage couronné par l'Institut. 1866, in-8 de 656 pages . . 10 fr.

**ROUX** (J.). **De l'ostéomyélite et des amputations secondaires.** 1860, 1 vol. in-4 avec 6 planches lithographiées. . . . . . . . . . 5 fr.

**RUFUS (d'Ephèse). Œuvres.** Texte collationné sur les manuscrits, traduit pour la première fois en français avec une introduction. Publication commencée par le docteur CH. DAREMBERG, continuée et terminée par Ch.-Emile RUELLE. 1880, 1 vol. grand in-8°, LIV-678 pages. . 12 fr.

**SAINT-VINCENT. Nouvelle médecine des familles** à la ville et à la campagne, à l'usage des familles, des maisons d'éducation, des écoles communales, des curés, des sœurs hospitalières, des dames de charité et de toutes les personnes bienfaisantes qui se dévouent au soulagement des malades : remèdes sous la main, premiers soins avant l'arrivée du médecin et du chirurgien, art de soigner les malades et les convalescents, par le docteur A.-C DE SAINT-VINCENT 7$^{e}$ *édition*. Paris, 1885, 1 vol. in-18 jésus de 451 pages avec 142 figures. Cartonné. . . . . 3 fr. 50

**SAUREL. Traité de Chirurgie navale**, suivi d'un Résumé de leçons sur le **service chirurgical de la flotte**, par le docteur J. ROCHARD, inspecteur du service de santé de la marine. Paris, 1861, in-8 de 600 pages, avec 106 figures. . . . . . . . . . . . . . . . . . . . 8 fr.

**SCHIMPER Traité de Paléontologie végétale**, ou la flore du monde primitif dans ses rapports avec les formations géologiques et la flore du monde actuel, par W.-P. SCHIMPER, professeur de géologie à la Faculté des sciences et directeur du Musée d'histoire naturelle de Strasbourg. Paris, 1869-1874, 3 vol. grand in-8, avec atlas de 110 planches grand in-4, lithographiées. . . . . . . . . . . . . . . . . . . . . . 150 fr.

Séparément, t. III. Paris, 1874, 1 vol. gr. in-8 de 850 p. avec atlas de 20 pl. 50 fr.

**SCHMITT** (J.). **Microbes et maladies**, par le docteur J. SCHMITT, professeur agrégé à la Faculté de médecine de Nancy. 1886, 1 vol. in-18 jésus de 296 pages avec figures. . . . . . . . . . . . . . . . . 3 fr. 50

**SCHLEMMER. Étude sur les bronchites,** dans leurs rapports avec les maladies constitutionnelles. Paris, 1883, in-8 de 234 pages . . . 4 fr.

**SCHWARTZ** (CH.-E.). **Ostéosarcomes des membres.** Paris, 1880, gr. in-8 de 267 pages. . . . . . . . . . . . . . . . . . 4 fr.

— **Des tumeurs du larynx**. Paris, 1886, gr. in-8, 294 pages. . . 6 fr.

— **Des différentes espèces de pieds bots.** et traitement. 1883, gr. in-8. 4 fr.

**SCIENCE ET NATURE**. Revue internationale illustrée des progrès de la science et de l'industrie. 1884-1885, 4 vol. gr. in-8. brochés. 40 fr. Reliés richement avec fers spéciaux, dorés sur tranches. . . . 54 fr.

**SCHRIBAUX et NANOT. Eléments de botanique agricole**, à l'usage des Ecoles d'agriculture, des Écoles normales et de l'enseignement agricole départemental, 1882, 1 vol. in-18 de 328 pages, avec 262 figures intercalées dans le texte. . . . . . . . . . . . . . . 7 fr

**SEMMOLA. Médecine vieille et médecine nouvelle**, par le Dr M. SEMMOLA, professeur de thérapeutique à l'Université de Naples, traduit par GIRERD. 1881, 1 vol. in-8, 109 pages. . . . . . . . . . . . . . 2 fr. 50

**SERRES** (E.). **Anatomie comparée transcendante. Principes d'embryogénie**, de zoogénie et de tératogénie. Paris, 1859, 1 vol. in-4 de 942 pages avec 26 planches . . . . . . . . . . . . . . 16 fr.

**SICARD** (H.). **Eléments de zoologie**, par H. SICARD, professeur à la Faculté des sciences de Lyon. 1883, 1 v. in-8, 842 p. avec 758 fig. dans le texte. 20 fr.

**SICHEL. Iconographie opththalmologique**, ou Description avec figures coloriées des maladies de l'organe de la vue, comprenant l'anatomie pathologique, la pathologie et la thérapeutique médico-chirurgicales. Paris, 1852-1859. 2 vol. gr. in-4 dont 1 vol. de 840 pages de texte, et 1 vol. de 80 planches dessinées d'après nature, gravées et coloriées, accompagnées d'un texte descriptif. . . . . . . . . . . . . . . . . 172 fr. 50

Demi-rel. des deux vol. dos de maroquin, tr. supérieure dorée. 15 fr.

Cet ouvrage est complet en 23 livraisons. Prix de chaque livraison. . . 7 fr. 50

On peut se procurer séparément les dernières livraisons.

**SIEBOLD. Lettres obstétricales.** Traduit de l'allemand, avec introduction et des notes, par J.-A. STOLTZ. Paris, 1866. in-18, 268 pages, 2 fr. 50

**SIGNOL. Aide-mémoire du vétérinaire.** Médecine, chirurgie obstétrique, formules, police sanitaire, jurisprudence commerciale. 1884, 1 vol. in-18 jésus de 543 pages avec 395 figures intercalées dans le texte. . . 6 fr.

**SIMON** (LÉON). **Des Maladies vénériennes et de leur traitement homœopathique.** 1860, 1 vol. in-18 jésus, XII-744 pages. . . . . 6 fr.

*Voy.* HERING, p. 20.

**SIMON** (MAX). **Le monde des rêves**, par P.-MAX SIMON, médecin en chef de l'asile des aliénés de Bron. Paris, 1882, 1 vol. in-16 de 436 p. 3 fr. 50

— **Crimes et délits dans la folie.** 1886, in-12, 285 pages. . . 2 fr. 50

**SIMPSON. Clinique obstétricale et gynécologique.** Traduit et annoté par G. Chantreuil, 1874, 1 vol grand in-8 de 820 p. avec fig. . . . 12 fr.

**SOCIÉTÉ OBSTÉTRICALE ET GYNÉCOLOGIQUE (Bulletins et mémoires de la)** de Paris. Années 1885 et 1886, par CHARPENTIER et AUVARD. Chaque volume gr. in-8° de 250 pages avec figures . . 5 fr.

**SOUBEIRAN. Nouveau dictionnaire des falsifications** et des altérations des aliments, des médicaments et de quelques produits employés dans les arts, l'industrie et l'économie domestique; exposé des moyens scientifiques et pratiques d'en reconnaître le degré de pureté, l'état de conservation, de constater les fraudes dont ils sont l'objet, par J.-LÉON SOUBEIRAN, professeur à l'Ecole supérieure de pharmacie de Montpellier. Paris, 1874, 1 vol. grand in-8 de 640 pages avec 218 fig. Cart. . . . . 14 fr.

**STRAUS. Des ictères chroniques**, par le docteur Isidore STRAUS, médecin des hôpitaux. Paris, 1878, in-8°, 176 p.. . . . . . . . . 3 fr. 50

Voy. RACLE. *Diagnostic.*

**TARDIEU** (A.). **Médecine légale** : folie, pendaison, empoisonnement, attentats aux mœurs, avortement, infanticide, blessures, maladies accidentelles, identité. 9 vol. in-8. . . . . . . . . . . . . . 54 fr.

— **Étude médico-légale sur la folie.** 2e édition, Paris, 1880. 1 vol. in-8 de XXII-610 pages avec 15 fac-similé d'écriture d'aliénés. . . . . 7 fr.

— **Étude médico-légale sur la pendaison, la strangulation et la suffocation**, 2e édit. Paris, 1879, 1 vol. in-8, XII-354 pages avec pl.. 5 fr.

— **Étude médico-légale et clinique sur l'empoisonnement** (avec la collaboration de M. Z. ROUSSIN, pour la partie de l'expertise médico-légale relative à la recherche chimique des poisons). *Deuxième édition.* Paris, 1875, 1 vol. in-8 de 1072 pages avec 2 planches et 52 figures. . 14 fr.

— **Étude médico-légale sur les Attentats aux mœurs.** *Septième édition.* Paris, 1878, in-8 de 224 pages, 5 planches gravées. . . . 5 fr.

**RDIEU** (A.). **Étude médico-légale sur l'Avortement**, suivie d'observa-ons et recherches pour servir à l'histoire médico-légale des grossesses usses et simulées. 4e *édition*. 1881, in-8, VIII-300 pages. . . 4 fr.

**Étude médico-légale sur l'infanticide.** 2e édit. 1880, Paris, 1 vol. 1-8, avec planches coloriées. . . . . . . . . . . . . . . . . . 6 fr.

**Étude médico-légale sur les blessures** comprenant les blessures n général et les blessures par imprudence, les coups et l'homicide volontaire. 1879, in-8. . . . . . . . . . . . . . . . . . . . 6 fr.

**Étude médico-légale sur les maladies accidentellement ou invo-ntairement produites** par imprudence, négligence ou transmission ntagieuse. Paris, 1878, in-8, de 300 pages. . . . . . . . . . . 4 fr.

**Question médico-légale de l'identité** dans ses rapports avec les vices conformation des organes sexuels, contenant les souvenirs et impres-ons d'un individu dont le sexe avait été méconnu. *Deuxième édition.* ris, 1874, 1 vol. in-8 de 176 pages. . . . . . . . . 3 fr.

**IHATCHEF** (P. DE). **Espagne, Algérie et Tunisie.** Paris, 1880, vol. gr. in-8 de 995 pag. et 1 carte de l'Algérie. . . . . . . 12 fr.

**IMINCK et LAUGIER. Nouveau Recueil de planches coloriées d'Oi-aux**, pour servir de suite et de complément aux planches enluminées de ffon. Ouvrage complet en 102 livr. 1822-1838, 5 vol. grand in-io, avec 600 planches gravées et coloriées. . . . . . . . 1,000 fr.

LE MÊME avec 600 planches grand in-4, figures coloriées. . . . 750 fr.

Demi-reliure, dos en maroquin, des 5 vol. grand in-fol. . . . 90 fr.

— — des 5 vol. grand in-4. . . . . 60 fr.

L'ouvrage est *complet* en 102 livraisons. La dernière livraison contient des les scientifiques et méthodiques.

**TE. — Systématisation pratique de la Matière médicale homœo-thique.** Paris, 1853, 1 vol. in-8 de 616 pages . . . . . . . . 8 fr.

**Traité homœopathique des maladies aiguës et chroniques des fants.** *Deuxième edition*. Paris, 1856, in-18 de 420 pages. . 4 fr 50

**Comment on devient homœopathe.** *Troisième édition*, Paris, 1873. vol. in-18 jésus de 322 pages. . . . . . . . . . . . . . 3 fr. 50

**MPSON** (H.). **Traité pratique des maladies des voies urinaires,** r sir Henry THOMPSON, professeur de clinique chirurgicale et chirurgien University College Hospital. 2e édition, revue et complétée avec le con-urs de l'auteur; précédé de **Leçons cliniques sur les maladies des ies urinaires.** Traduction par le docteur E. LE JUGE DE SEGRAIS. *édition*. Paris, 1881. 1 v. in-8 de 1000 p. avec 280 figures, 20 fr.

**Leçons sur les tumeurs de la vessie et sur quelques points de chirurgie des voies urinaires.** Traduit par le docteur ROBERT JAMIN. 85. 1 volume in-8. avec figures. . . . . . . . . . . . . . 4 fr. 50

**MSON. Essai d'une classification de la famille des Cérambycides.** ris, 1861, gr. in-8, 396 pages avec 3 pl. . . . . . . . . . 8 fr.

**Archives entomologiques.** Paris, 1857. 2 vol. gr. in-8, fig., 33 pl. ires. (60 fr. . . . . . . . . . . . . . . . . . . . . . . 15 fr.

*Le même*, planches coloriées. (75 fr.). . . . . . . . . . . . 30 fr.

**Voyage au Gabon.** Hist. nat. des Insectes et des Arachnides. Paris, 60, 1 vol. in-4, avec 14 pl. col. . . . . . . . . . . . . . . 40 fr.

**Monographie des Cicindélides.** Paris. 1859, in-4, 66 pages. 10 pl. 8 fr.

**Arcana natural.** Recueil d'hist. nat. Paris, 1859, in-folio, 13 pl. noires ) fr.). . . . . . . . . . . . . . . . . . . . . . . . . . 20 fr.

*Le même*, planches coloriées (75 fr.). . . . . . . . . . . . . 35 fr.

**PIER** (ADS.). **Manuel d'électrothérapie.** Exposé pratique et critique applications médicales et chirurgicales de l'électricité. Paris, 1861, vol. in-18 jésus, XII-624 pages. avec 89 figures. . . . . . . . 6 fr.

**TRIPIER** et **BOUVERET**. **La fièvre typhoïde traitée par les bai froids**. Avec 18 tracés thermométriques et 9 tracés sphygmographique Paris 1886, in-8. . . . . . . . . . . . . . . . . . . 6 fr.

**TROUSSEAU**. **Clinique médicale de l'Hôtel-Dieu de Paris**. *Septiè édition*, par le docteur MICHEL PETER. Paris, 1885, 3 vol. in-8, ensem 2616 p., avec un portrait gravé de l'auteur. . . . . . . . . 32

**TUKE** (HACK.). **Le corps et l'esprit**, action du moral et de l'imaginati sur le physique, par Hack TUKE, ancien président de la Société médic psychologique, trad. de l'anglais par V. PARANT, précédé d'une intı duction par A. FOVILLE. 1886, in-8°, 403 pages, avec 2 planches. . 6

**TURCK**. **Méthode pratique de laryngoscopie**. Paris, 1861, in-8 de 80 avec une pl. lithographiée et 29 figures. . . . . . . . . . 3 fr.

**VALETTE**. **Clinique chirurgicale de l'Hôtel-Dieu de Lyon**, 18 1 vol. in-8 de 720 pages avec figures . . . . . . . . . . . 12

**VALLEIX**. **Guide du Médecin praticien**, ou Résumé général de Patho gie interne et de Thérapeutique appliquées. *Cinquième édition*, entièrem refondue et contenant le résumé des travaux les plus récents, par P. RAIN, professeur de la Faculté de médecine. Paris, 1866, 5 volumes gra in-8 de chacun 800 pages. avec 411 figures. . . . . . . . . . 50

**VAN MERRIS**. **La scrofule et les bains de mer**. Ouvrage couron par l'Académie de médecine. 1886, 1 vol. in-8 avec plans et cartes. 10

**VAUTRIN**. **Traitement chirurgical des myomes utérins**. 1886, gr. in 360 pages. . . . . . . . . . . . . . . . . . . . . . 6

**VERLOT**. **Guide du botaniste herborisant**. Conseils sur la récolte plantes, la préparation des herbiers, l'exploration des stations des plan phanérogames et cryptogames et les herborisations aux environs Paris, dans les Ardennes, la Bourgogne, la Provence, le Languedoc, Pyrénées, les Alpes, l'Auvergne, les Vosges, au bord de la Manche, l'Océan et de la mer Méditerranée. *Troisième édition*. 1886, in- 764 pages avec figures, cartonné. . . . . . . . . . . . 6

**VERNEAU**. **Le bassin dans les sexes et dans les races**. Paris, 18 in-8 de 156 pages, avec 16 planches. . . . . . . . . . . . . 6

**VERNEUIL**. **De la gravité des lésions traumatiques et des opératio chirurgicales chez les alcooliques**, communications à l'Académie médecine, par MM. VERNEUIL, HARDY, GUBLER, GOSSELIN, BÉHIER, RICH CHAUFFARD et GIRALDÈS. Paris, 1871, in-8 de 160 pages. . . . . . 3

**VERNOIS**. **Traité pratique d'Hygiène industrielle et administrati** comprenant l'étude des établissements insalubres, dangereux et inco modes. Paris. 1860, 2 vol. in-8 de chacun 700 pages . . . . 16

**VIBERT**. **Précis de médecine légale**, par le docteur Ch. VIBERT, médec expert près les Tribunaux de la Seine avec une introduction par le prof seur BROUARDEL 1886, 1 vol. in-18 jésus de 768 pages avec 79 figu intercalées dans le texte et trois planches en chromotypog phie. . . . . . . . . . . . . . . . . . . . . . . . . 8

**VIDAL**. **Traité de Pathologie externe et de Médecine opératoire**, a des Résumés d'anatomie des tissus et des régions, par A. VIDAL (de C sis), professeur agrégé à la Faculté de médecine de Paris, etc. *Cinquiè édition*, par le docteur FANO, 1861, 5 vol. in-8, avec 761 fig. . 40

**VILLAR**. **Des tumeurs de l'ombilic**. 1887, in-8°, avec 7 planches 3 fr.

**VILLEMIN**. **Études sur la tuberculose**, preuves rationnelles et expé mentales de sa spécificité et de son inoculation, 1868, 1 vol. in-8 640 pages. . . . . . . . . . . . . . . . . . . . . . . 8

**VIRCHOW**. **La pathologie cellulaire** basée sur l'étude physiologique et thologique des tissus. *Quatrième édition*, par I. STRAUS, professe agrégé à la Faculté de médecine. Paris, 1874, 1 vol. in-8 de XXIV-5 pages avec 157 fig. . . . . . . . . . . . . . . . . . . 9

**Traité de la paralysie générale des aliénés**, par le docteur Voisin, médecin de l'hospice de la Salpêtrière. 1879, 1 vol. gr. in-8, pages avec 15 planches dessinées d'après nature, lithographiées iées, graphiques et fac-similé . . . . . . . . . . . 20 fr.

**ns cliniques sur les maladies mentales et sur les maladies nerveuses**, professées à la Salpêtrière, 1883. 1 vol grand in-8 de 0 pages, avec photographies, planches lithographiées et figures intercalées dans le texte. . . . . . . . . . . . . . . . . . . 15 fr.

· **De l'Hématocèle rétro-utérine**. Paris. 1860. in-8, 368 pages. 4 fr. 50

**VUILLEMIN. De la valeur des caractères anatomiques** au point de vue de la classification des végétaux. Tiges des Composées. 1884, grand in-8 avec figures dans le texte . . . . . . . . . . . . . . . . . 6 fr.

**WATELET** (A.-D.). **Description des plantes fossiles du bassin de Paris.** Paris, 1865-1866, 2 vol. in-4 de 300 pages et de 60 planches lithographiées, cartonnés . . . . . . . . . . . . . . 60 fr.

**WEIL** (E.). **Des vertiges**. 1886, in-8°. . . . . . . . . . . . 3 fr. 50

**WUNDT. Traité élémentaire de physique médicale**, par le docteur Wundt, professeur à l'Université de Heidelberg, traduit avec de nombreuses additions, par les professeurs Monoyer et Imbert. 2e édition. Paris, 1884, 1 vol. in-8de 704 p. avec 396 fig. y compris 1 pl. en chromolith.. . . . . . . . . . . . . . . . . . . . . . . . 12 fr.

**YVAREN. Entretiens d'un vieux médecin** sur l'hygiène et la morale, par le Dr P. Yvaren. 1882, 1 vol. in 18 jésus de 671 pages. . . 5 fr.

**ZEILLER** (C.). **Végétaux fossiles du terrain houiller de la France.** Paris, 1880, 1 vol. in-8, 185 pages avec atlas de 18 pl. lith. . . 18 fr.

**Tous les ouvrages portés dans ce Catalogue seront expédiés, dans les départements, l'Algérie et les pays de l'Union postale, franco, sans augmentation de prix, à toute personne qui en aura envoyé le montant en une valeur sur Paris, en un mandat postal ou en timbres-poste.**

**Toute personne qui désirera que l'envoi a elle fait soit recommandé à la poste, devra joindre 25 centimes par paquet.**

---

Les médecins ou pharmaciens français qui nous feront une commande d'au moins 100 fr. pourront se libérer en plusieurs paiements, dont un comptant et les autres échelonnés de trois mois en trois mois.

---

EN DISTRIBUTION

## CATALOGUE GÉNÉRAL DES LIVRES DE SCIENCES, CHIMIQUES, PHYSIQUES, NATURELLES ET MÉDICALES.

Grand in 8, 66 pages à 2 colonnes, avec table méthodique, sera envoyé *gratis* et *franco* à toute personne qui en fera la demande par lettre affranchie.

## BIBLIOGRAPHIE DES SCIENCES MÉDICALES

INDEX MÉTHODIQUE ET CATALOGUE DESCRIPTIF

DES . . . S ET JOURNAUX, ANCIENS ET MODERNES, FRANÇAIS ET ÉTRANGERS SUR LES SCIENCES MÉDICALES

1 vol. in-8 de xxxii-480 pages. . . . . . . . . . . . . . . 2 fr. 50

*Le prix de ce Catalogue sera remboursé, par déduction, sur le total de la facture, à tout acheteur d'au moins 20 francs de livres.*

*Pour paraître en 1887 :*

**DICTIONNAIRE DE CHIMIE**, comprenant les applications aux sciences, aux arts, à l'agriculture et à l'industrie par E. Bouant, avec la collaboration de professeurs, d'ingénieurs et d'industriels. 1887, gr. in-8 d'environ 1100 pages à 2 colonnes avec 500 figures.

**TRAITÉ DES MALADIES DES PAYS CHAUDS**. par Kelsch, professeur à l'École de médecine militaire du Val de Grâce et Kiener, professeur à la Faculté de médecine de Montpellier, 1 vol. gr. in-8 avec planches chromolithographiées et figures intercalées dans le texte.

**ENCYCLOPÉDIE INTERNATIONALE DE CHIRURGIE**, publiée sous la direction du docteur John Ashhurst, et illustrée de figures intercalées dans le texte. Ouvrage précédé d'une introduction par L. Gosselin. 7 vol. gr. in-8 de chacun 800 pages à 2 colonnes avec environ 2500 figures. *En vente.* Tomes I à VI.

*Sous presse.* — Tome VII et dernier : Organes génito-urinaires de l'homme et de la femme. Prix de chaque volume. . . . . . . . 17 fr. 50

**LEÇONS CLINIQUES SUR LES AFFECTIONS CHIRURGICALES DE LA VESSIE ET DE LA PROSTATE** professées à l'hôpital Necker par le professeur Félix Guyon, recueillies et publiées par le docteur Guiard. 1 vol. in-8 de 800 pages avec figures intercalées dans le texte.

**NOUVELLES LEÇONS SUR LES MALADIES VÉNÉRIENNES**, par Ch. Mauriac, médecin de l'Hôpital du Midi. 1 vol. in-8°.

**TRAITÉ D'HISTOLOGIE PATHOLOGIQUE**, par E. Rindfleisch, professeur à l'Université de Wurzbourg, traduction nouvelle d'après la septième édition allemande, par F. Gross, professeur à la Faculté de médecine de Nancy et J. Schmitt, professeur agrégé. 1 vol. gr. in-8° avec figures dans le texte.

**LE CERVEAU ET L'ACTIVITÉ CÉRÉBRALE**, par A. Herzen, professeur à l'Académie de Lausanne. 1 vol. in-16 de 320 pages.

**LES ANCÊTRES DE NOS ANIMAUX DANS LES TEMPS GÉOLOGIQUES**, par A. Gaudry, membre de l'Institut, professeur au Muséum d'histoire naturelle. 1 vol. in-16 de 320 pages, avec 44 figures.

15662. — Typographie A. Lahure, rue de Fleurus, 9, Paris.

www.ingramcontent.com/pod-product-compliance
Ingram Content Group UK Ltd.
Pitfield, Milton Keynes, MK11 3LW, UK
UKHW021901260726
13966UKWH00006B/122